中医民间行动 系列图书

U0741494

中医人沙龙

CHINESE TRADITIONAL MEDICINE CULTURE SALON

癸巳年元月　第五辑

乡土中医绝学 专号

中国医药科技出版社

内容提要

本书为"田原寻访中医"品牌图书中的一个系列，以中医文化传播人田原女士与国医大师、民间奇医的最新现场访谈为蓝本创编而成，真实、原味、语言通俗易懂。

本系列图书将陆续推出怀有绝技、秘方、绝学的传奇中医人，讲出他们用大半辈子的人生、体悟、实践得到的经验精华和生命感悟，旨在为国人身心健康问题、疑难重病的医治问题，提供更多元化的视角和解答；关注中医现状，深入探索中国传统生命文化的精髓，弘扬中医文化，使读者跟随我们一起，发现不一样的中医，发现"中医原来是这样"。

图书在版编目（CIP）数据

中医人沙龙 . 5，乡土中医绝学专号 / 田原，赵中月主编. －－北京：中国医药科技出版社，2013. 2（2024.9重印）

ISBN 978-7-5067-5848-2

Ⅰ.①中… Ⅱ.①田…②赵… Ⅲ.①中医学－临床医学－经验－中国－现代 Ⅳ.① R24

中国版本图书馆 CIP 数据核字 (2012) 第 286492 号

出版　中国医药科技出版社

地址　北京市海淀区文慧园北路甲 22 号

邮编　100082

电话　发行：010-62227427　邮购：010-62236938

网址　www.cmstp.com

规格　710×1020mm $^1/_{16}$

印张　15 $^1/_2$

字数　261 千字

初版　2013 年 2 月第 1 版

印次　2024 年 9 月第 4 次印刷

印刷　大厂回族自治县彩虹印刷有限公司

经销　全国各地新华书店

书号　ISBN 978-7-5067-5848-2

定价　35.00 元

出品人　吴少祯
策划人　赵中月

主　编　田　原　赵中月

编　委　沈　生　吴　佳
　　　　谢震铨　王　洋

主编热线　010-62261976
主编邮箱　zhzyml@126.com
官方博客　http://blog.sina.com.cn/
　　　　　tianyuanfangtan

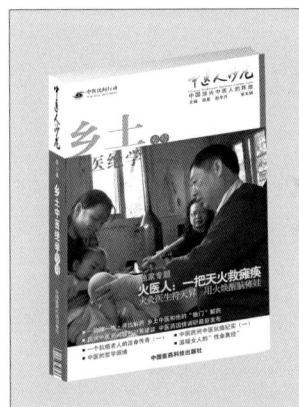

中医人沙龙
第五辑 | 乡土中医绝学专号

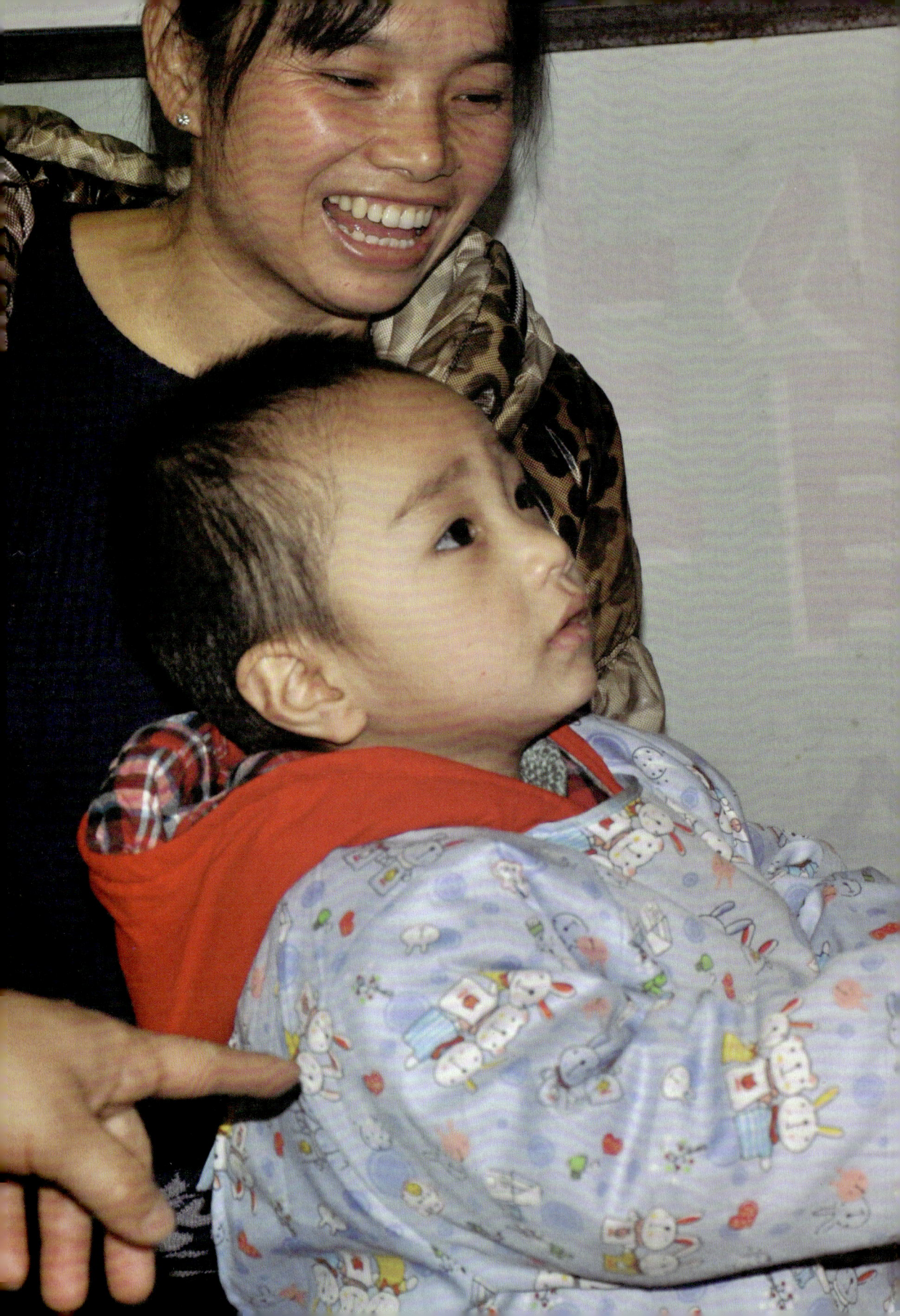

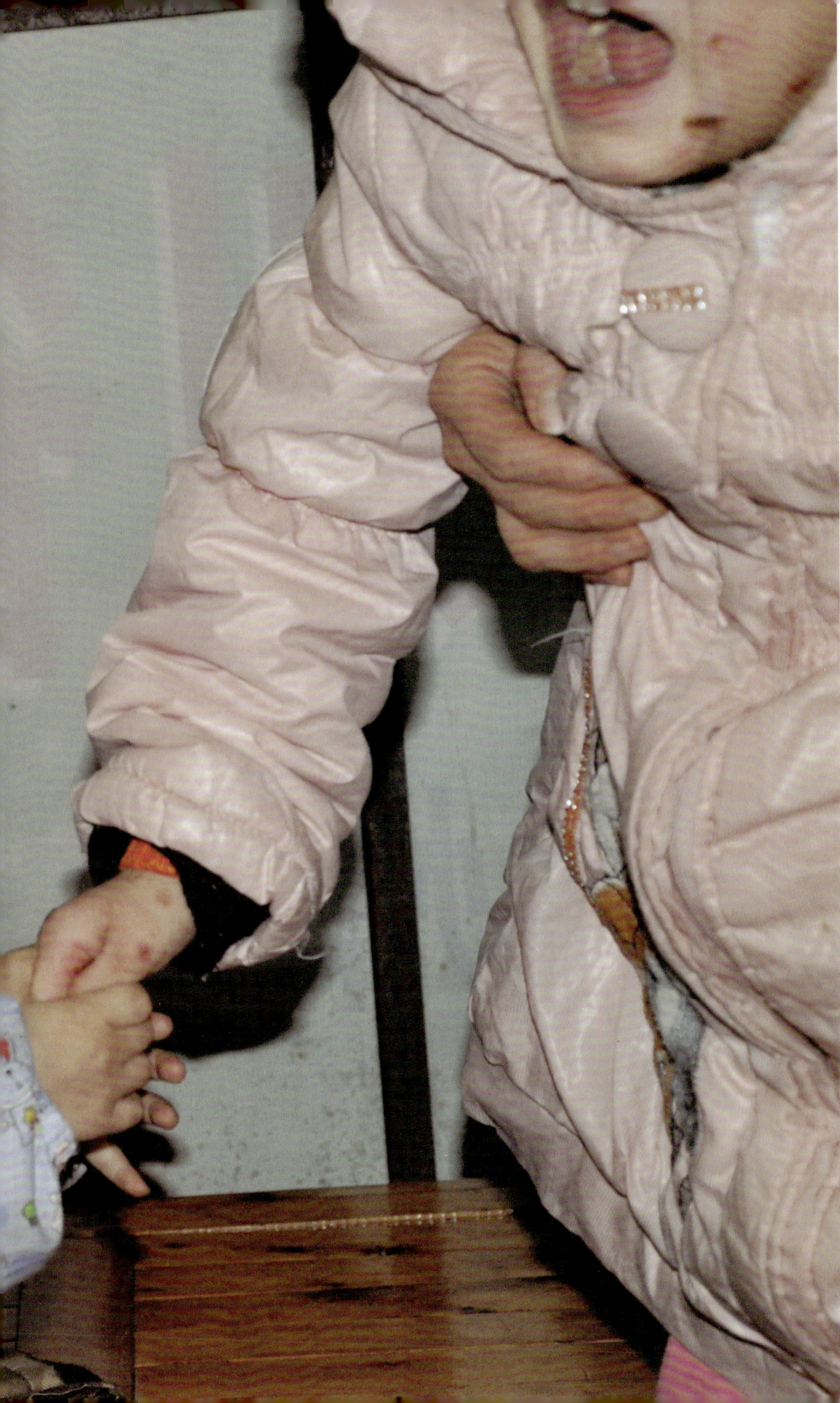

寻访四川符氏祖传火灸现场·目前已被火灸治愈的脑瘫儿山娃（左）安慰另一个患儿：不怕，不哭

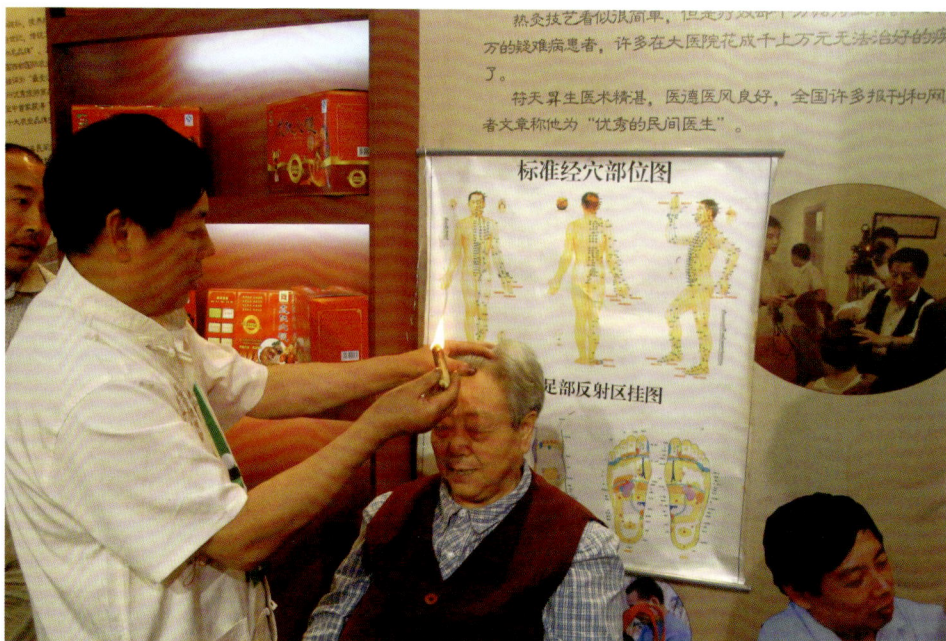

符氏火灸为清嘉庆年间，合江镇民间医师符卫祖所传，至今有近200年历史。合江史上"战事频繁，累遭兵燹"，符卫祖为避战祸，在迁徙途中拜师学会热灸之术。日后行医过程中，潜心研习传统灸法，创制以桐油点燃灸条，以手指取火烤灼经络的"符氏火灸"技艺。

上图为第五代传人符天昇（左），在四川省非物质文化遗产节现场施灸。

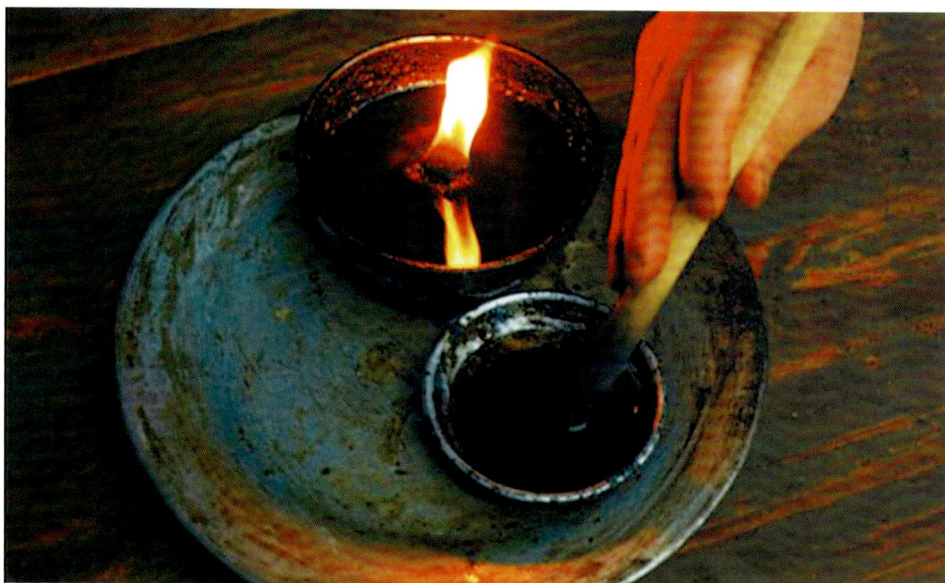

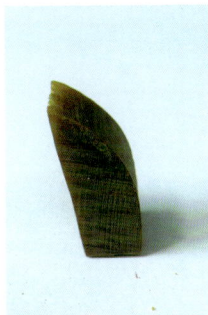

犀角

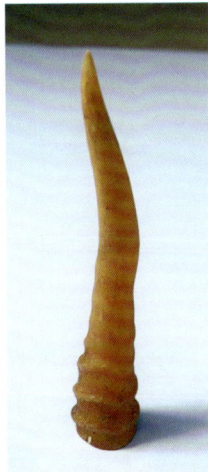

羚羊角

符氏一脉在火灸传承过程中，逐渐意识到合江中草药对当地疾病的特殊作用，逐步将合江道地药材加入灸条配方。目前，灸条内共卷裹81味动植物药材。以下为符氏祖传的几味重要药材。

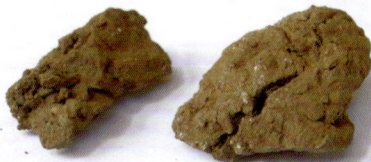

（上图）猴积：这味药极其珍贵，需日月精华千万年孕化而成——母猴每年行经期间，与公猴交配后，从身体里流出的共同分泌物，留在固定的岩石上，岩壁极高，是蚂蚁、苍蝇等蝇虫去不到的地方，这些分泌物慢慢形成石头上的青苔，经过千万年阳光的暴晒，月光的辐射，才慢慢形成了猴积。猴积治疗妇科病有奇效。

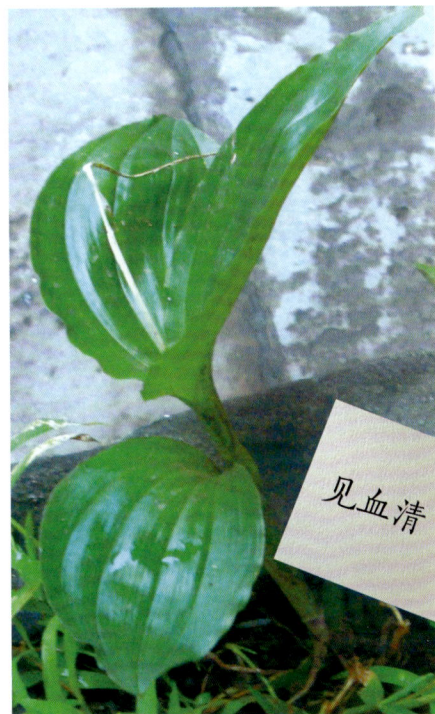

见血清

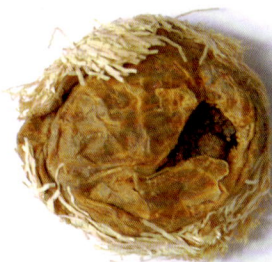

麝香

（上图）见血清：兰科植物脉羊耳兰的全草，长在山腰石壁上，石缝中，从潮湿腐败的树叶中钻出来，其药效能打通血管里的瘀血。采一片嚼在嘴里，嫩黄瓜一样的清香，可越嚼越苦，一小时也消不下去。就是这见血清，血见血怕，一见便清。猪血还没有凝结的时候，把见血清捣碎放下去，血又重新化成了水，红色渐渐变成了淡色。

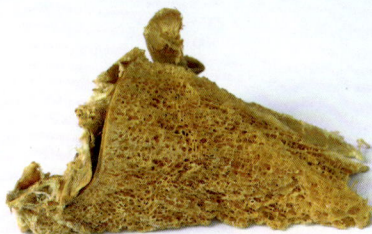

虎骨

3

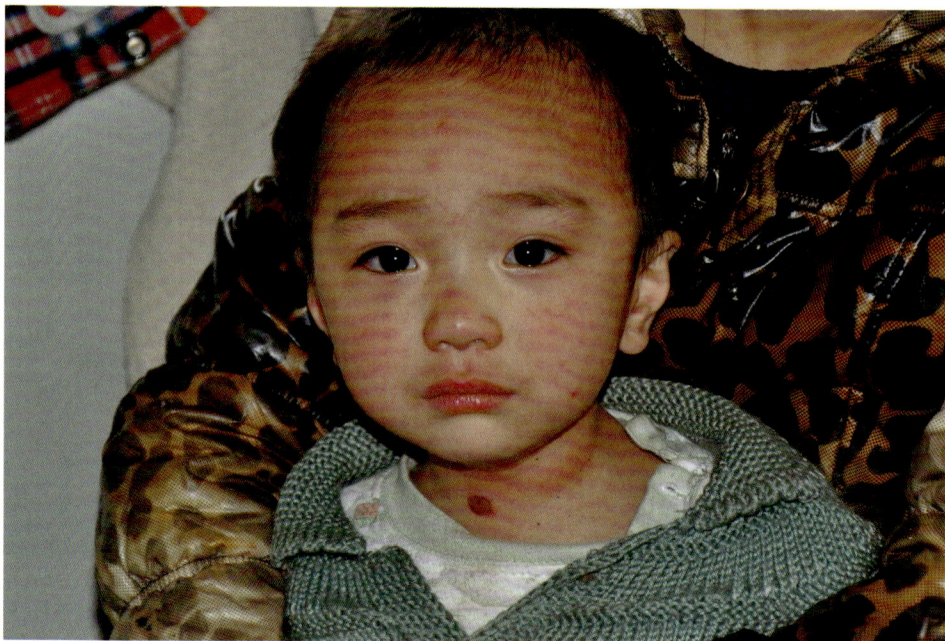

治疗过程中的山娃

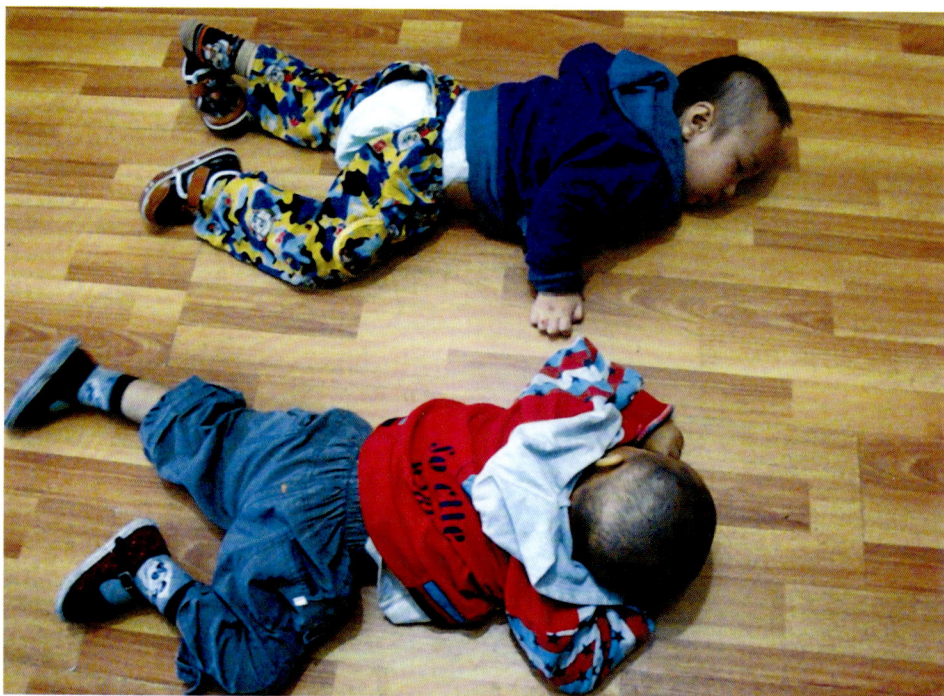

诊室里等待治疗的脑瘫娃

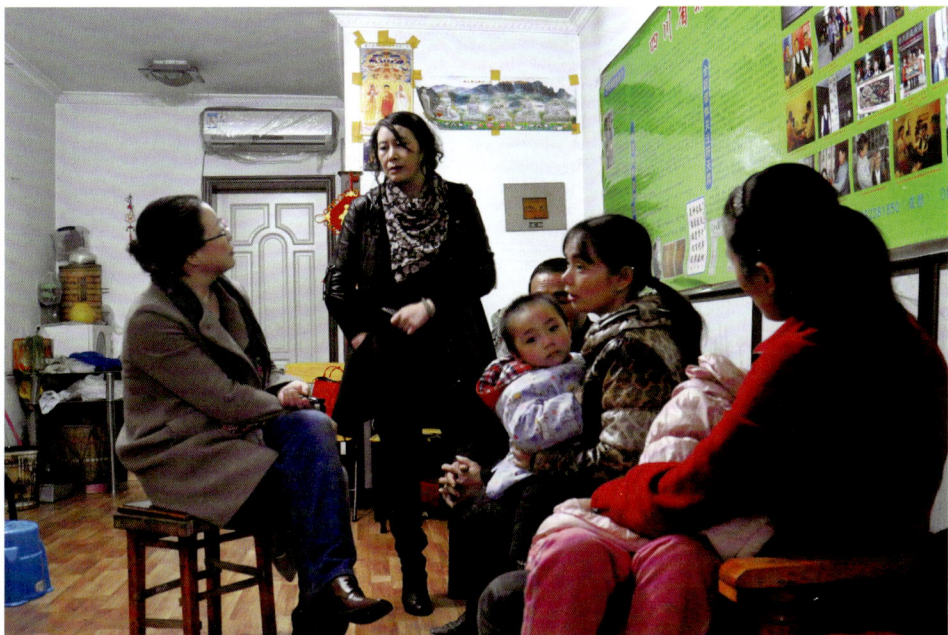

田原（左一）采访脑瘫患儿的母亲们

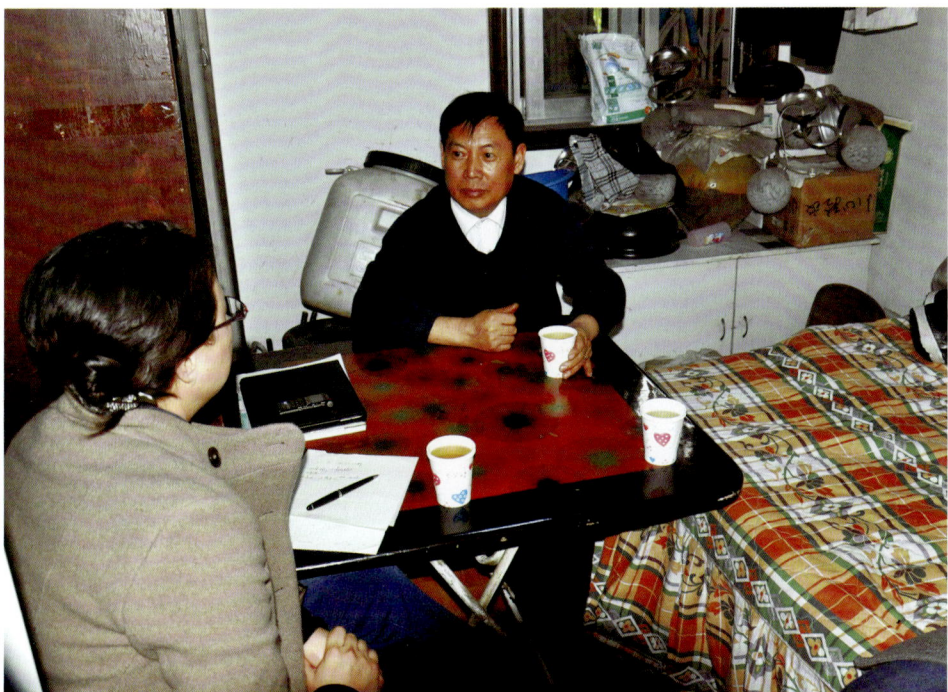

田原与符天昇访谈现场

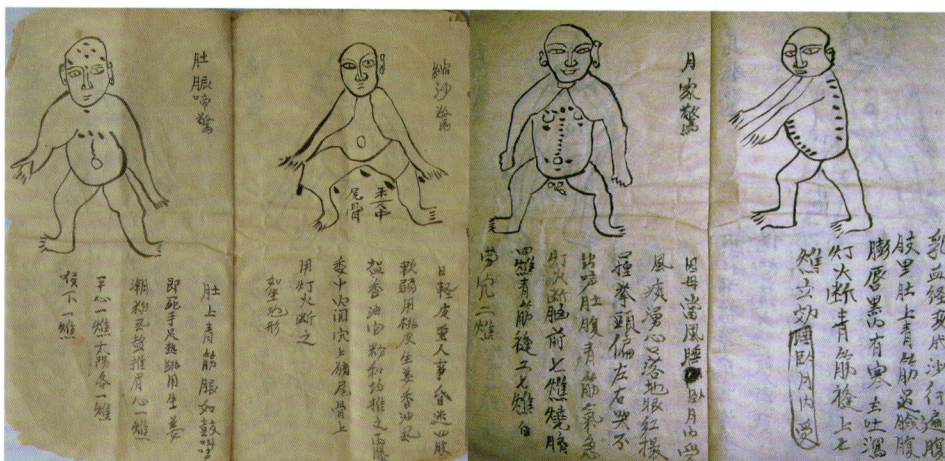

"符氏火灸"二代传人符文典,对火灸流程及灸条配方进一步改进,绘制中草药火灸重要经穴图,加以文字说明,完善了"中草药火灸疗法"的理论体系和技艺体系。

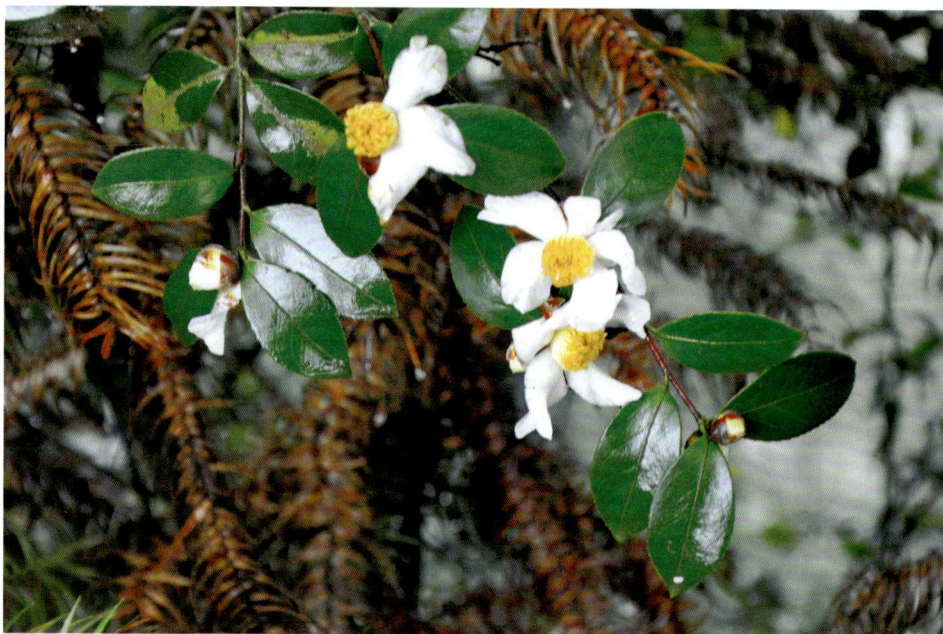

四川合江·冬季里盛开的山茶花

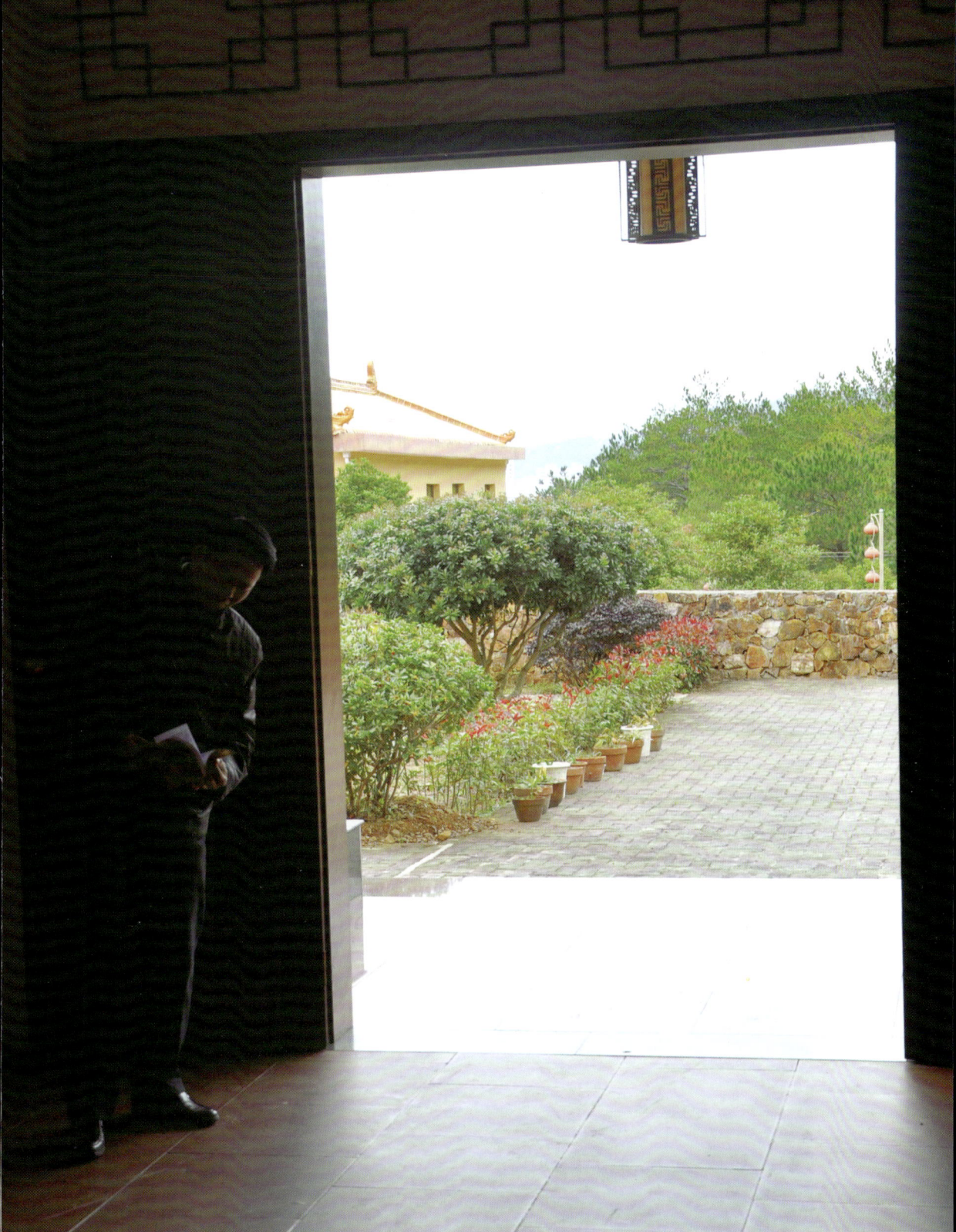

乡土中医王俊昌（摄于福建长汀南禅寺）

王俊昌祖传医籍

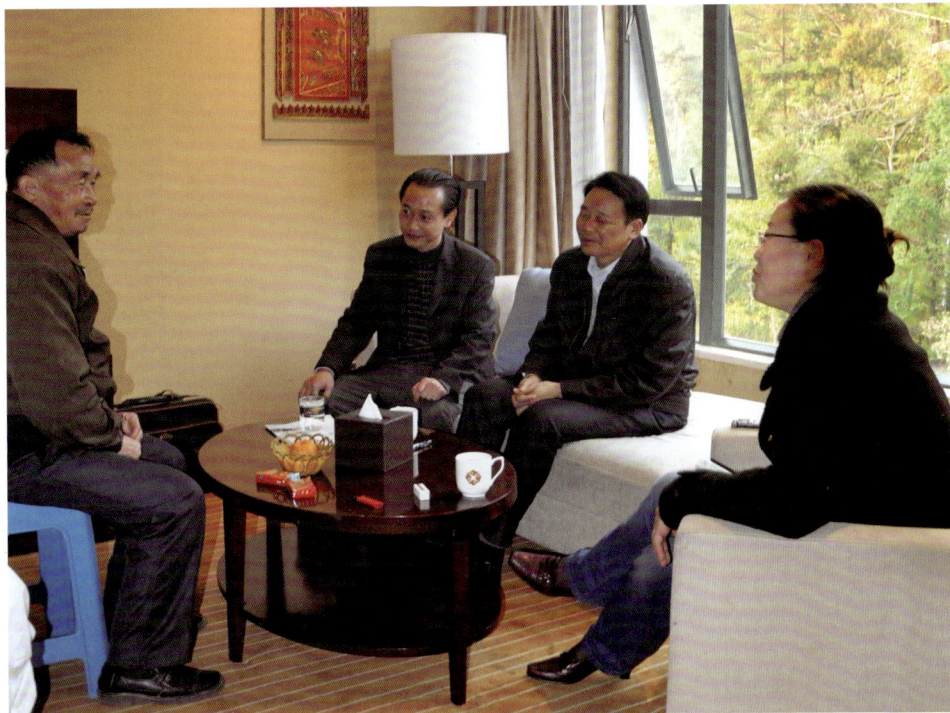

福建长汀访谈现场（右起：田原，王俊昌及徒弟周万昌，患者）

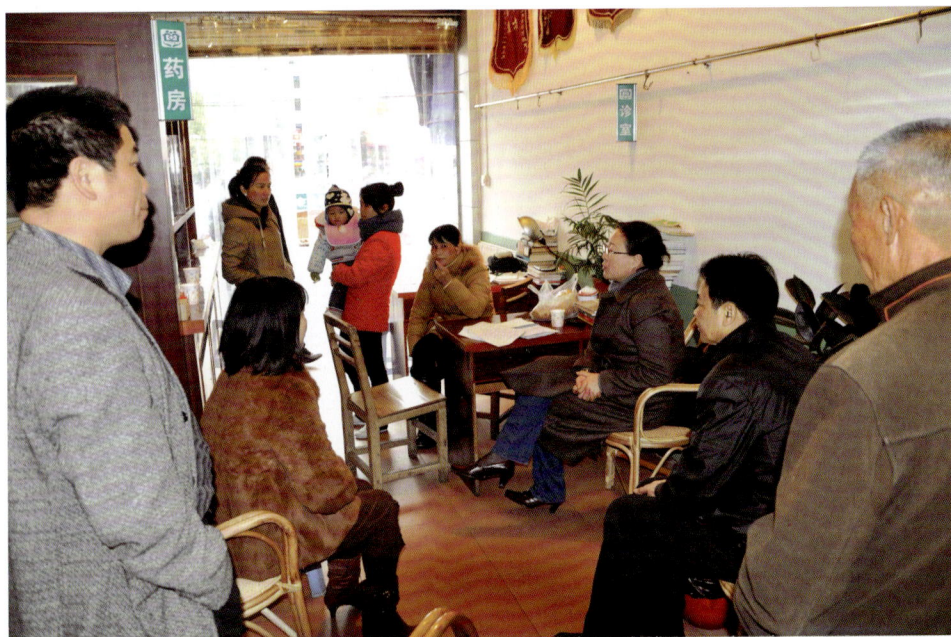

田原与王俊昌考察长汀乡村诊所

喧闹尘世中，气象沉静的福建长汀南禅寺

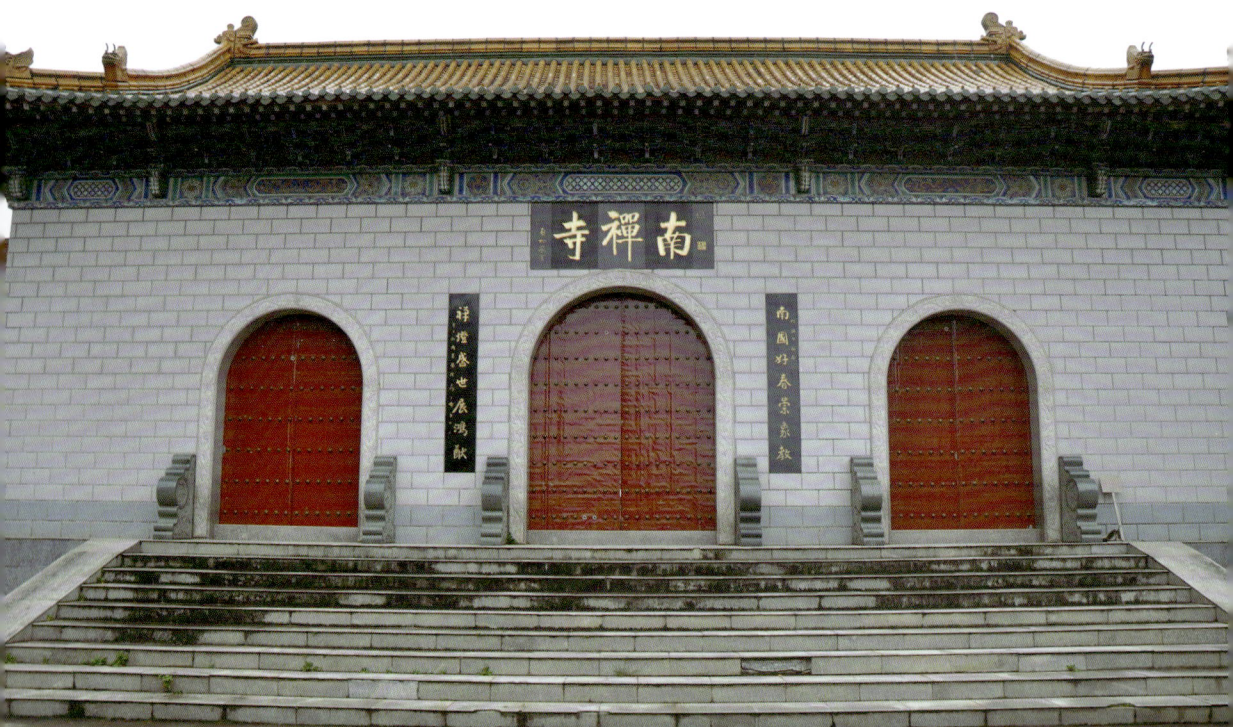

弘扬中医文化　参与民间行动

经过一年的努力，《中医人沙龙》新五卷本，出版面世了。

它们是：第5辑"乡土中医绝学专号"，第6辑"传奇中医绝学专号"，第7辑"海外中医绝学专号"，第8辑"古中医绝学专号"，第9辑"国医大师绝学专号"。

这期间，我们奔波于城乡田野，在中医天地里索隐钩沉，访医问道，有恒久如一的动容，亦有沮丧的"踏空"时刻，但我们能否说：您手中这一书系，展示出了当下中医的真实水平，体现了中医本身所具有的深度、广度和高度？这取决于您的检阅。

谓之"乡土"，欲问自然原址处。这是再往前踏实一步的家园。民间，作为一种文化土壤，中医在这里草长莺飞，蓬勃之势叫人惊喜，尽管一直少有关注，但坚忍的中医人没有离开土地，各自在一方水土中把握着民生疾苦，承传乡俗智识，各有"一招制胜"的绝活儿——驭天火急救脑瘫娃的合江火医，用灵感洞悉杂病的江西土医……他们的学习对象和医理原素，是乡土间的草木虫豸，之间千丝万缕的感应，以及亟待人类识别与珍爱的生命启示。源于此，一种"返本开新"的期望，驱使我们不断深入地走近他们，走进——这养育着国人的必然田野。

谓之"传奇"，则更多成全于岁月，那些沉淀在时人身上的故事，如朝霞珠露，折射着中医在时代间隙里闪耀的醒世风华。我们每每惊叹：原来还可以有这般潇洒硬气的中医人，这般不羁的中医范儿！

这一年里，更多声音漂洋过海，与我们对话，美国、香港、澳门、台湾……一脉是开枝散叶之后的中医游子，当年背井离乡，愈加流恋和谨守家乡风俗仪礼，中医原貌在海外得以保留；一脉是他山之玉，几经磨砺之后，今日还乡，别具异采。

中医最早的发生及原创之萌芽，一直是我们追寻的内核。"通天下一气耳"，"五运六气学说"应运而至，将古中医图谱尽呈眼底。

天道与地理的机密，万物化生的机理，生灵们殊途同归的命运生息，都在"炁"这个原点上相遇了……

一路挂心的，还有令人忧虑的现实：一些高龄的国宝级中医大师，作为不可再生的珍稀资源，他们的经验，他们的医术医道，传承如何？如何传承？

——所谓"绝学"，固然是指"独家绝活儿"，但更蕴涵着一个严肃的现实：风华绝代，亟需关怀，急需抢救。

《中医人沙龙》将陆续推出新的专号，跟踪报导行动成果。我们有两个出发点：一是让更多的人关注中医，关注中医生态，加入到发现中医遗产、探索中医民智的行列中来；二是透过主流之外的"第三只眼"，来对体制内的中医学术和现象进行再发现和再认识。通过这两方面工作，为我们的生活建立新的、更具生态价值的坐标参照系。

本书系不仅仅就"中医"说中医，而是打开视野，探寻中医的整体生态意义。诸如，当下中医药的国情现状如何？在哲学层面上如何看待中医的"道"？作为传统文化的杰出代表——中医的原创性对于文化创新具有何等作用？诸多看似貌离神合的话题，都在中医的视角中得以交融，一切尘嚣因之得以落地为安——文化为本，唯有返本，才能开新。

令人着迷的是：在发现中医，发现他者的同时，也是一个自我发现的愉快旅程。不夸张地讲，每个人都能通过中医，重新发现自我，发现生命真相，与生命"对话"，——这是《内经》开启的中医传承方式，也是人类经验叙事的主要方式。中医作为中国人的创造物，其背后，隐含着一套可供人类共享与调谐的意义系统，这是其"文化价值"所在；因之，需要我们挖掘和弘扬，需要我们从生物和文化的双重视角，道术兼顾，把中医的"对话"持续不断进行下去。

还要说明的是：如果您及亲友知道身怀绝技的民间隐医线索，或拥有中医孤本、珍本、相关书稿，请与我们联系。

地址：北京市海淀区文慧园北路甲 22 号中国医药科技出版社602 室

邮编：100082 / 电话：010—62261976

祝开卷有益！

《中医人沙龙》编辑部

中医人沙龙
（第五辑）乡土中医绝学专号

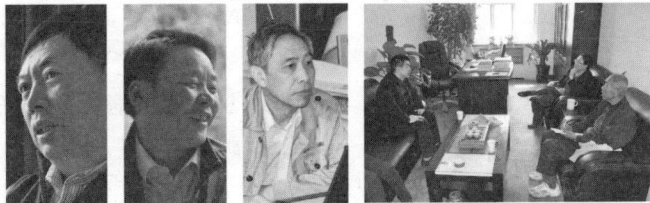

目录
CONTENTS

B 专题　　　**一物降一物·寻找解药 / 071**
乡土中医和他的"独门"解药

导读：他是一个农民，又是一个大夫；田里种的是用中药喂出来的稻米，可以用来治疗艾滋病，他用八角、茴香、大蒜，给鸡、鸭、猪、牛，以及人，治病；他从来不提《内经》、《伤寒》，也鲜见诸如经络、气血等术语；他看病、用药先要有"灵感"，没有灵感，就"不好说"、"不敢说"……

中医药国情调研
最新发布

民间中医药问题和对策建议 / 121
"天地生人"学术论坛陈其广讲话记要

导读："中医药国情调研"是国情调研十一个重大项目方向其中之一。在国情调研的 3 年多，将近 4 年的时间里，前后专程到达 12 个省份，同时还有 8 个省份是做其他研究工作的时候顺访，或者说是异地访问的，全国一共涉及了 20 个省市自治区，50 多个地市区县旗，和中医药有关的各个环节……

〔编者记〕关于"中医药国情调研组"

1. 什么是中医药，什么是中医药事业

2. 中医药对国家、民族的价值和意义

3. 开场白

4. 中医药的特殊性

5. 十七大之后整体形势还是有明显好转，但不容盲目乐观

6. 什么人才算是"民间中医"

7. 中国到底还剩多少"民间中医"

8. "民间中医"里究竟有多少算得上"中医人才"

9. 民间中医的国情调研，对国家、对人民的意义何在

10. "进门难、开张难、生存难、传承难"是摆在民间中医面前的四座大山

11. 民间中医自身存在问题

12. 民间中医药，政府怎么管

火医人：
一把天火救瘫痪

火灸医生符天昇　用火焕醒脑瘫娃

火，为物种的丰富和生命的繁衍，带来了最大可能，而作为最精明的"盗火者"，人类早在几千年前，也许更久远，便窥探到自然界的火，是万物生命的秩序，将来自太阳的自然界火种，尊为"天火"，历经数千年的时间，更顿悟出"阳气者若天与日"，"人之大宝只此一息真阳"……

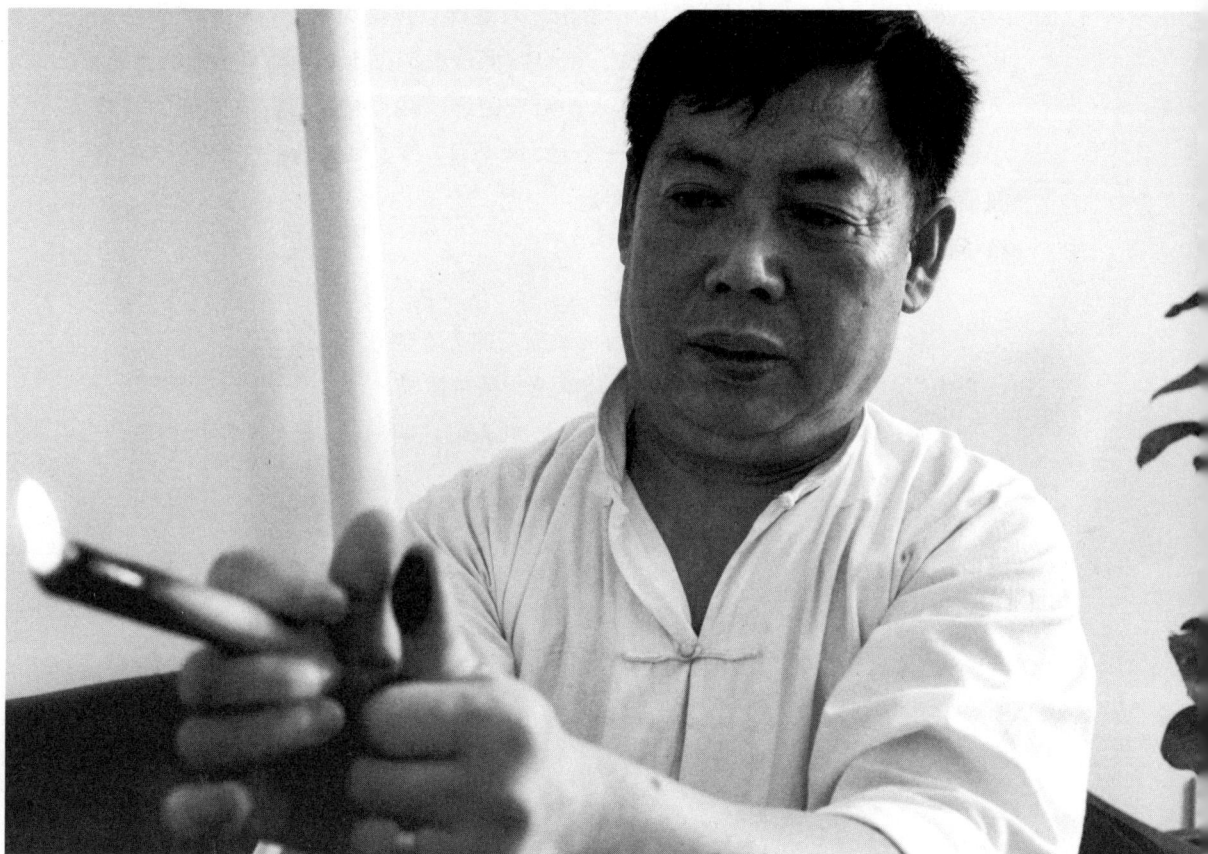

见证：浴火重生的生命

一档国外纪录片"植物私生活"中，摄影师的镜头下，有这样一种神奇的植物：它们稀疏地生长在山野间，一人多高的树干连同树枝，都枯黑干竭，缺乏美感。然而一旦季候火降临，一切就都改变了——干枯的树木被火种点燃，黑红色的烈焰舞动在空旷的山头，等到火焰熄灭，无数朵火红色的，状如蒲公英一般的绒花，便从干裂的树皮间破壳，瞬间绽放，山风一吹，这些绒花也像蒲公英一样随风而散，播撒花种，繁衍后代。

这种花名叫"帝王花"，自然界中，像"帝王花"一般依靠火焰赋予新生的植物，还有很多、很多。

在四川成都，某条不起眼的街市里，有这样一户医家，"符氏"夫妻两个，用 200 多年前，祖上传下来的火灸，治疗脑瘫孩子。在他们灵巧手指的拨弄之下，灸条头上 80 几味被火焚炼过的药末，沿着经络，被点按在有言行障碍的脑瘫孩子们周身的穴位上，一天、两天，一个月、两个月，孩子呆滞的眼神开始变得灵动，扭曲的容貌重新俊秀，慢慢地，会走、会跑，会开口叫爸爸、妈妈，最终，一些孩子恢复得像正常孩子一样……

不管是山头的"帝王花"，还是做火灸的夫妻俩，都见证了一个事实："浴火重生"，并非空泛的形容词，或是单纯的精神激励。

"符氏火灸"，历经百年传承与实践，向人们证明着，火是如何再造生命秩序，让脑瘫儿、中风偏瘫等"机制障碍"的人，浴火，而重生！

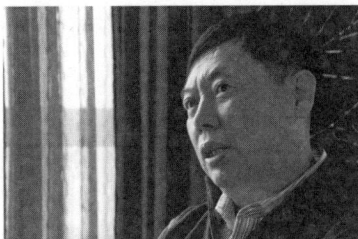

〔人物档案〕符天昇，1949年3月出生，中医世家，从小对祖传中草药热灸医技耳濡目染。20世纪60年代末，符天昇因就读的张埚乡农中停办而辍学，转而继承祖业，潜心学医。经几十年的临床实践，继承并发展了祖传的"合江地道中草药热灸技艺"（又称"符氏火灸"）。他走遍合江县广大农村，用祖传之技艺，治疗了大量脑瘫、带状疱疹、中风偏瘫、面瘫、鼻窦炎、淋巴炎病人及部分妇科病、肿块类疾病，并取得了较好的疗效。中央电视台、四川电视台、人民日报、今晚报（天津）、泸州日报等多家媒体，对符天昇的"中草药热灸技艺"进行了深入报道。

小街市里住着一对"火神仙"

扶阳，壮阳，阳虚，阳亢……

这些字眼，常常萦绕在我们的生活之中，究竟意味着我们身体的阳气出现了怎样的危机？

他是用火的高手，却只记得重大穴位的名称。

他沿着家传的经络地图，重新寻找并建立了人体生命之火的秩序，使得一些被现代医学宣判"不治"的脑瘫儿，生命意识一点点地复苏。

这把火同时照亮的，还有父母们一次次遭受打击、几度坠入黑暗绝望的心。

成都青羊区的一个小市场，人潮川流，路边有个简朴的中医馆小门脸，玻璃门上贴着一对大字：传统、奇特。这便是符天昇和妻子牟树芳所开的热灸馆，他们是"合江地道中草药热灸技艺"的传承人，病人们都尊称他们为一对"火神仙"。这一对"火神仙"在合江老家赤脚行医了 42 年，因救治脑瘫、偏瘫和疑难杂病而口碑远播。他们的手中，掌握着一门特立独行的家传技艺：玩火。

——盛上一小碗桐油，拉一根乌溜得不知年代的苎麻绳，蘸上桐油，在蜡烛上点燃，乘着灼灼的火苗，就搁大拇指掠过火焰，赤裸裸地往脑瘫小儿身上按，孩子哆嗦了一下，"扑"地一声，火灭了，身上留下一个带着绳灰的小黑点……再烧，再点，从头往脚烧出一排黑点——这便是"爆灯花"，最能救急。一个个浑身瘫软、无知无觉的脑瘫小儿，在连串的火力中没有焦萎，反而像三冬寒尽，一点点露出生机，张开了小嘴、知道叫唤了，懂得吞下粥饭了、站起了、跑起了……

在这些看似简单却又不可思议的疗法背后，是符天昇几十年来，对火、对热、对酸酸咸咸味道的认识与把握——在符天昇的眼中，盐水生滚酸萝卜、灶埋闷烧老母柑等等，成了包治百病的良药，女人的痛经问题，宫寒不孕、乳腺包块的问题，还有男人们的前列腺问题，通过滚滚酸萝卜、揉揉老母柑都能得到有效缓解，几至治愈；恼人的头痛、偏头痛以及身体酸酸胀胀的问题，也都可以用它们解决……

在生活当中，符天昇对祖传真言不断体悟与升华，用火指挥着人体的交通要道，在人体之上，演奏着一曲经络的和谐乐章。

"传统、奇特"，既是符氏热灸技艺的独家特色，也折射着"火"那古朴而迷人的特质。

传承档案：

"符氏火灸"传承脉络

"符氏火灸"创制于清嘉庆年间，至今已有近200年历史，于2009年7月13日，以"合江地道中草药热灸技艺"为名，被列入四川省非物质文化遗产。

此疗法为合江镇民间医师符卫祖所传。合江史上"战事频繁，累遭兵燹"，县人为避战祸，多在合江与黔北地区间迁徙。符卫祖在迁徙途中，拜师学会了针灸之术。他在给乡人行医实践的过程之中，潜心研习了传统灸法，创立了以桐油点燃灸条，以明火烤灼经络的"火灸"之术，以手指为针，"针"、灸合一，药随热走，钻筋透骨，蘸、点、沾、压、顿、揉、释，7步打通任督二脉，借火之热力，激活身体的"瘫"和"闭"。

火灸之术形成之后，符家还意识到合江中草药对当地疾病的特殊作用，将中草药逐步加入到了灸条之中。传到了符天昇的祖祖符文典一代，他对火灸的流程及灸条配方进行了改进，并取名为"中草药热灸"，还绘制了热灸重要经穴图，加以文字说明，完善了"中草药热灸疗法"的理论体系和技艺体系。

传承脉络：符卫祖→符文典→符光弟→符廷泽→符天昇→符家财

"川字号" 名医名药

合江，长江河畔，赤水身旁，地处四川泸州境内，乃四川、重庆、贵州交会之要地。这里的荔枝最为出名，唐代诗人一首"一骑红尘妃子笑，无人知是荔枝来"，便把合江荔枝的甜美、朝廷生活的奢华、作者杜牧的无奈描述得淋漓尽致。

一方水土养一方人。合江常年阴天多，湿气重，气候反差巨大，冷热骤变，四川盆地南部这种特殊的地缘气候，为晚熟的荔枝提供了丰富的阳光与养料，却也容易让当地人染上中风的毛病。常常在大酒大补过后，因偶染风寒，一头扎进了被里，永远躺在了病床之上。

合江县以东，拥有一片广袤的原始森林，自古被称为"福宝森林"，这里出产的川药远近闻名。从古至今，草药但凡"姓"上带了"川"字，似乎也带上了几分高贵的气质：川贝母用于清热、化痰、止咳，多了点滋润的作用，对喜欢湿润、讨厌干燥的肺来说，很有好处；牛膝有节，长得像牛的膝盖，进了人的体内，也会把气血引到膝盖之下，如果再出自川氏一族，身价更是大增，补益腰腿的功力尤为突出；川芎，更是土生土长的川氏成员，传说中，还与药王孙思邈有着一段不解奇缘——话说当年孙老爷子来到四川青城山一带考察，一只病鹤双脚颤栗，隐于草丛之间，第二天，此鹤却病气全无，在飞上天际的一刹那，一株草药从鹤的嘴中掉了下来，刚好落在了孙老爷子的身旁。如同牛顿从掉落的苹果之中发现了万有引力，孙老爷子认定了这株草药定有奇效，于是将其带了回去……经"临床活体实验"充分证明，其果真有神奇地活血止痛之功效，他还进行了"分体实验"，发现这株草药的根系，专活头顶穿窿之痛，因而为之取名"川芎"。

福宝原始森林，孕育出一大批优秀的川药，也造就了一大批活用川药的川医，世家相传，符氏家族就是其中之一……

采访现场：

采访时间 2011 年 11 月～2012 年 4 月

采访地点 四川省成都市、泸州市合江县

参加人员

田　原（中国医药科技出版社，中医文化传播人）

沈　生（策划人，摄影师）

符天昇（民间中医师，"合江地道中草药热灸技艺"传承人）

牟树芳（符天昇妻子，"热灸"传人）

白　群（四川省泸州市科技局调研员）

郭桂琳（四川省"非遗"保护专家委员会副主任）

病人若干

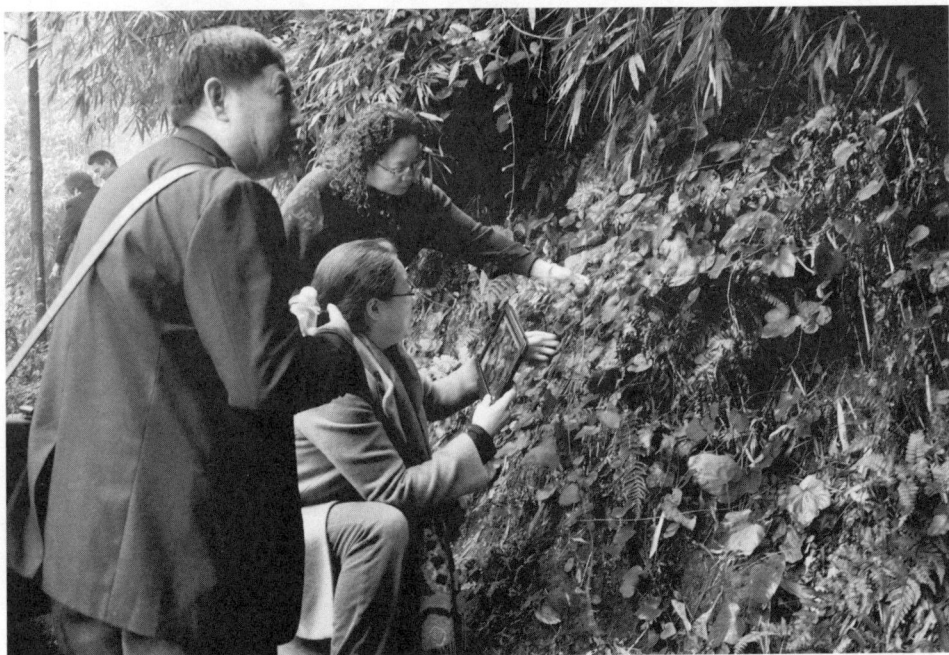

符氏夫妇邀请田原回到老家合江县森林辨识地道草药

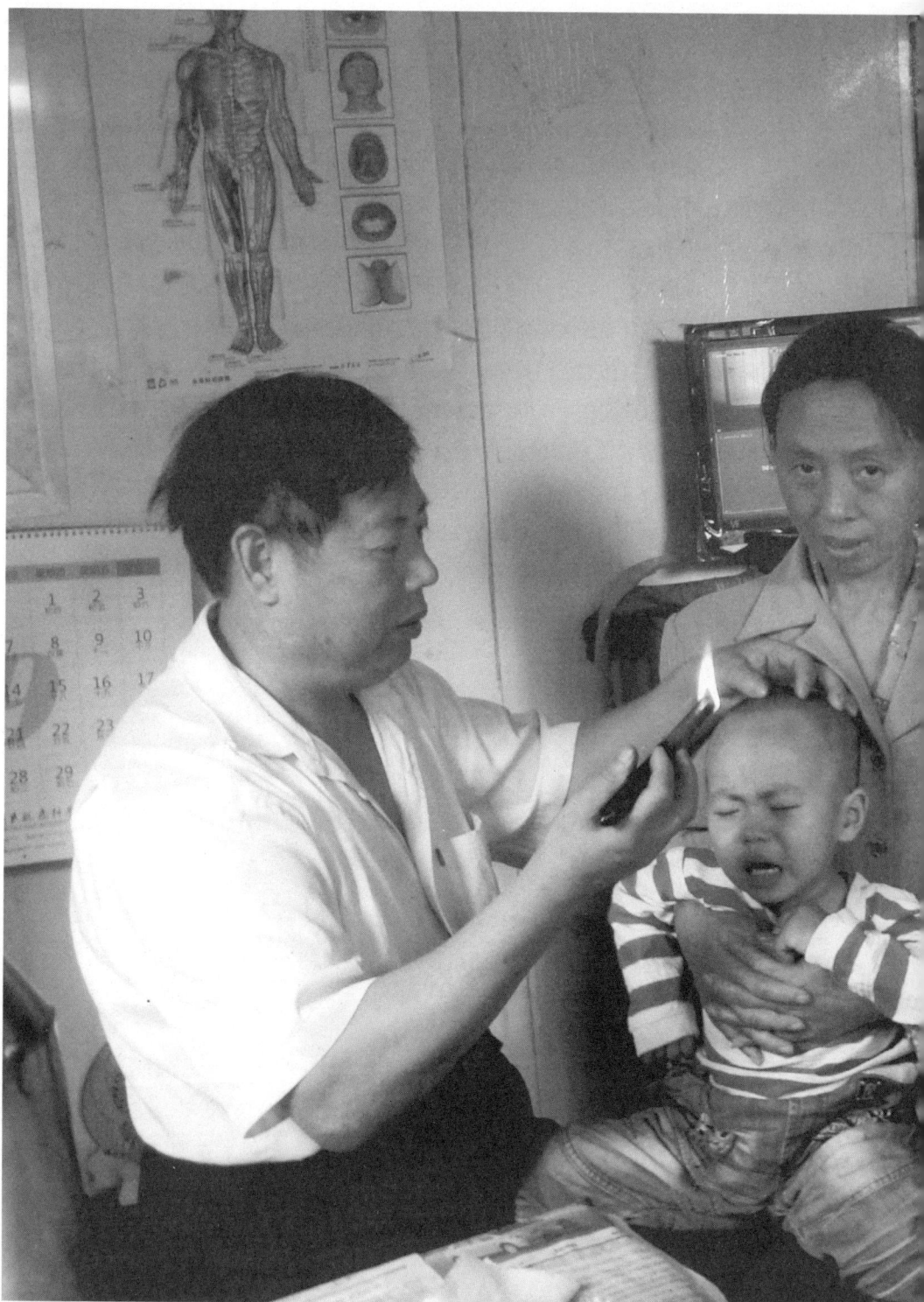

符氏夫妇在为脑瘫患儿做火灸

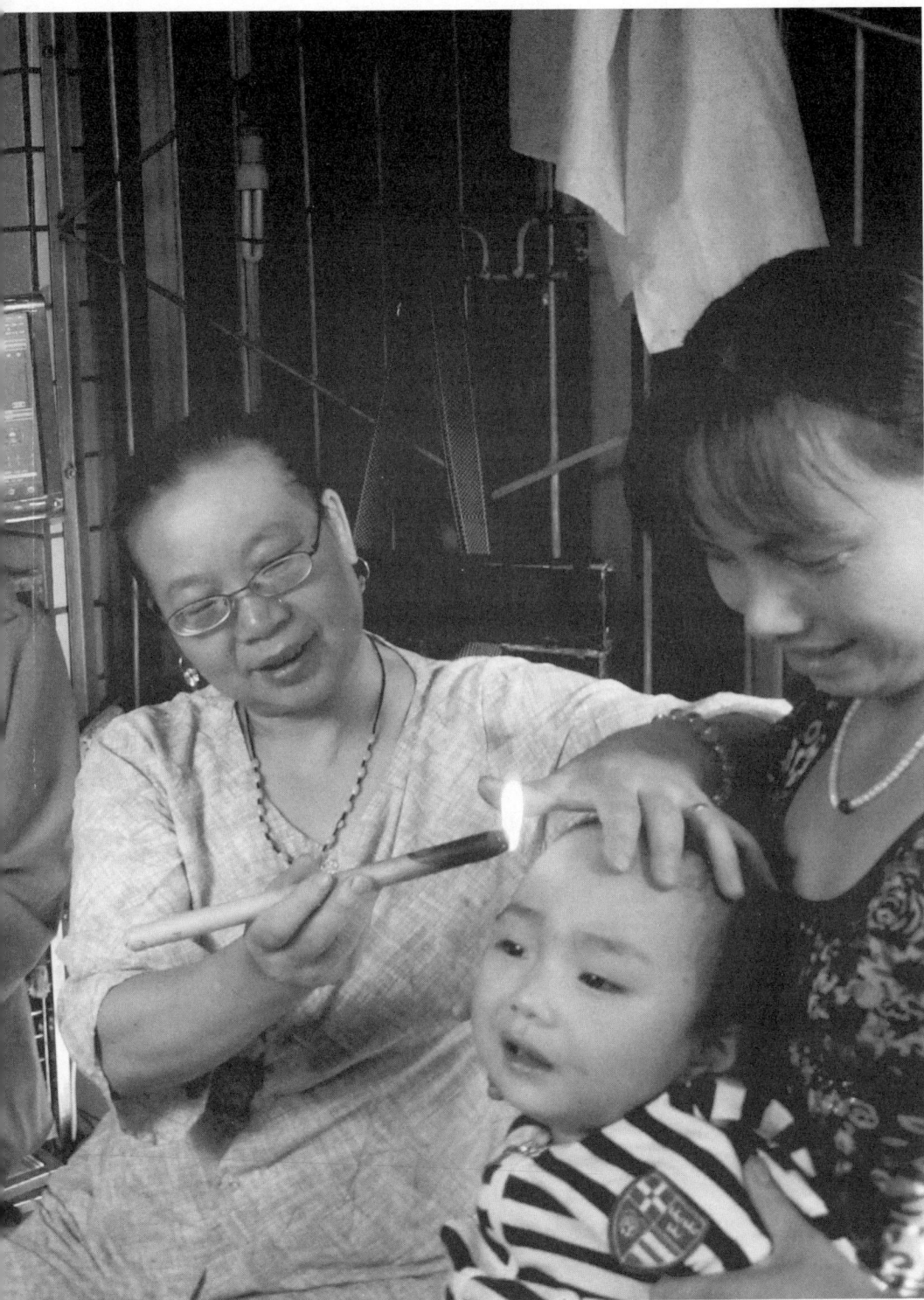

第一章 太阳与火的秘密

从第一次见到火，到应用火，似一幅长卷，浮映着一部人类文明的进化史。

中国西南边陲的西南角居住着的少数民族中，依旧有一些保留着"刀耕火种"的生活。到了一定的季节，把山林砍平，做好防火线，等到合适的时日，放一把火，一边烧，一边将谷子扬到火中，谷壳略微烧焦，却化成了米儿们成长的营养。村里总有一位德高望重的老前辈，专门负责挑选点火的日子——在十二生肖之中，"虎日"、"马日"、"蛇日"不宜烧地，虎、马之日，火跑得太快；而蛇日，火喜欢乱窜，容易跑出火线；烧地总以牛日最佳，因为那一天的火，行动缓慢，土地烧得均匀、深透，效果最好。烧地那天，全村劳力总动员，在四周布好了"警戒线"，以防火窜到了别的树林中。大火烧过之后，欢欣的大雨便会如约而至，光秃秃的山头黑土之中，嫩黄的树蕨总会先冒出头来，在雨后阳光的照耀之下，充满着勃勃生机。

大山里的人们，总会养上十几座山头，种上一季，便抛荒七八年，等到树高草长，再行"刀耕火种"。刀耕火种，带着"原始"、"蒙昧"的气息，定格在远古的时光里。那时的火，神秘、自由、魔幻，亦仙亦凡，在人们的心目中带有"神性"或"巫性"，更像是精神层面上的一种存在；如今的火，平淡、精细、多样，实用化，甚至玩具化，更多地缩微为人们手中的工具，失了神髓。

诞生火的种子也不一样了，火的子孙们，便呈现出了不同的面貌——金石之火、木柴之火，充满了阳刚的力量，这种火，可以灼烧草木，可以烘干衣物，可以去除人体内的湿气，它们被古人称为"阳火"，这种阳火，最怕水，遇水就像老鼠见猫，一下就熄了；而另外一种火则不同，那就是石油之火，它们出于地壳，出于深海之中，它们不怕水，一遇到水，火光更加炽烈。

火对于人类来说，究竟是个什么东西？我们的身体里，是否也和大自然一样，正在发生一次次奇妙地"烧荒之旅"？！

1. 火灸的秘密在于"火候"

田　原：说起火，中医人懂得用它来治病是对人类的巨大贡献，而从更广义的角度上来看，学会使用火，是人类迈向文明的标志，普遍的说法是，因为人类开始吃煮熟的食物，促进了大脑发育，从而开启了人类的智慧。

符天昇：其实，这个火背后的精华，就是"熟"！远古人，原始人，以前不懂得吃熟食的时候，茹毛饮血啊，这些生食，吃进去以后，要耗费很多的气血来消化，这就导致什么后果呢，远古人的平均寿命偏短，大脑也始终得不到充足的气血滋养，和动物的脑一样，不聪明，没有超然于物的智慧。有了火，吃到了熟食，味道好，还易于消化，消耗的气血少了，更多的气血能来到大脑这儿，使得人类的大脑越来越发达。跟"熟"相连的有一个字，"烂"。现代科学讲，食物，特别是肉类，它里面的蛋白质经过高温后，会变性，成为更容易消化的肽等，这样更利于营养物质的吸收。人和动物的本质区别其实就在这儿，就在用火上。

田　原：这可以说是一个普遍地认知了。

牟树芳：我想起"熟人"这个词，人和人熟了，就没有了"客气"，溶在一起了，没有了"隔界"。经过火的烧灼，食物本身的有机生命结构转化了，附着在上边的微生物也灭亡了，当它们进入到我们的胃肠，和人体相遇时，"肌肤相亲"时，没有了生物对生物的警戒和攻击，只剩下了精纯的营养。

田　原：我在山西采访王氏女科时，他们特别强调一个"生化汤"，必须是"汤"，不能用"生化丸"代替，就因为汤药是熟药，丸药是生药，熟药比生药好消化吸收，而且，"汤者，荡也"，能够冲洗、扫荡、荡涤，起效很快。

著名社会人类学家费孝通的导师，马林诺夫斯基曾经说过：从人类学的角度，现代人类对火、对熟食的认识还远远不够，火与熟食，在人与疾病斗争的过程当中，对人类进化、发育，究竟起到了怎样的作用？火又是如何被运用到医学体系中来的？这些都值得社会学家、人类学家、医学家、美食学家好好地研究一番。

符天昇：用火是很有讲究的，煮东西就是门大学问，比医药的历史要早得多，古代人对火的纪律理解得比我们深，他们是很尊崇、很信守的。我们做饭煮菜讲"火候"，炮制中药、煎煮中药，也讲火候，这个火候，就是"火的纪律"。最早揭露火的秘密的人，是商朝的伊尹，他是厨师出身，后来成为了商朝的大臣，现在的烹饪界尊他为"烹调之圣"、"烹饪始祖"和"厨圣"，他提出的"五味调和论"和"火候论"，是我们传统饮食文化的根基。但是呢，他在中医里的地位被低估了，其实汤药就是他发明的，武火、文火该怎么交替，武火起什么作用，文火起什么作用，是怎么一层层透灭食物的臊、膻、腥，五味在火的指挥下，怎么得到交融……在伊尹看来，秘密都在于"火纪"。现代的化学研究，也在琢磨各种火温下，发生了什么变化，这个温度的测量，已经达到了很精确的程度。

田　原：但家常用火更考究的是一个经验，火候未到、火候刚好、火候已过，这个"候"就在一瞬间，极其奥妙，极其微妙。我们常说一个人有没有"手神"，这个"神"的洞察能力很叫科学吃惊。

符天昇：我们做火灸的秘密也在火候，这个手指引火，引多少，按到病人身上的时候施多少力，留多长时间，都是有规矩的，也是用的"火纪"。我和牟老师这个手指引下来的火呢，可以是30℃、50℃，也可以是更高，瞬间起泡，这对于疾病的深浅，点灸的位置十分重要，就是火候啊！但是，火所演义的火灸，能对人类的疾病产生这么大的效果，它的重要性还远远没有被人们认识。

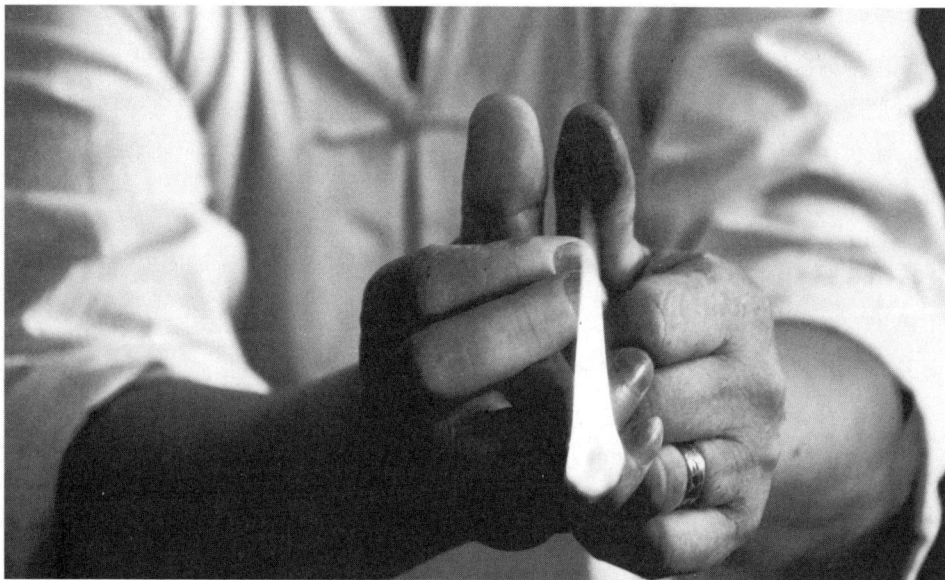

因为长年从燃烧着的灸头取药，几十年"烧"下来，符氏夫妻俩的左手拇指明显比右手要短一截。

2. 新婚燕尔，为何要在床头备盒火柴

火，曾经只属于大自然，不为人类所有。

收获火的种子，小心翼翼地收存，曾经是古人生命之中的大事。

符天昇对火很是痴迷，在给来人做火灸的时候，不时地，会端详着明曳的火苗，啧啧叹到："哎呀，这个火真是神得不得了，实在是太好了。"那神情，好似考古之人见到时光遮蔽的珍宝，或大厨子得遇浑然天成的稀罕食材。

但有一点不同，这火，在这个时代，不似珍宝般来之不易，它那么平凡，那么不起眼，以致于我们大家都快忘记了"盗天火"的壮烈传说。而符天昇仍是懂得它的，即便它触手可及，在广袤的乡野田间，在千家万户的炉灶间，只做日常演义，他看到的还尽是神奇。

在他的眼里，火的种子，在我们的生活中沉睡，无处不在，默默维系着人间生命的秩序。

川南乡间有一个民俗：结婚之后，枕头上要备着一盒火柴。

从此以后，火柴中沉睡的火种，成为了乡下人家的一个保护神。

田　原：总感觉关于火的话题应该更精采，有更多的文化内涵需要去挖掘。现在人们提到火，似乎只剩下恐惧，如何防火、灭火。刚才我们谈到关于"熟食"的话题，但是现在大都市的情况是，很多新型的楼盘在建筑的时候，甚至是没有煤气管道的，而是用电，电炒勺、电火锅等等，看上去更安全、卫生，食物也能煮熟，但实际上，我们离火渐行渐远。社会一直在宣传人与火亲近有害的一面，那么有益的那一面呢？

符天昇：我给你摆个故事，我父亲给我讲过，我也听人说过，也亲自见到过这种人。在我们农村，原来有一个老习惯，结婚以后，枕头上要铺火柴的。

田　原：新婚床头要放火柴？这可挺有意思，是要取一个"婚后日子红红火火"的吉利寓意吗？

符天昇：可能也有这方面的一个意思，但是很多时候，这个床头火柴是有实际意义的，能够救人一命。

当时我在老家望龙区，见到一对夫妇，摆起过这个故事。这个女人呢，听她的祖母摆过龙门阵，她当时还是个小姑娘，十多岁咯，没有掺言，但是她在旁边

听得一清二楚。后来她结婚出去了，没铺这个火柴，却果真遇到了这种情况。哪种情况嘞？他们夫妻两个人，到晚上，同房嘛。这个男人，先前腰上受了凉，开始同房的时候，还是有劲的，后来就不晓得扭了，不动了！

这个女人，她听祖母讲过的，就连忙翻手去摸火柴，小盒火柴嘛。没有准备，她就喊她嫂嫂，她说嫂嫂你快过来救命咯！她嫂嫂说你们俩睡得好好的，为什么要救命嘞？她说你快点把我的门给打烂，把灶台上那个火柴给我拿来，你兄弟不行了。这家的哥哥就拿锄头，把门打烂，进去。

幸好啊，这个女人懂得火柴能救命，就划了三四根火柴，并起来，一烧，马上杵在她男人的督脉上。这个男人，"哎呀"一声，就苏醒回来了。

田　原：这个男人之前是昏过去了？

符天昇：对，就昏死过去了。如果当时把他从这个女人身上抱下去，一下就完了，就没声儿了。诶，就死啦！这种情况，我在农村后来这几年，见得不少，我们合江不只十个人了，就这样死在女人的肚皮上。我请过一个帮工的农民，他的亲兄弟就是这样死的，当时一抱开以后，就救不活了。他兄弟的媳妇给送到人民医院，医生看见了这个情况，就说，这个人是他媳妇害死的。为什么呢？当时这个男人的阴部还在出血，是残血，"呼呼呼"地嘘出来。

他兄弟是怎样死的嘞？他就跟我说，他兄弟的屋子比较窄，兄弟和他媳妇那一年就跑外省了，跑到湖南，就在外面结了婚。那次回来，就住两个多月。头一天晚上，夫妇俩吵了架，他心情不好。为什么吵架嘞？因为他抽烟，一会儿功夫抽了好多，他夫人不高兴，两人就吵得很凶。到了晚上，他们原打算要回婆家，但是回婆家要走河道，很远才上得到船，他的夫人就说太远，说你把牛套在那个地方，回家睡一觉，休息一下，再去见妈。这个男的呢，他去牵牛的时候，在河边拉尿，一下就着了凉。回家睡的时候，夫妻两个同房，他本来心情不好，又累着了，凉着了，就发生了这种情况，男的就没气了。

当地有一个诊所，他媳妇就把他送了过去。诊所的这个医生说，不行，我没有办法治这种病，你赶紧送到人民医院。但是送到人民医院就完了，早就死掉了。

先前说的那个人是肾功能受了凉，这一个也是这样，而且心情不好，就一直流血。

田　原：这在你们这边，叫做什么病？

符天昇：这其实就是"气脱"，一种脱证。

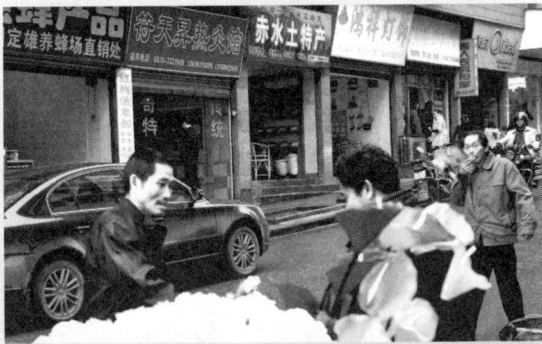

合江之行·热闹的小城早市

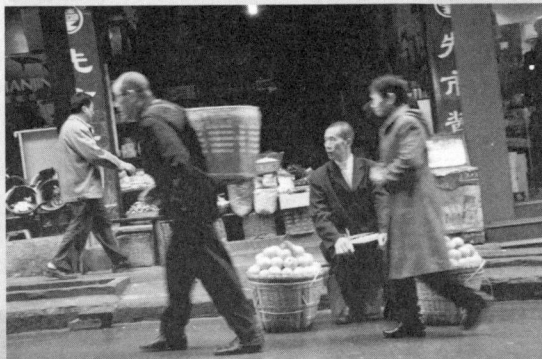

"符天昇热灸馆"原来位于合江集市里一个不起眼的小门脸，门口车水马龙，川流不息，混着路边小贩的吆喝声，一派热闹景象，应和着合江人性格里特有的火热气质。合江人的字典里，似乎没有"陌生"这个词，大家见面都大声地招呼，热情地问候，人与人的关系不似大都市，被阻隔甚至切断。当地特有的民俗，也在这种"川流"中得以滋养和传承，千百年浸润着当地百姓的生活，并不断渗透、融合进民间中医的生命观及其治疗疾病的手段当中。

背景图：三江交汇处——合江县城鸟瞰

之所以说，这个火啊，从古到今来，救了若干若干的人，只是很多人不晓得，不知道这些情况。可惜咯，没有人去重视它，发扬它。这些都是在民间实实在在会遇着的情况。

田　原：这样说来，这个枕头边上摆一盒火柴的习俗真有点"微言大义"。可见火与生活、生命的关系绝非煮饭、烧菜、保暖这样简单啦。真遗憾，咱们城里人哪里懂得这些"传说"呀。

符天昇：这种事情发生得太多了！在我们乡下太多了。

田　原：那么，火柴急救的办法很简单，像"家常版"的爆灯花，是整个督脉都点下来？

符天昇：不用，就在长强穴附近，用火烧一下就行，火柴或者打火机都可以。
　　为什么要单独治疗一个穴位，不用一整条脉治下来呀？它也是有根源的。我们知道，督脉虽然是人体阳气总管，也和很多事物一样，也有出入口，有一头的穴位，名字叫长强，它位于人体下部，肛门与尾椎末端的中点处。
　　长，长久之意，强，强盛之意。人体一身的阳气，加压、加温之后，从此处发出，经由人体的脊柱向上灌涌，到达人体的绝顶之巅，就是百会，途经肝、心、脾、肺、肾，五藏之地表，将阳气从地表的孔隙，输入人体内，人体这架"马车"才拥有了持久的动力。人一旦出现了气脱这个异常，说明这个阳气，正在朝下面排，你要断住它，肯定是在紧要位置给它一拦截，那个气马上就断住了，向上而不泄下。如果说你在上面一通搞下来，刺激它，它就排得更快咯，死得也快！如同快马加鞭！所以说，这一点很关键啊，如果说是在教学生，这是最关键的关键，不讲清楚的话，要出大问题的！话说回来，这种突发的气脱有几个关键词：一是受凉，一是心情不好，再一个是发生意外的时候千万不能推开。因为同房的时候，是阴阳交合的，两个人呢，像太极图上的阴阳鱼，根性互抱，这个时候，男人的精魂是在女人身上的，一定要让他在女人身上苏醒，这个东西才回得来，如果推开，就像直接拔掉插头，电流一下就断了。

田　原：不仅仅夫妻生活是"阴阳交合"的一个过程，一段婚姻、一个家庭，都需要维持这种"阴阳抱合"的团力，才是稳定、幸福的。男人对女人付出的关爱、温暖是一种义务，是作为丈夫给妻子的爱的"元阳"，是给女人"充电"，如果丈夫做不到这一点，貌似是妻子受伤最大，其实男人自己也会受到反伤，因为她不幸福，缺少关爱，久而久之会成为怨妇，会抱怨自己的丈夫，甚至憎恨他，男人的日子也不好过，这个家也就散了。

符天昇：所以自古性生活是男女的必要生活，这也是夫妻两个的一种沟通，婚姻还在，这个沟通就不能断。古人研究阴阳沟通中出现的性生活疾病，在总结中知道，阳下降、阴上冲，男人马上会休克，卡（掐按）住人中都慢了，只有用火在督脉上及时烫点才能救活。

转过来我们说，还有老年人解手，一下子瘫在那儿起不来，也是气脱，老年人气血亏啊，大便里也存有一部分阳气，大便一解，阳气随着一脱，突然就提不起了。所以说，危重病人、老年人上厕所一定要有人陪着。你要抢救快的话，拿毛巾打湿，转一下水，堵在肛门上，再吸他三口气，马上就回来了。

大便里的气，主要是肾里的元气，而胸腔里的气主要是宗气。肾气为根，如果下边的气之根没了，就像房子没有了地基，上面就全垮了。

治疗这种病，还有一个用药的秘方：牛皮菜。要红红的那种，扯几根放起来阴干，随时可用，就拿猪的直肠那一段，来炖这个红牛皮菜吃，效果很好，老人吃了以后就不会再发这个病。不过呢，急救的时候还是用火去激发他是最快的。

田　原：如何激发？也是用火急点长强这个关键点？

符天昇：对。抢救这种气脱的病人，一定要拿准，要稳着干，不是开玩笑的。这个火，可以救人，但是用不好，也害人，是很快很快的。

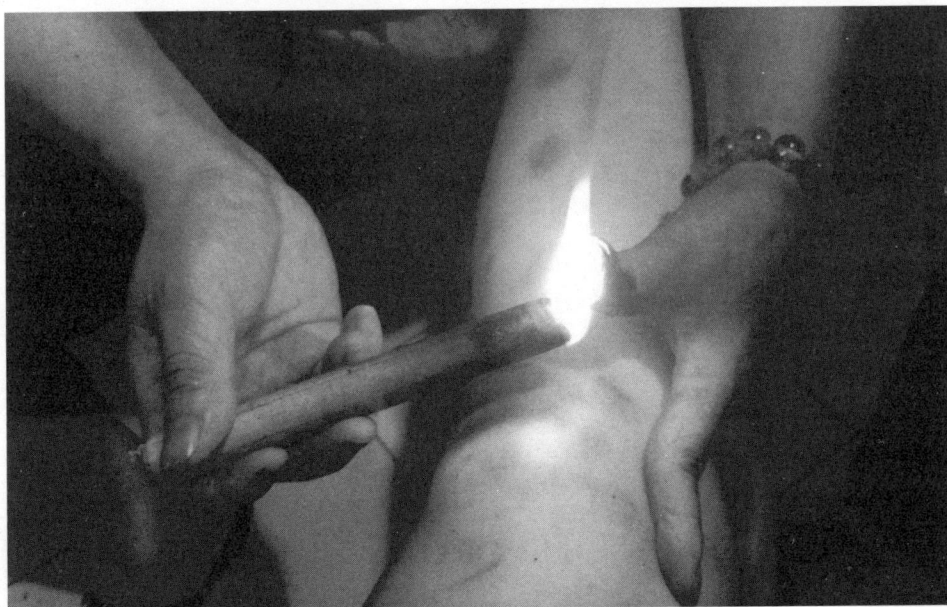

3. 百会穴：我们头顶上的向日葵

在我们的身体里，火何去何从？

李可老中医，发现了一个阳虚时代，空调、冷饮、冷水浴、熬夜……让生命的火苗岌岌可危，寒邪悄然蛰伏。于是，他重用大热的附子，扶起生命的阳力；重用多达1斤的蒙黄芪，鼓足力气，冲开身体里的重重关卡，将防风、化寒的药，带入人体的各个角落，为阳虚时代的人们找到了一种急救的方法。

符天昇这里的灸火，通往一条更为古老的道路，这一条路，也许正是鲜为人知的生命秘道。

田　原：我留意到一点，火灸有条大线路：从百会开始到涌泉收。

符天昇：从百会开始，简单理解，它接通的是天，到了涌泉，接通的是地，这就是人在天地间，把天地和中间的人都联通了。

人在天地之间，天地之气经过你来交汇，人体这个通路一旦出了问题，在某种程度上来说，就是大周天出了问题，那你就没法顺应四季的规律，没法顺应阴阳和冷热的转变，肯定要出更多问题。

这个火，把你积聚的阴劈开，把阳续起来，上下几下子，休克的病人就苏醒回来了，就是所谓的接通了天地之气，气血循环都顺畅了。

田　原：这是身体的一条秘密通道，阴和阳在这里得到了最好地交接。

符天昇：对，我听我父亲摆的，古老的传统说起来，风水、医学、"三教"，基本上都是从李老君，也就是老子那时传下来的。太上老君的原型，就是老子。我们这个医，为什么要分阴和阳，讲平衡，根子也在李老君那里。

大周天从百会穴开始，百会穴这个脑门心就是天，就是阳，因为这始终是日照当顶的地方，阳气是很旺盛的，像我们这样坐着，上边有太阳晒着，就会觉得这里是沸腾的；但是，如果坐到阴凉的地方，不到两分钟，你的精神啊，各方面啊，自然地就冷凉、冷凉的，不沸腾了。到了下面，涌泉，脚心就是地心，始终走的是地里上来的阴气。

练习阴阳沟通，接阳时，手要用力朝上伸，指尖朝上张开，脚跟要稍有一点踮，跟地面间有一点细缝，这样的话脚心就没有阴气进去，阳气自然就起来了；脚往下踩紧，就逮着了阴气。

田　原：这是个关键点，火灸为什么要从百会开始到涌泉穴收，一下就探讨得更清楚了。

人从爬行到直立，百会这儿，就成了收集太阳能量的地方，好像头顶上长着的一个向日葵花盘！或者说，像鸡冠一样红火火的部位！所有生命的秘密都这样隐密相通！

这个点呢，是太阳作用于人体最核心的一个点，首当其冲，它所吸引和搜集到的阳气，通过任督二脉往下来，再作用于五脏六腑和四肢，又和涌泉所采集到的地气、阴气，形成交汇，实现阴阳循环和平衡。创造宇宙自然万物的造物者啊，实在太高明，冥冥中，让人类从原来的爬行走向直立，直立起来之后呢，这阳光从头顶照下来，也促进了人类大脑的发育和发达。

符天昇：对，而且我们人一直就在地上生活，阴相对来说是不愁的，就怕上边下来的阳少了。从百会开通天窗，吸收来的火力，如春雷贯耳！

田　原：但现代人不懂得去晒太阳，接收不到更多的阳光，肯定就得不到那么充沛的阳气嘛，身体的毛病就多了。相反，西方人特别讲究日光浴，就爱晒太阳，这其实是补充能量，补充阳气的一种最好的方法。

符天昇：前人就总结了用火的经验啊，人缺了阳气，缺了氧气，就会不舒畅，一定要用火去补，才能把这个氧提升上来。这个火，它进入身体，能充实你的阳，跟你的精气神接上，让阴和阳得到最好地交接，你中有我，我中有你。

田　原：咱们这段时间一直在说火文化，烧药条做灸，是以火为中介，来把药性作用于人体。煎煮中药，是借助于水，把药"水化"了来吃，但水毕竟没有火这么有冲劲。

看到脑瘫孩子的苏醒，真是惊叹，这个看似平凡的火绝不简单，整个传统文化，阴阳五行，都在这里边了，肯定还有"八卦"。那天一位朋友过来，我和他谈起火，我说应该有"八卦关系"在里边，他很高兴，他说：你说对了，让我看啊，它里边专门是坎卦，坎卦在八卦里边属水，这个卦是什么样儿的呢，"☵"，上边阴爻，下边阴爻，中间是阳爻，其他灸法治病，都是作用在两边的阴爻上，中间那个阳爻，我们管它叫"真阳"，这个药条火灸是能够通过阴，直接补在真阳上的。说穿了，火灸里边这一套思想，全是《易经》上的。

符天昇：这个解说太妙了，火与药，它们是同时前进的。为什么我们的火灸，有热能降热，有寒能温寒？就是在真阳上作文章，有火又有药。

治疗的时候，先取督脉以泄阳，从百会穴至通天穴，百会穴至长强穴，百会穴至人中穴。泄太阳的火，就取膀胱经上的背腧穴，灸膀胱经的一线和二线。泄完热以后再补阴，要取任脉上的两组穴位，第一组从天突穴至鸠尾穴，随着还取旁边胃经上水平对应的穴位，缺盆穴至乳根穴；第二组从神阙穴至丹田，随着还取旁边肾经、脾经、胆经上水平对应的穴位，腹哀穴至居髎穴。

爆灯花的苎麻线里边，虽然除了百草烟没有别的药，但它靠的更多是火力和桐油，急救很快。

4."病气"都会表现在肤色和温度上

古人有句养生俗语："火有拔山之力"。

山是大地上身体最沉、根子最深的，火竟也能把它拔出！这番意象，说到"年深痼疾"，一下栩栩如生。这些盘根错节的老病，在我们的身体里不外乎"寒热虚实"几类，它们像自来自住的外来移民，营造着宜居小气候——或冷，或热。

明代医家龚居中，在他的著作《红炉点雪》中，细细道来了火之所以能"拔病"的秘密："寒病得火而散者，犹烈日消冰，有寒随温解之义也；热病得火而解者，犹暑极反凉，自火郁发之义也；虚病得火而壮者，犹火迫水而气升，有温补热益之义也；实病得火而解者，犹火能消物，以实则泻之义也；痰病得火而解者，以热则气行，津液流通故也。"

根子就在于拔除了"邪民"的生存环境。

田　原：在爷爷和父亲过去的那个年代，病人过来了，都要先做爆灯花吗？

符天昇：不，都是看情况。

病人来了，用的是三个办法对症下药。一是急救用爆灯花，同时按年龄大小，先吃少量的麝香醒脑开窍，再服中药，现在不可能有麝香了，效果只能慢一点；二是精气神和其他的慢性病，先热灸到位，再服药最佳；三是季节病，要对症下药。

像急救的，治脑瘫的孩子，一般都要先做爆灯花再做灸。

为什么要先爆灯花，然后做灸？道理是这样的：先爆这个灯花，主要可以开通跑道，开通了以后，再上灸条，身体才能吸收药力。如果你没开通这个跑道，督脉和任脉没打通，你用药再多，他也吸收不了，药力也到不了它该到的地方。

田　原：咱们外延一个问题，你灸督脉的时候，通常会看到病人的整个后背，不同人的后背会告诉你什么不同的信息？

符天昇：一个是颜色，一个是光滑度，正常人的皮肤是鲜活的肉色，红润水滑；病得轻的，皮肤还是光滑的；如果起皱了，就说明病得比较久、比较重了，他皮肤的血色不会那么鲜活，而且，整个后背的颜色是不均匀的，有的带黑，有的带黄，有的带青，带青的必定风重，带黄就是湿重。

白色带青色的，是身体里气血不和，皮肤的温度摸起来往往是上热下凉的；黑色带青色的，有风寒湿毒，手脚甚至全身都是发凉的；黄色带黑色的，有风寒热毒，皮肤掉灰、粗糙；黄色带青色的，有风湿热毒，皮肤发痒，长出一粒粒的湿毒"米子"。

还有一个是温度，气血周流不好的人，你用手去摸的时候，身体上有温差。我今天治的一个小孩，她病了整整一年，当时昏迷的时间比较长，得的病也很重，医院就没有完全把她急救回来，一直都是半死，就剩下一口气。

我感受最深的就是，治到腰，也就是命门以下，到督脉，往下到了环跳（臀部两外侧中点），一直到脚后跟，就有三个症状。

哪三个症状嘞？按在督脉腰部以上的穴位，她就疼痛得不得了，"啊——"，就要叫。

但是到了这个环跳，大腿的肌肤，她就只晓得动动脚，她不叫。膝盖到脚这一段，她一不叫，二不动，说明什么？她那个脊柱神经，还在压迫下肢，就是低位截瘫嘛。这里的温度就没有那么高，她的感觉就没有那么敏锐。所以她的小腿、大腿和上身的温度，有温差，明显三个温度。

温度低的地方，经络就不畅通，皮肤有的会有些发麻，有的感觉有些发木。

5. 心脏的温度，影响乳癌存活率？

符天昇：实际上，再好的身体，再强壮的身体，也不会百分之百地都是一个温度，那么多经脉，温度都是起高起低的，经络的温度不正常，该高的没高上去，该低的没低下来，就会出现各种疾病。

田　原：我记得采访过的一位广东的民间治癌中医，董草原，他说过一个体会，人体哪个地方长了癌，你摸上去，这地方的局部温度是升高的，因为肿瘤细胞地快速分化要吸收大量的营养……

符天昇：说得太对了！这种方面我们接触得太多了，确实是这样。比方说乳腺癌，它又很有部位的讲究，分得很清，严重这半边，温度要高一点，确实是这样的！而且，一般来说，左边的乳腺癌比较多，要比右边多百分之二三十。

田　原：为什么呢？是不是和身体"左升右降"的气机运转有关系，主要是"升"出了问题，疏散这一面受了堵？

符天昇：不知道是什么原因，我也说不出来。我真正治病到现在，已经43年了，自己不断地摸索，不断地夯实，总结出来的这些经验，当然，跟正规书本上说的，可能还有些不一样，解释不一样，但不管怎么说，都是我自己掌握的经验。像乳腺癌，还有一点，在右面的，活下来的人很多，在左面的，活下来的很少。得这种病，男的我也见得多啊。其实，肿瘤这些东西，始终是一种慢性热毒，一直没排出来，它就横在那里，纠集着你。

田　原：按照董草原的理论，右边活下来的人更多，这结论是成立的，因为左边挨着心脏，心脏血液的供给充足，血液量大、流速快，带来的营养和热能要比右边高，就使得左边的癌细胞长得更快了……权且这样理解一下吧，不一定正确，但是可以警钟长鸣。

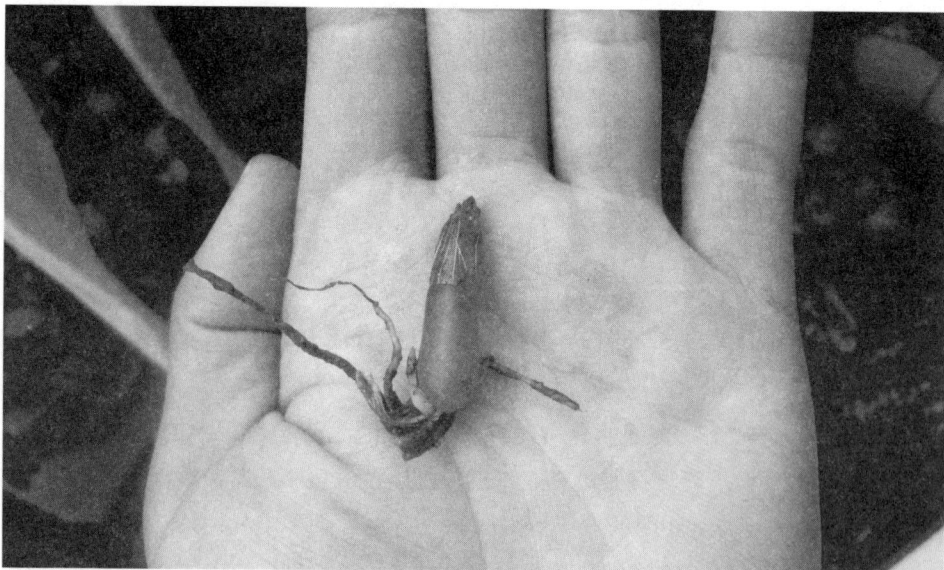

"见血清"是符氏火灸灸条里的其中一味主药。农村杀猪的时候，把见血清磨碎了，放到盛装猪血的碗里，血液就久久不会凝固。

6. 父亲说，人就四种病

讲到火灸的点点滴滴，符天昇常会提起"父亲的原话"，很是自豪。

"父亲"讲述的疾病、人体、生命、宇宙，要是让教授、专家来介绍，

几本大部头也打不住，但在"父亲"的口中，三言两语已活灵活现。

纵然手中技艺有千般法、万般化，道理，却往往简单到叫人大吃一惊。

符天昇：我问你们一个小问题：这个世界上，到底有多少种病？

田 原：要按现代医学的定义，那就没数了，按中医来说，就是气血、阴阳失衡，要细分一下，证型也不少。

符天昇：按照我们民间的说法，都答错了！人就四种病，风、寒、湿、热。就是这四种病，没有其他病了，但是这四种病，分下去，太多太多，就说不清楚了。

这四种，是父亲跟我说的，我们祖上这样传下来的，但"教授"面前，是听不得讲的。

"真传一张纸，假传万卷书"。大自然通过四个季节，春、夏、秋、冬的气候转变，把风、寒、湿、热造出来，来到人类的身上。这四种病，如果积累久了，慢慢地，风跟寒结合在一起，或者湿和热结合在一起，更多的病就分出来了。光有风，他得的病只是酸溜溜的，软突突的，不会有什么痛证；但这个风一牵涉到寒，寒积起来，痛就出来了。

田 原：这个认识很有意思。从风、寒、湿、热的关系来认识疾病到了哪个层面，似乎也暗和了《伤寒论》的主体认识。

符天昇：不管什么疑难病，总之是从这四个字的病引起的，这四个病理，就包罗万象了。

我们这个灸条里边的药，就是围绕着这四个方面的病来配方的，祛湿的、降热的、祛风的、祛寒的，这些草药都包抄进来了。

药物本身是一种阴性的东西，火是一种中间力，81味药通过火力燃烧出来，火力和气味同时并举地，冲进你的体内，把在身体内住下的风、寒、湿、热攻下来，人自然就平安地活下来了。你看，治哪一个病我们都是这样灸下来的，十个病人都不用换药条。你猜我们在什么地方换？

田 原：在方子上换，或者做火灸时手下不同？

符天昇: 对,在汤药上换,在对症下药这上边来换。家传的东西,就是这样子的,简便,才容易保证它能流传下来。像刚才你讲的疾病分类,这个那个,就太复杂了,分不下去了。那些病证、症状是单独给你开方的时候,才考虑得了,才对应得上的。我们这个灸条,就针对根源上的四种病。

田 原: 可是从哪些方面看出人体里面住下了这四种"病"?

符天昇: 有是有方法,但没有那么精湛的东西了,因为这方面不单纯是我们家传的,有些是书上写的,我爷爷买的书。比如说看舌苔,36 种,惭愧的是我现在也没钻透,一般看的就是热、寒这些简单的,实话来说,我接受正规教育很少,要从书上去钻研这些方面,很难,这些书保留下来,等子孙多读书,慢慢地研究。我现在看的,主要是分寒热和湿热这两个方面,比如瘫痪病人,且不说小儿瘫痪,就说大人,必须要看他是寒热重,还是湿热重。偏寒热的话,舌尖没有湿热的那么红,舌的中间,黄得也不很厉害,但舌根的部位,就比湿热还要黄了。偏湿热的话,是舌尖通红的,中间淡红,舌根稍带黄。舌头下边的静脉也要看,寒热重的,舌下的那三根青筋带黑,如果是淡白带黄的,就是湿热。

田 原: "湿热"好理解。你说的"寒热"怎么解释?是《伤寒论》的"寒热往来"吗?

符天昇: 又寒又热。我们拿暑天来讲,身子很热,你打了一盆凉水来,一洗,整个人一激,再被电风扇啊,或者外界的凉风一吹,就着了寒。属于"冰包火"。寒和热本来是不相容的东西,但是又交织在一起了,就要造成很多经络、神经的不通畅,引起血压增高,或者这个那个的并发症,很多人会感到不舒服。

拓展阅读:火也分"男女"

有天查了一下,古人对火的记载,很有意思,他们还把火分了阴阳,就像分了"男女"两个性别一样。

李时珍讲这个火,一种是阳火,一种是阴火。阳火是什么样的呢?比如说金属摩擦出来的火,力道非常猛,还有石头划出来的,柴火烧出来的火,这些都属于阳火,它本身带有很强的、燥湿的性质,水气碰到它,会往外散，也就是说，阳火能把各种湿气散掉。

还有一种火，阴火，像石油燃烧产生的火，如果遇到水，它本身不怕水的，水进去以后，这个火，反而会越烧越猛烈。这种火，古人似乎是很少用它来烧火做饭的。我就在想，现在我们用的天然气、液化气这些东西，可能还是需要再推敲的。

石油和天然气属于阴火，这个阴火，我的理解：水是扑不灭的，水本是克火的，但是水就克不了这种阴火，比如说石油起火的时候，不能扑水，得扑土，那水就克不了它。

现在家里都用电了，电磁炉、微波炉……就感觉我们现在吃的很多食物缺少了明火的烧炒，已经很难把体内的湿气化开了，还是我们太矫情了？但是的确很多坚守传统文化的老中医，建议大家不用电饭煲焖饭，而是先煮再蒸，只有这样才能把大米里面的湿气排出去。这里边是什么呢，可能是这种火的不同，食物里边所谓的湿啊，营养成分这些个东西，差别也很大。不同了之后，人在消化、运化的过程当中，所产生的反应也完全不同。这也就带来有病与没病之间差异的东西，里边存在一些隐患。

当然，除了在日常生活当中，在民间传说当中，比如说在北方这一块，人们也讲"明火"跟"阴火"，我理解这个"明火"就是阳火，所谓阳火，简单地理解，就是存在地面之上的这些可燃物产生的火，明火可以一目了然，它的条件，是简单明晰的条件下产生的火。那么阴火呢，就不是这样，经过地里边的化合啊，千万年来地下高温、高压等各种复杂条件下产生的这种东西。在北方口语当中，他们说这种阴火，类似于鬼火啊什么的，是以地面为准的，是以阳间和阴间来划分的。

也是由于这种对火的阴阳的区分，产生了无数的神话故事，在地下运行的火，它常常代表一种不祥的、乖戾的、异于常态的力量，像炼狱之火，就常常以邪恶的形象在神话里出现。

但是李时珍认为"阴火"也有用，把它用在皮肤的恶疮上，有非常好的效果。就像长汀一位民间医生说的，被蛇咬了之后，蛇毒也分阴性和阳性，真该这么分，治起来才有效。这时候的阴阳观、时空观或者说宇宙观，进入到了巨细的微观世界里，还仍然有着这种阴和阳的区分。

第二章 被火焕醒的脑瘫娃娃

昨天在诊室里看到一个 8 岁的男孩，满脸疙瘩。三个月之前，他突发高烧，被诊断为病毒性脑膜炎。让人吃惊的是，医院检查说是日本的病毒引起的，蚊子带过来的。

治了两个月，医院放弃了，他们也就回家了，不治了。邻居看孩子太痛苦，说让娃儿安乐死吧。家长不忍心，那么可爱的孩子，才 8 岁啊。辗转摸索到这里。

这两天治完了之后，孩子能哭了，哭出声了，这说明他有痛苦反应了。在这之前，我问过孩子的妈妈，她说孩子因为脑膜炎，8 岁之前的记忆全都没了，一片空白，各种生命意识也全没了。几天之前，喂粥他还没有吃的意识，不会张嘴；治疗了之后，才会张嘴，但不会闭嘴，没有往下吞咽的动作，没有咀嚼的意识，一口粥，吃得哪儿都是。妈妈给擦，擦了之后不断地跟孩子说："你吃！你张嘴啊！"若干次之后，粥饭搁进嘴里，能含住了，奇迹出现了，孩子有了吞咽的意识，这是一种生理机能，一种本能地反射。在这背后，还有意识艰难恢复的漫长过程⋯⋯

1. "爆灯花" 爆醒了脑瘫孩子

田 原：生命的复苏过程，是创造奇迹的过程，很是让我震撼。我想问的是，这个孩子，最开始来的时候是个什么状态？您当时又是如何思考的？又采取了哪些措施？给我们讲讲这个孩子的故事吧。

符天昇：刚才说的这个男孩，从医院转到我这里来了，他的母亲就说，医生，您能不能救救我的儿子！我一看，首先给她灌输了一个思想：只要吃得进去，就死不了。首先在意识上，我要帮助他。

田　原："有胃气则生"，让母亲多在意孩子的饮食。

符天昇：对，那个孩子，从进医院开始就不能吃饭，有两个多月了，吃不进一点米，都是把米汤，用注射器往鼻子里送。医生就跟他的母亲交待，放弃了，不医了，说你这个儿子没有用了。回去这个月，仍然没吃过米，没吃过饭。

送过来我就在想，两三个月没吃过饭，不行啊。我试着按他的喉咙，他肚里的酸水就往外冒。那胃里边就是一点水，没有其他东西，我说这样不行，当时很多人都等着看病，他这个很关键，我就给他先治了。

田　原：怎么治？

符天昇：每一个脑瘫儿过来，都要过这一关——爆灯花。就是用陈年的苎麻绳点着，点摁在身上，像扎针一样地，从百会一直点到脚。

田　原：到涌泉么？

符天昇：不到涌泉，从百会到大拇趾。后边，从百会开始，一路下来，过风池，经过背，到他的脚趾；前边，从喉，到胸部，一直到会阴；四肢一直点到手边。然后，我又给他治了舌苔。

田　原：都要帮他点一遍，孩子疼吗？

符天昇：当然很疼啊，麻绳点着火，嘭一下、嘭一下地。但每一个孩子过来，都要过这一关。

我想，他那么多天没吃东西了，先把这个问题解决了，所以第一天连着治了两道（即"两遍"），两道治了以后，我跟孩子的母亲说，你必须喂点稀饭，米熬成很软很软，很稀的样子；另外，你一定要去买这边的泥鳅，当然黄腊丁（黄颡鱼）更好，但是这边卖的，大多是家养的，又贵，又不正宗。而这个泥鳅，野生的多。为什么要用这个？因为只有黄腊丁和泥鳅可以通，通血脉、利小便，都很好。

我还告诉他母亲，吃的时候怎么吃？蒸好了，用筷子给它一搞，它就成泥了，就化了，稀饭和泥鳅煮烂在一起了，再放一点蔬菜叶。

当天晚上喂孩子，仍然没有意识，吞不下，到第二天早晨，终于有一点小小的意识了，吞了两匙。

「成都之行·诊室里的男孩」

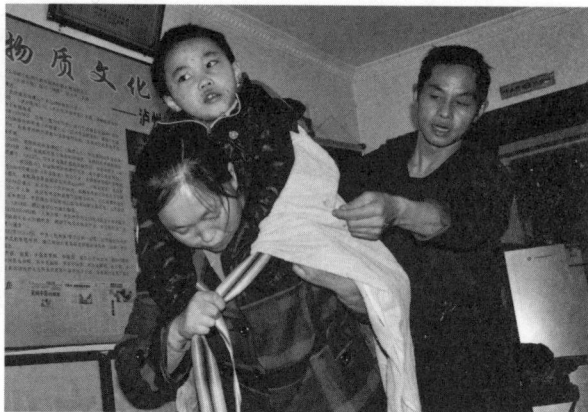

第一次见到男孩儿，虽然已经能吃饭了，但身体还是不硬实，站都站不住。做完治疗后，爸爸小心地将娃娃抱在妈妈的背上，用包布裹好，系紧，一家三口准备回家了。

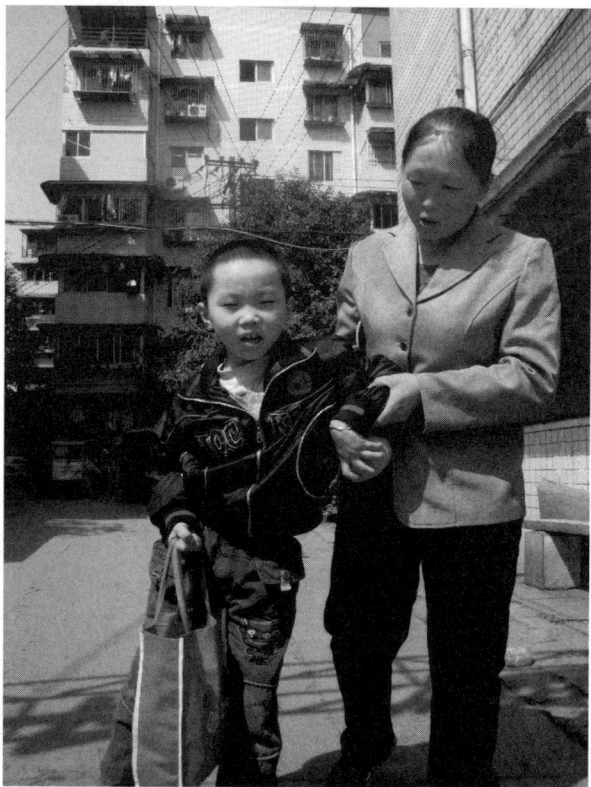

时隔5个月，2012年4月，再到成都，跟诊的时候又见到了那个8岁男孩，长高了，漂亮了，脸上的痘痘基本没有了，原来变形、僵直的小手，还能抓住一个大橙子。这次爸爸没有来，但男孩已经可以在妈妈地搀扶下自己走路了。

田　原：他已经两个月不能吃饭了，做了爆灯花，就能吃东西了？

符天昇：对，我给他灸了舌头，就让他张开嘴巴，把灸条点燃，伸到嘴巴里边烫。

田　原：什么原理？

符天昇：这些就是经验，都是我们祖辈一代代总结传下来的。第二天早晨，再来治的时候，他母亲就跟我讲，符老师，你给我说的这个办法真好，现在他能够吞下两调羹稀饭了，我说，对了，只要有意识，就对了，这就是第二天；第三天过来，孩子母亲就跟我讲，能喝下半碗了。这个小孩，精神一天天地恢复。

田　原：孩子发烧温度太高，家长都会担心把脑子烧笨了。但在现代医学地统计研究来看，只有脑炎、脑膜炎这些疾病，孩子的脑子受到了病毒的破坏，才会出现类似脑瘫的后遗症。一般发烧，体温很少超 41℃，一旦超过这个温度，就很可能是细菌性、病毒性脑膜炎或败血症。

记得几年前采访"东方小儿王"刘弼臣刘老时，他就谈起过两次流脑大爆发：1956 年暑天，石家庄久晴无雨，乙脑大流行，死亡率达到 30%，西药治疗不奏效，周总理让请教蒲辅周老先生，蒲老说可用白虎汤治疗，白虎汤里有石膏、知母、粳米、甘草，寒热并用，用上后效果很好，死亡率降到了 10% 以下；第二年，北京和唐山地区又流行乙脑，再用白虎汤就不行了，因为 1957 年的北京雨水多，湿气重，同样是乙型脑炎，但症状不符，蒲老就针对湿温加了一味药——燥湿的苍术。哎！效果就好了，又把孩子们抢救了回来，死亡率从 30% 降到了 10% 以下。

其实，中医一直以来，对乙脑高热，或者病毒是有办法的，不管是什么细菌或病毒在作怪，中医看重的是季节气候特点和证型。

2. 发烧，是身体在"闹火"

诊室里，我见到了一位 20 多岁的脑瘫孩子，3 岁的时候，因为得了一场肺炎，右脑开始萎缩，5 岁开始有了癫痫发作的症状；7 岁时，开始吃药控制着；一直到了 20 岁，右脑萎缩得只剩大脑容量的三分之一的时候，才来到了符天昇的诊室里。

在与孩子家人聊天的时候，我发现，他的情绪很不稳定，一会儿哭，一会儿闹，一会儿，他又笑了。我就在观察，什么东西影响到他的情绪了呢？最后发现，是天气。阳光好的时候，他心情特别的好，话也多；如果是阴天，"呼啦"一下天阴了下来，这孩子的情绪就变得非常暴躁。我似乎一下明白了什么。

实际上这些脑瘫的孩子，与大自然走得更近了。我们常人都渐渐失去了那种反应，渐渐学会了控制情绪，天气好与不好，即便身体不舒服了，我们仍然控制着。但是这些孩子不同，他们有什么，就直接表达了出来，更像回到了小动物，回到了小生灵们，对自然界变化非常敏感的那种状态。可是我们大人，反倒不敏感了。

田　原：我们再多说说"高烧抽风"，有的孩子一发烧就容易烧高，容易抽风。

符天昇：这种病例很多，我也记不清有多少，我早年在农村的时候，特别是到了秋季，中秋节的前后，遇到这种情况的比较多。因为娃娃一感冒，就发高烧，我们那个时候，也说不出什么像蚊子传播病毒啊这样的道理，就晓得他感冒了，发高烧，抽风。多半来说，感冒发烧，或者那些病毒性发烧，只要它是烧，就证明它有火，我们这里叫"闹火"。

小儿闹火抽风，我记不清究竟治了多少个，总结起来，他们抽风的症状不一样。有的光是一只手，左手或者右手抽，有的是脚抽，有的是全身抽，有的是眼睛睁着抽，有的是眼睛闭着抽，还有的是舌头伸着抽。

抽的症状不一样，程度也不一样。抽风来得很急，但你先得把症状看清楚了，是肾经上的问题，还是肝经的，或者是肺经？多半抽在这三条经上。

田　原：肝经、肺经、肾经。具体说说肝经抽什么症状？

符天昇：肝经呢，因为肝火很旺，在肝胆上的火和温度达到了一定的层次，必定要从内部发到外部，外边的症状，就要比正常抽风的快得多，多得多，全身都在活动，四肢都在抽，肝主四肢嘛。而且，上肢的症状要多一点，还有那个眼皮，基本上都是向上翻的。这时候你就得到肝经方面去做工作了。

田　原：肾经呢？

符天昇：肾经抽，基本上是在下半身产生痉挛，"阴症寒"啊，脚抽筋啊，都属于肾经。还有呢，多半是交叉着抽，比如说左手在抽，右脚在痛。

「成都之行 · 遇见小山娃」

三张图片里有同一个小男孩，他有个可爱的昵称，"山娃"。俊秀的小脸儿，清澈的眼神，已经看不出曾经是一个有言行障碍的脑瘫娃娃。山娃还在持续治疗中，还没有适应火灸带来的刺痛感，面对灸条上燃烧的火焰时，会哭着求符天昇："求求爷爷，不烧我。"但在看到别的小朋友害怕哭泣时，总是自己眼泪还没干，就主动去拉他们的小手，也不说话，就这样默默地看着。也许他已经说了什么，只是，我们不懂。

脑瘫娃娃们并非没有情感、意识，而是被闭锁起来了，犹如被关进一间小黑屋，孤独地蹲在角落，等待拯救，等待有人点燃引路的火把，慢慢将他们带回到明亮的世界，这种闭锁也让他们的心灵更澄净，更懂得如何去爱。小手拉着小手，潜意识地将精神的火种传递下去……

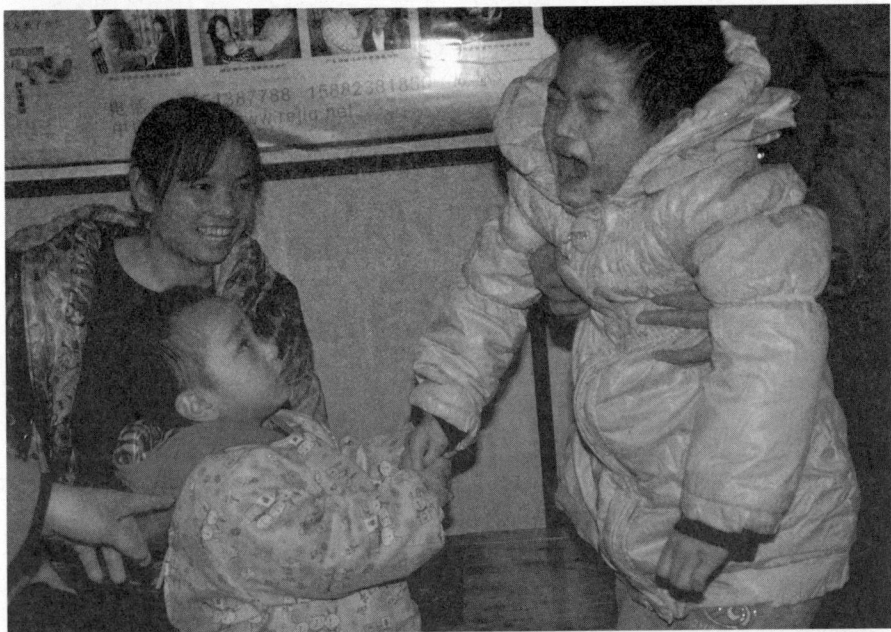

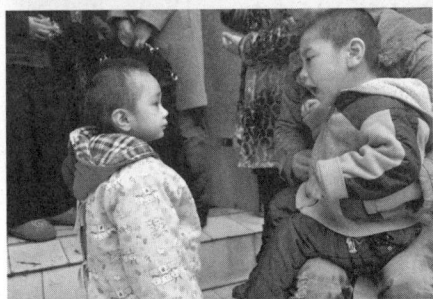

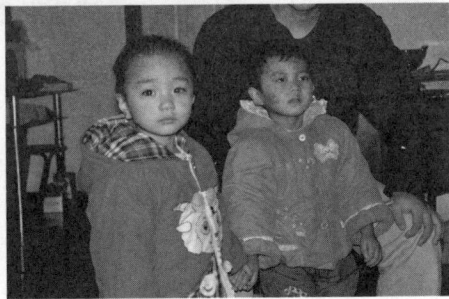

田　原：肺经呢？

符天昇：肺经上的，主要是有的流口水，还有猪叫的声音。

田　原：这是您的经验，还是祖上传下来的？

符天昇：祖传下来的，你看我墙壁上不是有画的娃娃图吗，那就是传下来的。这些东西，学校里是按书本，有理论性地教，我们呢，是一代又一代，几千年、几万年传下来的东西，也不是说我们天天看书学这个工夫，就是一代又一代言传下来的。为什么到今天为止，到这个时代，很多东西面临失传了，我们的火灸还没有失传？就是因为它有一定的疗效，才能保留到现在，没有疗效的东西，基本上都被剔除掉了，还有就是不愿意传下来的东西，都埋到地球上去了。（笑）

田　原：还记不记得当时父亲、爷爷传给你的时候，原话是怎么说的？

符天昇：这个图，不是我父亲画的，也不是我爷爷画的，而是我的祖祖画的。灸条里的好多药，是爷爷记录下来的，但这些画是祖祖画的。父亲交给我的时候，他说，你要搞这个药，第一个是救人！救人怎么救，你要看你的上辈绘的这个图，你一定要把这个弄清楚。肝、肺、肾经上的症状，都是哪些症状？父亲交待指点的都是大范围的，临床上还要细细分辨。冰冻三尺，非一日之寒，个体有差异、发病有高低、身体有大小、吸收有快慢，治病方案也就不同，不管书上说的条条框框有多少说法，效果还在于自己地临床判断。

3. 以火败火，整顿人体交通秩序

在消防术语中，有个词叫做"以火救火"，这原本是澳大利亚土著们掌握的一种方法，他们几千年来，以此应对林火等自然火带来的灾害。慢慢地，世界其他国家，在面对用消防器材和其他手段无法熄灭的特大森林火灾时，也开始采取这种方法，据说1987年的大兴安岭森林大火，就使用过这种灭火办法。

所谓"以火救火"，说得简单一些，就是用人为点燃的大火，去熄灭山火。这种方法除了清除了地面上的树木、草等助燃物，控制大火的燃烧范围之外，在两丛火碰头的一刹那，也会因为氧气不足，神奇地双

双熄灭。但是这种灭火方法，需要几乎可说是严苛的自然条件，和丰富的自然观察、相处经验，比如风向等等。有意思的是，符氏火灸将"以火救火"的原理应用到了用火灸治疗疾病上，比如脑瘫儿发烧后的"大脑火灾后遗症"，比如肝火上升等等。当然，他并不了解澳大利亚土著的这手绝活儿，也不知道消防系统采用的这种独特的手法。

许多关于火的认识，或者说关于世界万物的认识，是人类经过数千乃至上亿年的观察、实践，而结出的共同智慧。中国作为惟一一个仍存于世的文明古国，许多宝贵的世界遗产，包括物质的，非物质的，经过数千年的传承，零星散落在民间，散落在农民的生活和思维里，弥足珍贵。

田　原：我在寻访民间中医的时候，他们有一些十分优秀，兴宁就有一位民间大夫，提到这么一个观点，他说肝病，现代社会，由于交际、熬夜，脂肪肝、肝炎、肝硬化、肝癌，肝出现问题的人特别多，其中就有一部分，是由于过度酗酒，造成的肝出现了各种问题。这位民间大夫在治疗的过程中，就说你这酒引起的肝的损伤，治疗的时候，还离不开酒的治疗。这个酒，在古代本身就是一味药，果实、花木、稻谷酿出的一种精微物质，能起到疏通肝胆的作用。肝脏里流通的血液，一定也要有酒来做药引子。但之前恰恰是酒的这个作用，过量使用，伤害到了肝脏。

符天昇：俗话说"解铃还需系铃人"。刚才说的这个脑瘫，是由火引起的，为什么还要用火把它救活呢？这是以热降热、以火降火、以火败火！也是这个道理。比如说，我的手，在做火灸的时候，经常发生这种情况，一点烧得滚烫的桐油滴在手上，烧痛了，烧红了嘛，我随着，就把烫到的地方，放在火上，飘一下，当时那一烧，很痛，好像痛到了受不了的程度，但是，马上又不痛了。真的，你们都可以这样子做一下试验，比如说拿打火机烧一下，烧痛，但是不要烧起疱，你忍一下，过个几秒钟，或者十来秒钟，它就很剧烈地痛了，你再用打火机烧一下……

田　原：（笑）这个试验很有意思，烫伤的这一块皮肤经历了什么呢？烫了之后，起疱了，这块儿的血液就循环不过来了，用火飘它一下儿，激它一下，血液又一次循环开了？哎呀，道理比事件还有魅力。

符天昇：对，这个先前积的热度一下子就给降下去了，很快的，一分钟都要不了。

田　原：这种"以火降火"，是不是身体本身就在努力发热，那些穴位、经络，本身就需要一种热，火灸从外部给了它需要的热，内里的正气消耗得少，看起来是"火攻"，实际上是"火援"，马上治，马上就缓解？

符天昇：不单是这样，譬如说肝经上的抽风，肝火实在是太旺了，为什么我们用火能把它扑灭呢？很多人会说，这不是火上浇油了吗，怎么可能扑得灭呢？其实是他没有懂得"程度"这个道理。其实，这个时候，就要从外面点火，把多余的"气"给消耗去，内里的火就没有燃烧的基础了，间接地就把它给扑灭了，是真正的以火败火。

田　原："以火败火"，太棒了！很多脑瘫儿在发病之前都有发烧的经历。发烧，它本身是为了提高人体的免疫能力。日本有专家做过研究，人体温度每升高1℃，免疫力提高5～6倍，但是，过高的体温，是不是就变成了一种破坏性的火？温度高了，人体的某些物质急剧消耗，痉挛了之后，就出现了系统性瘫痪的一种状态，就像一些大城市的交通，一下就瘫痪了，然后你又用火，唤醒了这种生命意识？

符天昇：对。但是我们的经验非常重要。刚才你说的这个肝，为什么酒伤害它，又得要酒才能治得好？我说一点你就懂了，古人留下来的，现在我们知道的这套火文化，那么好，里面也会有弊端的，"水火不留情"嘛，火焰太高了，把你的房屋给烧了，把你的身体给烧了，它就没留情啊，但是，如果你掌握了它的规律，把它控制住了，就起到了好的作用。酒也一样，吃得少可以养身体，一超量就伤害身体了。它治好肝病的道理，在什么地方呢？酒本身是热性的，还有一个最大的功能：酒能除万毒。肝也是热的，热郁得厉害了，就有热毒，这个酒，它能散毒、解毒。

比如说我们泡的一种药酒，用它来退烧的都不只30个人了。这酒里有川乌、草乌、羌活、蕲蛇、炮附子，还有很多动物药，已经泡了六七年了，祛风散寒，舒筋活血，很管用。发烧的人，我们让他先吃药，吃完过了10分钟以后再吃药酒，喝一大口，或者喝两口。吃了酒以后就赶紧上厕所，干嘛？准备好，药酒一吃完就睡觉，到屋里面的床躺着，不能吹风，什么事都别干。

先喝药，过10分钟再喝药酒，目的是什么呢？你先喝下去的药，在胃里面，逐步被吸收，最多过15钟，喝下这个药酒，就把之前吃的药呢，都给带跑到全身去了，起到了一个药引子的作用。

很多人偏瘫了以后，来找我给他开这个药酒处方，我都是不给开的。因为酒它毕竟是热的，对高血压没有好的作用。

4. 人中，任督二脉的枢纽

脑瘫儿，在符医生的手里，在火灸中，能够得到拯救，这个过程让我又感动，又震惊。这中间有很多让人难忘的细节。

比方说，脑瘫儿的症状，我看了至少四五个，都是父母背着进去的。你用正常背孩子的姿势，没法背，正常的小孩，他会跟你配合，很自然地搂着你的膊肩，能够一体化，省气力，可是脑瘫儿的肢体全是涣散的，你得把他捆绑起来，和大人捆为一体。

背过来了，诊室里就那么一块地方，把孩子放哪儿？这还真是个实际问题，放在沙发上吧，他自己坐不了；抱着吧，也抱不动那么长时间。在诊室通往阳台的地方，有一个可以伸缩拉合的栅栏门，那块儿，成了"绑"孩子最好的地方。

孩子在那儿得绑得非常仔细，从底下，脚踝往上，到膝关节，所有的关节处，全都捆住，因为孩子不能自我支撑，他的肉体组织全都是"瘫"的。

这种破坏和脑瘫之间，有着怎样的联系？

符天昇：我们祖先发明的这个热灸技艺，最大的优点，就是温经活络的能力特别强，跟银针和其他灸法相比优势在哪里呢？就在百会穴上爆灯花儿，急救开窍！窍一打开，吸收的东西，是热的，有了热，这个经络和这个神经，才能恢复得快，通畅了。

田　原：你说的这个急救、开窍，让我想起以前采访的石学敏院士，他是我们国家针灸界的工程院院士，而且是比较年轻的一位。石学敏开创了一个醒脑开窍法，非常绝，几根银针，治起很多偏瘫、中风、脑出血的人，效果非常好。他用银针，你用爆灯花，其实都是在醒脑开窍。

符天昇：诶，就是这样的。为什么我敢用醒脑开窍的这种方法嘞？父亲说了，等你练到一下把人治死，一下又能把他救活的水平，你治什么都不怕了，你胆子就大了。他讲什么嘞？就讲这个"人中"穴，专程讲了一晚上。

田　原：当时都给你讲了些什么？

符天昇：当时他就说，人昏迷咯，你去救他，怎么救？就用这个灯花儿来爆。

从百会，到天庭，下来鼻尖儿治了以后，重点治一个穴位，就点这个人中。

人中这一点，它起什么作用嘞？打通任督二脉，阴阳一下就平衡了，小周天它就通畅了。通畅了以后，再调奇经八脉，一调，全身就舒服了，人就轻松咯。特别是昏迷的人，必须要治那个穴位，相当重要的一个穴位。

田　原：我想起一个话题，气功。气功有一个关键，就是"舌抵上腭"。很多人都不知道这个"舌抵上腭"有什么意义，只知道抵了之后，调整了呼吸，口腔内唾液地分泌会增强。其实这个"舌抵上腭"，我听一位专家说，接通的是任脉和督脉的气机，否则，任督二脉不能交合，这个小周天，也就打通不了。

符天昇：对，所以为什么我给孩子做灸的时候，还要灸他的舌头，就是这个道理。

田　原：在里边，这个关键点就是上腭，在人体的表面，就是这个人中穴，什么是人中？这个名字取得很有意思。从人中往上，是天，是督脉；人中往下，是地，是任脉。

还有一个人体现象，也是我们天天见，却从未注意过的。你看这个人中以上，我们的五官，各个孔窍，都是偶数，形成坤卦的形象；而这个人中以下，包括我们的口，前后二阴，都是奇数，形成了一个乾卦的形象。

正常的人，他的天地之气、任督二脉的气是充分交融的，清气上升，浊气下降，形成的屁就自然排出去了，这也是一个排气的过程，排完之后，体内的浊气少了，人就清醒了，这就形成了一个"泰"卦，人就很好。人昏过去了，是怎么回事了？人中这边的气断了，没气儿了，上边天气不降，下边地气不升，天地就分离了，形成了一个"否"卦。否极泰来，您用这个灸，把天地之气接通了之后，人就活了过来。

所以，掐人中，老百姓都知道急救时要用，人如果昏迷，马上就掐人中，会醒转来。

符天昇：我们给别人正灸着时，就有可能遇到晕厥的情况，有这个功夫，心头就不着慌。如果病人休克了，旁边人一看说，啊，你把人烧死啦！你就会很惊慌，对不对？为什么我不惊慌呢？就因为我父亲给我讲了一晚上。

我第一次遇着这种事，是在合江南门桥那里，来了一个女人，抱着个小孩，有七八个月了，还在吃奶，但是她呢，又患了甲亢，人很饥瘦。还没治疗的时候，我就劝她，我说你干脆不要拿这个奶给小儿吃了，他已经吃得稀饭了，一个你有甲亢，很多分泌物是乱了的，小儿吃了不好，二个对你自身来说也是保护了你的身体，你身体太差了。

开始治疗时，她一边还抱着小孩，娃娃在哭叫，她本身有甲亢，心情急躁，一听这么叫，心里就着慌，哦，一下就昏迷了，休克了。

我马上就从百会下来，顺着点了这几个穴位，然后右手掐住她的人中，左手掐住她的右手虎口，三分钟就苏醒回来了。风平浪静地，没有什么事。

要是我没有这些经验，确实说不好，在我们这个方面来说，一针就能救活你，一针也能把人扎死，一灯花儿把你救得活，一下也能把人治死，就是这个道理。这东西可大可小，有些人看我做灸，他就觉得自己懂了，也能搞得来，但那些位置一改他就懵了。

5. 发热抽搐，最亏娃娃

在诊室里，和患儿的母亲聊天，心里有一种说不出的滋味，一个小小的发烧，居然引发了如此的轩澜大波，虽然也听国医大师说过、谈过发烧的问题，却远没有与孩子家长直接对话来得震撼，来得真切。

母亲说："那时候发病，是发高烧引起的，发高烧烧到41℃了都，我们老家是安岳的，安岳县。病了他的烧都退不下来。"

"烧了好长时间吗？"

"嗯，两夜一天。"母亲抿了抿嘴，"我们又走到遂宁市，离这里有几百公里好像。然后的四天，都是昏迷的，一共昏迷了六天。遂宁那边给降下来了，烧降下了以后，还一直在深度昏迷。然后转到成都这边来，华西那边说比较严重，还要抽脑积液，我们在安岳的时候就抽了，在遂宁也抽了，他说还要抽。"

"当时孩子这样深度昏迷，医生怎么讲？"

"说是乙脑，再重就要变成植物人了。那时候我们都急，害怕变成植物人啊。后来说没办法，治不了了。当时拿了一些资料，就回家了。那时孩子已经醒了，醒了但是喊他他不晓得。"

回忆起往事，母亲的声音依旧有些激动，"不晓得，什么都不晓得了。"

田　原：我们回到一个理性的问题上，到目前为止，您自己有没有统计过，究竟治过多少脑瘫患儿？

符天昇：这些年来的，我只能记得到成都之后治过的了。原先在老家治的，治了多少，我就记不得了。到成都来三年多，一直到去年都没治过脑瘫儿，因为我才到这个地方来，别人都不相信，像今年这两例，都是李观荣教授给我推荐过来的。

田　原：今年有多少脑瘫儿过来？

符天昇：十二三个。

田　原：这些脑瘫儿治下来，你心里边有什么感觉，除了现代医学说的高烧烧坏了脑神经之外，你认为在他们的身体内部出现了什么问题，出现了怎样的灾难？

符天昇：高烧，抽痉风的时候，是最亏娃娃的，一高烧，体内的水液，消耗得很快；第二个，他昏迷了，时间长了，也不知道要喝水、喝粥，又进一步加剧了对身体的损害，所以对娃娃的亏损是太大了；还有一个，就是把神经和毛细血管，都烧坏了很多，基本上每一个高烧不退抽痉风的小孩，都有癫痫了。脑血管、毛细血管，烧堵塞了，烧萎缩了，烧弯曲了，有好多方面。伤害的部位不同，严重程度不同，发作的症状也不一样。就拿最近来的一个女孩，周月来说，我观察到的，她癫痫发作的症状是：先往左边慢慢地看，头颈这样偏过来。手脚没有事，也没有全身强直。还有杨阳，就是昨天在学走路的男孩，他就是点头式地抽，牙齿要咬一下，碰响一下。那个 8 岁的男孩呢，他抽的时候，嘴巴开得好大，"啊——"，这就是口僻，口松，口角流涎，含住嘴唇，使劲地咬着。那天我看他父亲给他扳着牙，把口皮都咬缺了。

还有一个九寨沟的 27 岁的男孩，他的症状是什么呢？身子先斜两下，一下就倒了，倒在地上了……这些娃娃，都说不清楚的，究竟能康复到哪个层次，现在都还是个未知数。为什么？在康复的过程中，身体的差异不一样，接受药的差异不一样，还有，原来犯病的程度不一样，大脑的开化程度不一样，最终能康复到什么程度，不好说，就看孩子和家长的造化了。

抽风后昏迷时间太长没得到正常恢复，大人没有正常帮孩子活动关节，慢慢地孩子全身硬化，动一个关节就全身都在动，这种情况全靠热灸出力的话，都要很长时间才能驳回来。

田　原：但是到您这来治疗，比较成功的案例也有。

符天昇：像安岳来的杨升文，第一天治了两次，颈子就立起来了！第三天，他母亲扶着他，就知道迈步了！这是很快的一个。乐山的周耀星，跟杨升文是华西医院的病友，一块儿过来的，这个孩子呢，发烧的时候把嘴烧烂了，整个皮子都烧掉了，吞不下饭，治了15天才站得起来，18天开始走路。

总体还是效果比较好的，但也有个别效果不明显，放弃的。一个叫杨婷，还有一个叫萧洋川。萧洋川那边，昨天下午打电话了，他还来。我之前跟他治了，娃娃就坐得起了；坐得起了以后，主要是大人，太溺爱、太心疼孩子了，因为什么呢？我给他火灸，他必定要痛，要叫，他母亲就流泪了，心疼，抱着不让娃娃下地锻炼。后来我们到九寨沟去检查那个27岁的脑瘫儿，我们一走，他们也走了，没回来。昨天打电话来，说娃娃又坐不起来了。

田　原：真遗憾。很多时候一个孩子的命运基本不在自己手里啊。对这样的病孩子，先做好家长的工作反倒更紧迫啊。

牟树芳：就是这样啊，现在小孩子的病这么多，田老师您说家长不应该首先思考自己的养育之路吗？有时候盲从比无知更可怕呀。

6. 先天脑瘫，跟怀孕有关？

在跟诊的两周里，我们先后看到了七八个脑瘫的孩子，都是西医诊断为乙脑高烧后遗症的。没有一个是先天的。

在西医学的定义中：脑性瘫痪，又称大脑性瘫痪、脑瘫，是自受孕开始至婴儿期非进行性脑损伤和发育缺陷所致的综合征，主要表现为运动障碍及姿势异常。常合并智力障碍、癫痫、感知觉障碍、交流障碍、行为异常及其他异常。

照此定义，"脑瘫"是一种先天性的缺陷，符天昇小屋里络绎而来的孩子们，还算不得严格意义上的"脑瘫"——虽然，他们的症状几乎是一样的：身体发软或发硬、反应迟钝、叫名无反应、体重增加不良、固定姿势、头不稳定、斜视、不能伸手抓物……

但，后天的瘫闭，较之先天的瘫痪，也许有着本质上的不同。

田　原：除了"脑炎后遗脑瘫"的孩子，你是否治过那些先天的、一出生就得了脑瘫的患儿？

符天昇：真正的脑瘫儿，先天的没有几个，都是后天的。先天性的，他的耳朵啊，鼻子啊，都是缺的，发育不良。我看过，也试着治过，但效果不理想。

田　原：为什么后天的比较好恢复一点？我想，因为是瞬间的一个损伤，孩子本身先天是健全的，底子没问题。这种高烧、高温下的损伤，用火来治疗，用的是一种温度与刺激，作用在督脉和任脉上，身体又一次启动了应急措施，就像过去的"关闭"一样，这一次，是"打开"。

我们说人体有很多应急机制，当出现了紧急事故的时候，你会迅速激活，比如说急中生智，在极其紧张的情况下，反而有了办法。还有个极端的例子，人在被狼撵的情况下，可以跑出超越自身极限的速度。我们可以简单地理解火灸的热刺激，包括针灸里边的透刺法，都是一种强刺激，强刺激你的经络和气血，加快它的运行速度。其实从这个角度，我们可以思考一些疾病的发生，包括脑瘫儿。从关闭和开启处思考。

符天昇：确实，先天性的问题，因为孩子身体本身是"不足"的，治疗的时候，你给他再多支援力，或者说刺激，他都不会像正常孩子那样"周流运转"。那时候，我到我们当地的望龙镇去看病，来了好多的农民，有一个就背了一个小孩儿，恐怕有3岁吧。他说符老师，你给我看一下这个儿子，怎么3岁了还走不动啊，话也讲不清楚，口水长流。我一看，他的鼻子，右面这个耳子，都是缺的，就证明他先天不足，属于畸形儿。只有先试一下，看看治了有没有改变，如果治了有改变，我们千方百计要给你治，让你好转。但是确实没有好转，我们也没办法，因为人生有寿天，治病始终是有限度的，不是说每一个都治得好，那是不可能的。

田　原：几年前，我在采访山西平遥王氏女科的时候，我们谈到过一个"养孕妇脾胃就是造胎儿先天"的观点，父亲播种，母亲怀胎十月，有一些饮食起居上的偏颇，都会留下遗憾。

符天昇：对啦，就是这样的。我当时就跟这娃娃的家长说，你们慢慢回想一下。他说你叫我回忆什么呢？我说在怀这娃娃之前，十天还是半个月，你们两夫妇，有没有打过架，或者吵过嘴，心情不好的？我这个话一说完，他夫人，就跑到老公背上去，"咚咚咚"地打了三下子！她说我那个恨啊，恨什么呢？我这句话就说正了，让别人打架了。她说那个时候你明明要打架嘛，你不打了？我问她是怎么的？她说那个时候我们经常打架，就生出那个娃儿。这就是心情不好造成的，因为她身体里那些指标达不到，但是又怀上了，结果娃娃先天不足，生下来就说不出来话。

田　　原：不论从哪个角度来说，生命真的有因果关系，只是这因果被世人理解为今生今世了，我个人不这样理解，不知何时为因，不知何日为果。所以常听老人讲，不是不报，时候未到，所以敬畏之心必存。

当然，对于养育下一代，我们真的可以控制今生，中国人喜欢春节吃饺子，饺子好吃不好吃，不仅仅需要好面粉，还需要和好馅，掌控好火候……点点滴滴的功夫。

符天昇：是的，孩子的身体不好，脾气不好，智力问题，等等吧，父母都要考虑受胎的点点滴滴。还有一些呢，多半都是出生的时候缺氧造成的，胎儿没有及时地出来。

听我父亲讲，他亲自治过一个先天性发育不良的小孩儿，十七八岁了，他那个阴茎都在里面缩起的，摸起来又是硬的，但就是伸不出来。他家是地主，钱很多。我父亲用什么呢？就用人参，当然解放前的人参基本上都算是野生的，家种的恐怕很少。

他是怎么搞的呢？就用这个人参，做鸡汤，这鸡很有讲究，都要种鸡，种子公鸡，抓两三只来炖，把人参切些片儿，或者打成末，熬鸡汤拿给他吃。天天喝，一天喝好多次，隔几个小时一次，白天晚上都不断，就算是晚上，大人也要把他拍醒，一般年轻人或小娃娃，睡觉的时候，你一下把他叫醒，他的眼睛基本上都是不睁的、迷迷糊糊的，那也把这碗人参鸡汤喝了。不到三个月，据我父亲讲，基本上就达到90%的正常功能了，后来还结了婚，还生了娃娃。这就属于先天缺陷了，后天去补的。

田　　原：还真能拿人参推起来呀。（笑）

符天昇：但是现在这种野生人参从哪里来？除非你自己去挖出一个来，恐怕就没有了。有时候啊，不是医生不治病，确实有些时候是药的层次达不到。

「成都之行·谁让我的孩子脑瘫了？」

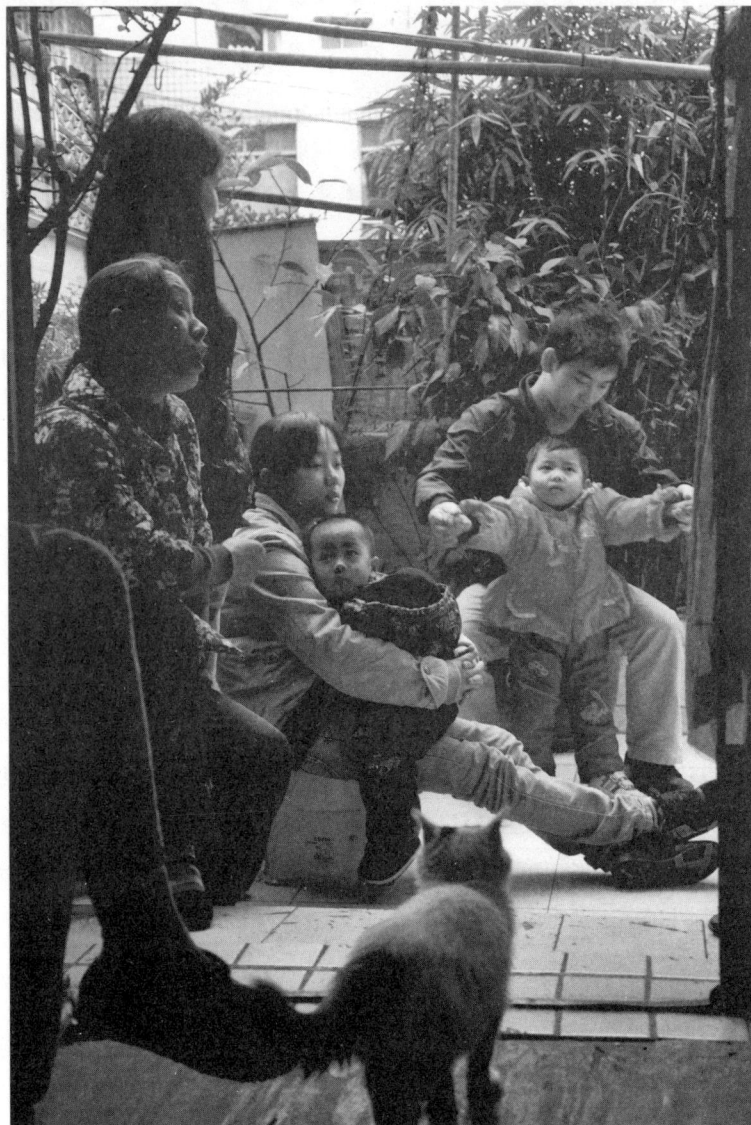

这些脑瘫孩子的家长们，自从第一次发现自己的孩子不像别的孩子那样活泼、灵动，就在希望中绝望，在麻木中煎熬。

第三章 中风，不能不说的话题

沈某，47 岁，肩周炎、耳鸣已有两年多的时间，从沈某的眼中，符天昇看出了中风的危机。

"他的眼神就差了。"符天昇打量了沈某一眼说。

"是说他的眼神比较迟钝，不那么灵光？"

"诶，就是这样。"符天昇看着沈某的脸，继续说道，"就是看眼神，通过眼神，能看出整个人体内部五脏六腑的功能，如果眼神差了，人体的内部就处于一种迟缓的状态，那就是里边也有问题了。现在他是什么呢，主要是肝胆湿热比较重，肝的生发，这种灵动的东西没有了，没有春天欣欣向荣的生机。如果有机会，我给他多治几次，他的眼神，还有他脸上的斑，都会变好，斑也会消掉。"

"他这种情况是什么引起的？"

"他就是常年熬夜，然后喝酒。"符天昇动了动他的胳膊，说，"现在肩周炎也比较重，这个胳膊，向上、向后，都不行，都伸不起来。还有耳鸣，耳鸣也很严重。这个耳鸣，还牵扯到他肾功能的问题。"

1. 眼球红血丝暴露出的中风迹象

田　原：刚才的患者，您一看他的眼睛，就说肝胆有问题。眼睛那么小的一块区域，要从里边看出问题来，确实需要功力。这种看眼睛的功夫，也是祖上传下来的吗？

符天昇：对，祖上传下来的，然后自己再摸索，这样慢慢走出来。一定要自己判断，那才真正是自己的技术。当然，跟正规书本上说的，可能有些不一样。

田　原：从这位患者的眼睛里，您看到了什么？

符天昇：一般来说，白眼球上的红线，可以反映头部的血管情况。就看那血丝是长是短，是粗是细，还有走向。健康的眼球里边，只有一根红线，最多在三根左右，看起来应该是很自然的，颜色较浅，也不是很长。他的眼球上有 5 根红线，长短不一，就说明他整个人体里边，该高的指标没高上去，该低的没低下来。肺经的问题，主要往右眼球上看；肝和肾的问题，就往左眼球上看。

中风偏瘫，主要和血压高有关系，血压高的人，他眼球上的红线，一定很长很粗！这红线如果搭到黑眼珠上，就有中风的危险了。

田　原：除了红线，还看什么？

符天昇：还要看大眼廓、小眼廓的颜色，是黄，还是灰，是暗，还是白。黄的话，湿重；红的话，热重；偏白的话，有凉寒。

再就是配合脸的气色来看，如果血压的高压达到了 160（mmHg）以上，而且额头变红，脸色红胀，用不了多长，就要中风了！脸部红胀的背后，是头部整个儿的血管膨胀，说不定哪边更脆弱，就瞬间爆发了。说明体内的热已经冲到头上来了，短时间就可能中风，我们是这样判断的。高血压的形成呢，往往是因为体内湿热过重，任督二脉的阴阳没法平衡。我们说任督二脉是国道，其他的奇经八脉是交通小路，这两条大道不平衡，小路跟着乱七八糟，就不能很好地去完成自己的任务了。再一个，我们的体温，一般会自己调控在 36℃ ~ 37℃ 之间，如果奇经八脉不平衡，整个身体运作乱了，体温就不稳定了，很容易得感冒。

2. 感冒喝鸡汤，点燃中风导火索

田　原：阴阳不平衡是发生偏瘫的前提基础？

符天昇：就是这样，我在农村总结的经验，农村里边得瘫痪的，多半，甚至 80% 都是起于感冒，感冒以后，吃了腌肉，或者吃了酒，或者吃了鸡，这几样是很容易引起偏瘫的。这个感冒，就是阴阳不平衡以后，体温不稳定造成的。有了感冒，饮食很关键的。因为感冒以后，身体里必定有寒，免疫力下降，这个寒有收敛作用，就使得全身的血管收缩起来，血管就会出现弯曲、狭窄。酒和鸡呢，是燥热的，高温性的东西，收缩的血管一见到这个，寒热相加，血管里的气血被煽动猛冲，血压一下子就上升了。上升以后，如果你警觉得早，小心一点，没有什么影响，如果你没有重视这个病，一头倒在床上睡下去啊，或者一下弯腰埋下头去啊，一下子，血管就破了，或者堵塞了，就偏瘫了。

田　原：还是有前提，并不是所有感冒的人，吃了酒和鸡之后，都会偏瘫。

符天昇：当然不是，就因为他在平时已经累积了一些东西了，阴阳不平衡了。

田　原：我发现您更主张大家忌口吃鸡肉，是什么经验使然？

符天昇：鸡肉，按照年龄来说，50岁以后的人，就不适合吃了，基本上要少吃。

田　原：但在我们北方人的传统生活观念中，鸡肉是大补的。

符天昇：虽然是大补，它是高温性的。按中医的说法，鸡属东方木畜，有风木之性，像风一样，有动的性质，能煽动人体阳气。肝主升发，吃了鸡以后，能引发肝风，使体内阳气加速运行，容易导致中风。小孩和老人都不适合吃太多鸡肉，小孩稚阳之体，容易遭受外邪引动，老年人一辈子的饮食积累，也容易被点爆，打破阴平阳秘的状态。但在我们这边民间来说，鸡汤还有"收"的作用，为什么月母生了小孩以后要喝鸡汤？就因为生孩子时筋骨是抖散的，鸡汤一喝，能把筋骨收拢。

田　原：这么说也有道理，生产过程中产妇是"放"，产后要"收"。

符天昇：对，所以对老年人，都不能主张吃多少鸡的，特别是已经瘫痪，倒下去了的人，如果你拿一点鸡汤给他吃，他的病情马上就增加！100%是这样的，我总结了很多，因为瘫痪病本来就是我们治疗的强项，见得很多了。

田　原：鸡和酒好理解，腊肉呢？

符天昇：腊肉也是温性的，补脾开胃。在未感冒之前吃点腊肉不要紧，如果说是感冒了，寒热浮起了，吃点腊肉就是火上浇油。

田　原：虽然说一方水土养一方人，但如果按照中医的思维，自然界一切物质都有各自的属性，了解并驾驭这些才可能读懂生命真正的需要。实际上古人把有代表性的禽畜都分好类了，五种禽畜，各有各的性格，《黄帝内经》里就提出"牛甘，犬酸，猪咸，羊苦，鸡辛……"的观点，其实我们在生活中可以多加些体会。

「成都之行·用火"整容"的美喵」

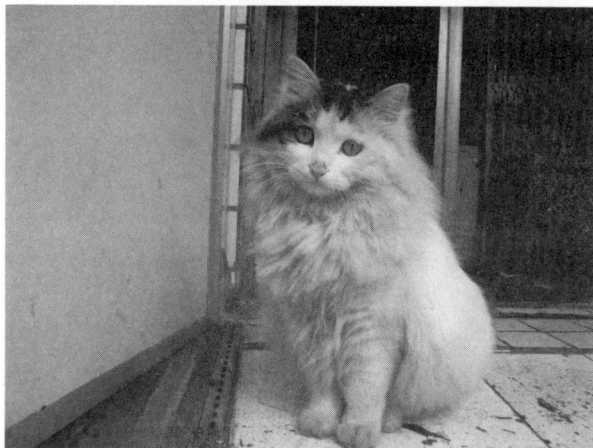

某年某月，符氏夫妇从外面捡回一只猫咪，因为在野外无人照顾，又受伤感染，身体多处溃烂，奄奄一息。符氏夫妇把它捡回来以后，像对其他病人一样，给它做火灸，现在，它已经重生为一只健康和美貌并存的美喵，时常和来治病的孩子们戏耍，亲近得很。

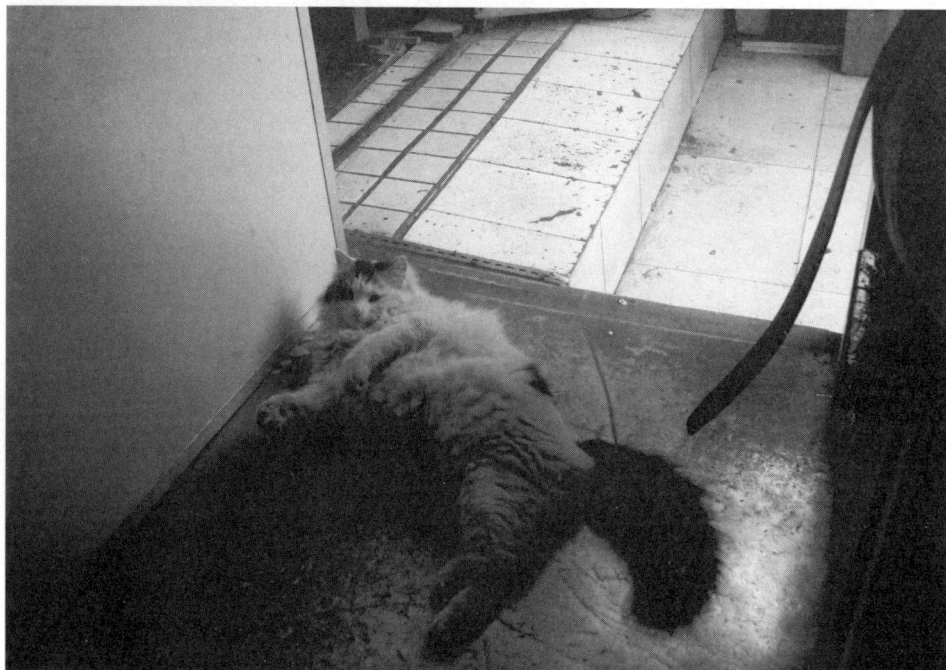

3. 睡前一杯凉开水，稀释血液防中风

田　原：我们国家已经进入了老龄化社会，老年的朋友越来越多，这就出现了分水岭，现代这种富裕的生活方式，导致很多老年朋友具备了中风的条件，血脂的黏稠度高，按中医的话说，水湿特别重，身体内瘀堵的较多；再加上饮食不当，诱发中风的出现，其发病率也越来越高。回过头来，两个问题，第一个，中风前期，这个人的迹象是什么，除了看眼球之外，还有其他哪些迹象？第二个，老百姓怎么能知道，自己是一个中风体质？

符天昇：有中风迹象的人，他自己最清楚。清楚在什么地方？每天晚上，躺在床上，你能清楚地感觉到，你的头，透过毛细血管，有一收缩、一收缩的感觉，还有放射性疼痛的感觉。有的时候，埋下去捡东西，眼睛要黑一下。而且，要瘫痪的人，脾气都有点急躁的，出现了这几种情况，那么，就很快瘫痪了，十几天，个把月的事。

田　原：气血的异常状态，在身体和情绪上都有集中的表现。

符天昇：南方比较潮湿，因为休息不好而偏瘫的人也比较多，我在老家每天至少要治到80多个，那边瘫痪的人，只要还能吃饭，还能说话，不进医院直接就到我这儿来了。农村人的经济条件有限是一方面，另一方面，是现在中风偏瘫的人太多了，比过去多太多了！

牟树芳：过去的中风很少，吃得清淡嘛，没有吃的嘛。百十斤的一条猪，都没什么油水的。

符天昇：上了200斤的，都要喂一年三个月，甚至要一年半，八九个月，十来个月的猪，活称都超不过百五十斤，那个猪的油就很少。其他有油脂的东西就更少了，吃清淡的食物多，那时候人的身体素质比较正常。

田　原：你说的这个，我也有体会。我们发现，在过去的村庄里边，乱七八糟的病很少，六七十岁的老人天天下地劳动什么的都没问题。那时候常见的是营养不良和传染病。

符天昇：在我30岁之前行医的11年当中，平均每一年治的瘫痪病超不过5个。后来这30多年，特别是最近10年，每一年中风的平均我们要治到七八十个。

牟树芳：现在是逐年上升。我跟符老师在一起这10多年，医治的瘫痪病是

一年比一年多，比方说今年治了 20 个，明年肯定是 40 个，甚至到 50 个。

符天昇：而且现在的中风年轻化了，以前一般都是 65 岁以上，70 岁左右的人才得中风，现在退转了几年，50～60 岁瘫痪的人要多一点，甚至有的提早到 40 来岁。

社会在发展，生活好了，大鱼大肉的油脂太多，人们普遍血稠，久而久之，血管里面就结了一层血泥，导致血液运行缓慢，供血不足，再一个就是脑血管弯曲。

田　原：富裕的生活方式备齐了中风的条件，尤其高龄社会，潜在很多危险。从你们的经验来看，如何预防呢？

符天昇：如果说头疼、眼前发黑这些症状你留意到了，控制得好，就瘫痪不了。怎么控制呢？每天晚上，或者中午，睡觉前，倒一杯凉开水来，放在床头边，喝了以后再躺下去睡觉，水是凉的，可以帮你降一点温，稀释血液的浓度。起床之时，再喝一杯凉水。

把这个症状控制下来以后，可以检测一下血压，或者吃点降压药，但是西药里边的降压药不能经常吃，可以经常吃的，是什么？丹参片！这个丹参片，太好了！救了若干人，只可惜没有人把它看重。

4. 中午 11 点，中风偏瘫的人很多

田　原：我们怎么样来解析一下，中风到来时，身体里边发生了什么样的变化？

符天昇：还是我刚才说的，任督二脉，气血不平衡了。

田　原：怎么一个不平衡？

符天昇：就我们家传的经验来说，这个人啊，每天血液要循环大周天两次，上午 10~12 点一次，晚上 10~12 点一次。父亲就叫我们，工作再忙的时候，最迟 10~11 点半，一定要在床上睡觉，不能再坚持，因为血液要循环，到心脏，然后从百会到涌泉，全身都要周转一圈。

我父亲还打了个比方，如果血液到了你的小脑，从风池这儿分下去，到大椎，

一直沿督脉下去，如果上边的血来了，而你的督脉不通，就分不到你的两条腿上，分不下去，就停顿了，但是，它还是要过的，就是不能按时过了。

田　原：就紊乱了。

符天昇：对，混乱了，就在这个不通的地方混乱了。

田　原：在 10~12 点这一段时间，一定要给身体一个相对安静的环境，让她完成她的任务。但是现代医学教给我们的知识是：心脏就像一个水泵，每次心跳都在射血。

符天昇：是啊，就是说血液一定要到心脏汇合，比如这杯水，要分多少到心脏，分多少储存在四肢和其他部位，它是有比例的，不是说全都要供到心脏，全都要到这个百会穴的。但在这个特定的时间，血液有一个集体性的活动，大规模的到心脏来，聚合一次，再重新发散出去。

这么多年临床，我总结到一点，11 点，特别是上午 11 点左右，偏瘫的人很多。为什么？就是到了气血交换的时候，过不去造成的。所以说，早晨吃丹参片是相当要紧的，比晚上还重要，就是为了促进气血在 10 ～ 12 点这段时间顺利过去。

田　原：那您有没有总结过，10 ～ 12 点时气血过不去，它在什么时候还能过去呢？有很多人，他也没有中风，但是在大循环的时间，已经出现问题了，比方说到晚上 10 点，本该有睡意了，但却是他最兴奋的时候，非得过了一两点钟才能睡觉。

符天昇：如果是时间坚持太长，慢慢会造成身体的亏损，身体就会变得很差、很差。

田　原：不少中医专家提到"子午觉"，中午 11 ～ 13 点，夜晚 23 ～ 1 点，是天地间阴阳初生的时候，其实也是你刚才说的气血大循环的意思。天地之间也有大循环的规律，这两段时间，就像一年中的冬至和夏至。

符天昇：按我父亲的说法，人的身体规律，始终都和地球是一样的。人的身躯，说大一点，就是一个地球嘛，但要分阴阳。你看一年四季，是一个轮回，一天，也是一个轮回。但是为什么身体的大循环要循环两周嘞？这是我想象的，白天 10 ～ 12 点，它在阳要有一个大循环，到了晚上 10 ～ 12 点嘞，它这个气血，在阴的一半还有个大循环。

田　原：之所以说偏瘫多在11点钟发病，我觉得也是因为人体的气血最旺盛，如果你身体积累有问题，它一下子就冲破了，爆发出来；下午阳气下行了，气血相对来讲比较弱，这种剧烈的疾病不容易出现。很有意思，其实人体和自然一样，相互呼应。

上午见到九寨沟那个27岁的脑瘫小孩儿，他母亲也说，孩子的情绪不稳定，什么东西能控制他的情绪呢？天气。如果天气好，阳光特别好，他心情就好，话也多；如果是阴天，孩子的情绪会非常暴躁。

符天昇：不只是情绪，身体也会有变化。有一个小孩，我老说他妈妈是"伟大的妈妈"的那个孩子，他的颈部、脖子的状态，就和天气有关系，天气好一点，有个两天的时间，他的颈是立葱葱的，天气不好，他脖子就朝旁边偏。

田　原：太有深意了！孩子虽然有病，但感觉对自然更灵光了，像草木一样欢喜阳光，看天行事，或挺拔，或萎靡。这个话题留下来思考啊。

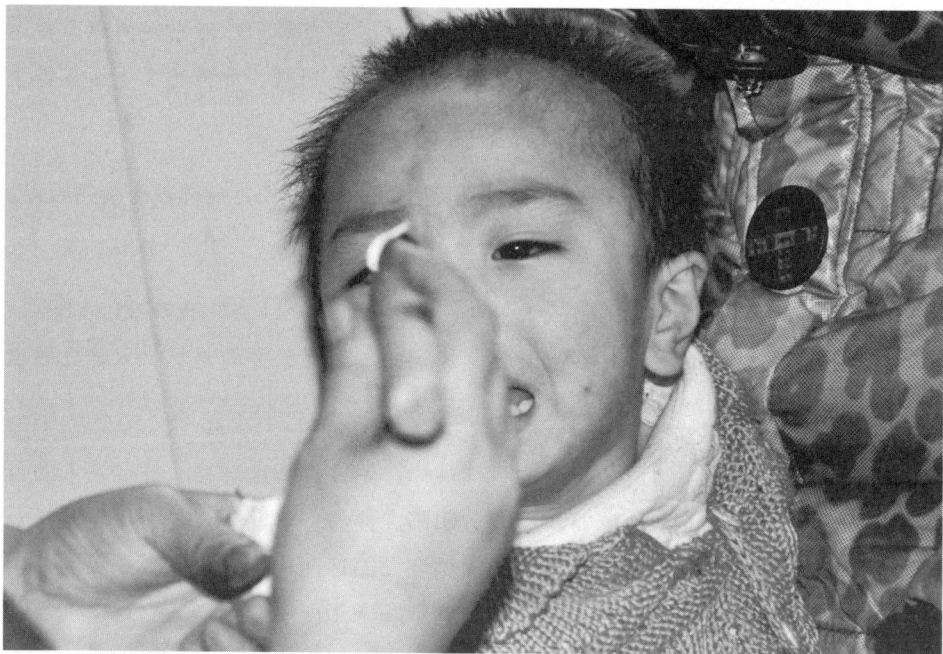

见了火灸还是会哭的山娃

第四章 让女人的病再少一些

火的光和热，在帮助"瘫痪"通关之外，还为另一个人群带来莫大的福音。

符天昇说："等到有一天，我就不治其他病了，专治妇科病。这个妇科病，是基础的基础。没有人，你再有科学，再有哪样，也干不成了。有了人咯，不管什么都搞出来了！"

这和我在《子宫好女人才好》一书中的想法不约而同。

社会的问题、后代的问题，柔弱女子却肩责至重，她们是人之本、人之根，是世界的源头。很多我们不想、不愿看到的身心病痛、性情乖戾、矛盾纷争，梳理起来，都与"母亲"的行止梳导缺失有关。在写作完《子宫好女人才好》一书之后，我又细细学习了王凤仪先生和刘善人的性理学，他们从家庭亲人的相处点滴中，道出了社会现象的根源。

"姑娘道是社会源，姑娘应该性如棉。"

符天昇也察觉到问题的迫切："我跟你说真话，真的这样发展下去，就是专治妇科病都治不完，不要说其他的。我有这种预感。"

1. 哪痛按哪治黄带

田　原：您跟我说过这些年很看重妇科病的治疗。

符天昇：对，我现在很看重妇科病，在这方面，我们上一代交代的治法，还没有现在搞得那么细致、精确，包括不孕不育、月经不调、妇科炎症、例假时腰杆胀、小腹痛啊，还有三月俩月不来月经的……虽然有很多原因，但归结起来，根子上还是前面说的四种病：风、寒、湿、热。

田　原：咱们先谈谈妇科炎症的问题吧，这也是现在困扰女人的普遍性问题。

符天昇：比如说，宫颈内膜炎，它是咋个形成的嘞？

根据我的看法，多是湿热造成的，湿热停留在这里以后，没有按时地服药，解不开，内膜就必定要产生一种炎症。

这个问题，在我老家的川天化，一个大化工厂，几万人，其中因为这个要离婚，要打架的，不少，来找我看的起码有二三十对夫妇，好严重。

有一对夫妇就来找过我。最开头是女的来，我给她调理了大周天的穴位，着重在腰阳关以下，到前面的小腹，诶，她感觉很轻松，很舒服。

后来又多做了几次，结果大约过了20天时间，她的老公也来了，他说符老师，今天我来感谢你，他说我夫人的病，我们那么长的时间都没治好，这下对啦，我们俩都很开心。

我就跟他说，你夫人患的这个病，主要是湿热造成的，造成了以后，自己没有注意自己的身体，又没吃药，结果炎症越来越重，她这个炎症时间长了，还要侵蚀到白带，带下会变得黄浊。

如果出现了黄带，怎么处理嘞？这个处理法，我就教她丈夫，在小腹和卵巢附近，找痛点，就在痛处取穴，按压，这里的穴位，不怕把它搞乱了，不像背上啊、腿上的穴位，小腹的穴位，哪痛按哪，这个黄带，就会慢慢消下去。

但是一旦搞乱了，小腹周围不舒服了，怎么办？你就在她会阴的部位，给她按摩，重新梳理开，给她打开。打开了以后，不舒服的感觉自然就消失了。另外一点，男同志来了，要个别跟他讲，今后一定要讲究卫生，你夫人就不会再发生这种病症了。你跟他说简单一点，他自然会把这个方面处理好。这个妇科炎症，我们就是这样子处理的，夫妻一定要一起治，效果才好。

田　原：医家一般也认为，女性一些所谓的炎症，都是湿热下注引起的，中医各家都有自己的方法来调理，到了您这，完全是用灸，那有没有比较好的小方法，可以推荐给女性朋友自我保健？

符天昇：我教那对夫妻的，万一，这段时间来不了，又出问题了，怎么办？热敷！比如说，你家中有那种热水壶，里边装好热水，最好的就是铝皮的热水壶，一般那个胶制的热水袋，效果都没有那个好，这是第一个方法；第二个方法嘞，就是用盐，在锅里炒热，拿一个布袋包上。这样的热盐袋，比热水壶、热水袋还要好。

2. "酸、咸、热"的最佳联盟

符天昇：还有一个方法，比盐更好，我们民间的秘方，是什么嘞？腌萝卜。你们北京恐怕很少，家里配个咸菜坛，泡着萝卜，腌萝卜。泡好了以后，就把这个腌萝卜，从盐水里捞起来之后，拿到锅里，用盐水煮，有两个萝卜就行了，不要煮熟了，煮热了就行，煮得太熟了，效果就不好了。捞起来以后，擦一下，不就干干净净的了吗？拿这个萝卜放在小腹上，气海穴、关元穴这个地方，滚揉，效果特别好。凉了再放到盐水里，烫热再滚。

一个是酸萝卜，还可以用酸柑，酸酸的老母柑，就是柚子，没嫁接过的，不好吃的这种柑，很酸的，不是我们现在选出来的，好吃的那些品种。

萝卜、老母柑，不仅治妇科炎症，对不孕不育都很有帮助。

田　原：用的是白萝卜还是红萝卜？

符天昇：一般都是白萝卜。

田　原：白萝卜不是长的吗？

符天昇：我们这里是圆的，呵呵，你们北方的是长的。其实用红皮白芯的圆萝卜也可以。

说起这个酸萝卜，原来我们农村医疗不发达的时候，有很多人害老寒病，就用酸萝卜来治，头痛也好，头凉也好，头风也好，很有特效，我们老家人经常都在用。

有个在合江卖菜的老太婆，她吹不得风，长年包着头帕子。

我跟她说了这个办法，拿酸柑放在灶里面，烧草的时候，让它在里面温温地烧热，但不要把皮烧糊了，烧热了以后，把灰抹干净，就在头上的太阳穴和眼球圈，还有风池这边，多滚几次。她滚了三四十次吧，来年就没再看到她包帕子了。

女人病我现在总结的太多咯，因为女人的病本来就相当多，乳腺增生什么的，也可以用这个法子。比如说，在月经期前乳房胀疼，不敢碰；或者是喂小娃娃的时候，发炎、胀痛，酸柑和酸萝卜就能治了。

田　原：看来，这个大萝卜不仅内服养生，理疗也很好用，女人头疼滚一滚，宫寒滚一滚，乳房也能滚一滚，腰也能滚一滚。（笑）

符天昇：都可以，它是解寒的，寒一排掉，自然就不痛了。

田　原：这里边有什么道理？

符天昇：它的道理很简单，三个功能：

第一，萝卜、柑，它们本身是通气的。

第二，酸入肝，可以止痛，而盐是咸的，入肾。

第三，热能活血，有寒去寒，寒一排，自然就不痛了。

打个比方，你宫寒重了，必定怀不上娃娃。它这个酸性和这个盐性，还有热度，这些功能进入到了你的小腹，到了你的子宫，你的宫寒自然就朝外去排了。还有，这个热性进去，小腹的温度也不再像以前那样，摸着发凉了，温度恢复了，对怀孕都有很大的帮助。

田　原：这个神萝卜，我们煮来吃，是不是也有大作用？

符天昇：当然，如果你要煮出的这个菜，是香的，好吃的，还得加药，加中药，草豆蔻、桂皮、八角，还有花椒。如果用来治病，还得放姜，姜在那里面是最好的，吃下去，可以向下排气，对身体特别的好。

3. 浅裆裤，"气"跑了肚里的孩子

田　原：我们还是回到女人病上来，对女人不受孕这个问题，您有什么认识，又有什么办法？

符天昇：女人不受孕这个问题，我是这样认识的。这些年来，不是流行嘛，女人穿的裤子，现在新发明了一种叫做"浅裆裤"的。

田　原：露脐装？

符天昇：有的露，有的不露。我就觉得太不合适，因为这个浅裆裤，你把下端提起来，一点都不透气，勒得相当的紧。

这是一个方面，第二个方面，在饮食上，现在的年轻人，根本不注意。

你像其他国家的女人，根本没有月子，生完孩子五六天就去上班了。在我们中国，你试试，特别是我们四川盆地，环境都不一样啊，你根本就不能适应那种生活。

因为我们东方，我们中国这个地盘，跟其他国家的地盘不一样。

要是在月经期间、月子期间，没忌口，冷的也好，热的也好，拿着就吃，身体是受不了的。

第三个方面，现在好多女同志，普遍有这种现象，在不要娃娃的时候要朋友，一年半载就去刮了宫；真正想要娃娃的时候，没有了。这个问题引起的不孕，不单纯是说把子宫内膜刮薄了，它还有许多其他外在的影响，身体状况、脾气、做事、家庭生活……各方面都会受到影响。

今年就有一个检察院的人来找我，她相当地想要娃娃啦，她29岁了，她男人也已经30多岁了，就是怀不上，有朋友介绍她过来，她说符老师我来求你了，我就是想要娃娃，只要有娃娃就行。

我就问了她的一切经过，原来她这几年很喜欢吃火锅，喜欢吃辣的，我说如果你真的想要娃娃，你就听我的，不管火锅也好，辣的也好，你要恢复原来没吃这些东西之前的正常生活，该吃饭就吃饭，吃肉就吃肉，吃菜就吃菜，不要吃那些乱七八糟的了，这是一个方面；还有一方面，注意自己的身体，宫寒啊，各方面要稍稍注意。当然，她现在宫寒比较重，这点由我来解决。

女人啊，她有个特点，生小孩最恰当的时候，就在21～26岁这一段，这时候的生育能力是相当可以的。

上了27岁、28岁了以后，身体里很多分泌物就乱了，排不出来，会闭塞，闭塞以后，积聚的分泌物就越来越多，该高的没高上去，该低的没低下来，造成很多指标达不到。

不管宫寒也好，闭塞也好，都要从头治起，从百会，往下这个大周天，全部的经络和穴位都打通，打通了以后，再在小腹做文章。

不单女人，男人也会有这样的问题，也需要调理。调理正常以后，生出来的娃娃就相当健康了。后来，她一天来做一次火灸，治了不到一个月，就怀上了，好高兴啊。

这里边呀，还有一个秘诀，同房次数要少。我已经给你治到一定的程度了，如果你经常同房，有些指标必定达不到。想要娃娃的话，在这一个月里，基本上同一到两次房就足够了，留来做什么呢？等着，到下一次经期干净了以后，等你的情绪来了，再找你老公，一炮就打响了，那种娃娃生出来就很健康，又聪明。

4.好月经，洗刷沉积的毒素

田　原：还有一个问题，就是好多女性在闭经以后，身体出现了很多问题，很多人咳嗽，莫名其妙地咳嗽，一咳就是半年、一年，有些人老得感冒。您留意过这方面吗？

符天昇：像这种病，最好的方法，时间得掌握清楚，本该来月经的 3～5 天，一定用火灸进行治疗，一直治疗到行经完 3～5 天。

田　原：是趁着行经期帮她打通，多走一些脏东西是吧？

符天昇：啊，就是这样的。如果来不了做火灸，还可以用我先前讲的，酸萝卜、酸柑，它们本身就是通气的。但是这个咳嗽，得调百会穴，把百会打开。

田　原：那是另一个问题，我们回过头来，探讨一下对月经的认识。其实像您说的，月经是女人的一条排毒通道。女人就像大海，有着潮来潮往，这么一个不断洗刷生命的过程。所以在这个时候，尤其需要一个安静的环境，吃得不要太凉、太辣，穿戴上也不要着了凉。好多女人都感觉月经来之前有点闹，实际上都和宫寒有着一定的关系。月经走得非常好的女人，她会显得非常漂亮，因为她陈积的东西走干净了。所以有的医家也建议，女人在月经时期，一定要多排，排出去的脏东西越多，女人也就越透亮。

符天昇：诶，对，就是这样子。把子宫调好了，清理干净了，很多病自己就好了。如果没有排得好，她的脸色还是发青的。所以治疗的时候，一定不要错过行经的这段时间，至少要坚持调理 3～5 个月，也就是 3～5 个身体周期。

田　原：这样的话，相对来说，子宫内的一些囊肿、肌瘤啊，也会消解一些？

符天昇：诶，其实女性的自我保健，不管月经还是带下，还是子宫里瘀了、堵了，甚至说脸上长斑的问题，都可以没事抱个大萝卜，经常用它在小腹关元、气海、子宫、卵巢附近滚一滚，酸、咸、热，对女性很有好处的。

田　原：这大酸萝卜要立奇功啊！看了我们书的读者，一个个儿都抱着个大萝卜。（笑）

第五章 平生，与火有缘

印象中，民间的很多手工艺，都有着"传男不传女，传子不传孙"的单传规矩，尤其是"涉秘"的技艺，在符氏火灸这里，也不例外——兄弟4个，只符天昇一人接了父亲的衣钵。

这种带有深刻"传统色彩"的作法，常常被冠以"封建"、"保守"等盖帽，特别是在提倡献方、商业推广的时代。但回顾起来，前人历经数代，才选定的这种传承方式，以及相应的很多细节，饱含着深沉地思虑，以及对这门技艺生命的无尽呵护——"得其人乃授"，不仅是为了防止家传绝学的扩散和流觞，避免手足倾轧，同时更是为了守住技艺之魂——道术兼济，不失神髓。

1. 与老祖公的穴位图结了医缘

田　原：当时父亲把家学传给你，有什么故事？

符天昇：在我们这些地方，都是单传，从高我四辈的曾曾符卫祖，传给我的祖祖，我的祖祖就只有一个嘛，到我的公辈呢，是5弟兄，就传了我爷爷一个，再到我父亲这辈，是6弟兄，就传了我父亲一个，到我这，我们家是4弟兄，加上我叔父家的弟兄，一共16个，就传了我一个，因为那时候我自己爱学。

从这点说起，我再摆一个故事。我是1962年小学毕业的，毕业以后，家里生活相当紧张，就没上初中。我们上初中，全是自愿的。

后来我们张埡乡办了国家县的一所中学，张埡乡农中，我15岁多，16岁了，农中招学生，我也去考，考上了我就去读。后来文化大革命，1967年上半年，我就辍学了，就没读书了。

没读书了以后，我的父亲，因为解放后第三天，我们新店老村，来了解放军，指导员就说，你们这个村怎么都没有文化，怎么办？就让别人推荐一个有文化的人，可以做记录。

当时开会，连个做记录的人都没有。所以从解放第30天开始，我的父亲就跟着共产党办事，到他73岁，就一直没有搞医了，他就专门从事这个业务了。之所以我学中医，是辍学之后，有一次我在家翻，翻开了一个抽屉，它没锁，但是当时一切要紧的资料都是放在中间的这个抽屉里，我父亲去开会了，我打开看了一下，就翻到了老祖公画的穴位图，然后就看。后来我父亲回来发觉了，他说你想学啊？我说我想学，他说你想学，那就好点学，像你爷爷这样子，中午饭都不得吃。

当时我就没听懂他的意思，中午饭都不得吃我说我学来干什么？不学了。后来才想到，找我的患者多了我才忙得吃不上中午饭嘛。（笑）

我父亲看我好学，他就悄悄地教我。我其他的弟兄，等他们睡着了之后，父亲就把我拍起来，给我传授这些传下来的书。

那时候没有电，都点的煤油灯。父亲交待我，你必须等我死后才能给另外几个兄弟说。没办法，这就是民间手工艺单传的原则。

田　原：父亲最开始教你什么？还记得吗？

符天昇：就教我认穴位，人体的经络，就在自己床上，自己给自己慢慢地摸，找这个经络。比如说，这是心包经，你就这样慢慢摸。他说以后你治病，就跟着经络走，不用太记那些穴位，经络上有好多穴位，你就记那些重要的。教经络的时候，还教我怎么用经络开方。

你比如说，膀胱经，从耳子上边起嘛，他就这样给我解释，如果小便先黄、痛，你就要重用膀胱经，就跟开方用药一样，一般药开10g的，在膀胱经上必定就要达到15～20g，他是从这个意思跟我讲的。

因为我的文化很简单，初中就只读了半年，他就是这样教的。他说的很多穴位我只能晓得，叫名字我都叫不出来。

田　原：但这些年下来，你对经络和穴位一定有自己的感悟。父亲教你去认识，让你去摸的时候，你有感觉吗？

符天昇：肯定有感觉啊，酸、麻、胀、痛。按在经络上和按在肌肉上，感觉完全不一样啊。

田　原：我们平时养生保健，没事多按按经络是不是也挺好呢？

符天昇：当然好啊，比如说睡不着觉，这是肝肾的问题，不管是湿热还是寒热，对睡觉来说都有影响：开始都有睡意，躺下后越来越清醒。

怎么按摩呢？先点一下百会穴，沟通前后任督二脉，然后双手抱住后脑，两个食指按住玉枕穴，两个大指头按住左右的风池穴，一起用力；3分钟后，双腿打直，用双手的中指头按住双腿胆经，双眼合上，口中念"1、2、3、4、5、6、7、8、9、10……"，念10分钟后，睡意自然就来了。

这个按摩对肾功能也很好，很多病，都是从肾起的，你把胆经按通了以后，它的功能运转起来，每天晚上到了时间，你的睡意就来了。

田　原：敲胆经的这个方法，在北京等一些大城市比较流行，很多人敲胆经，一些慢性病也得到了改善，而且《黄帝内经》里说到一句话，"凡十一脏取决于胆"。大约揉多长时间能睡着觉？

符天昇：一般20分钟。

田　原：这个方法是父亲教的？

符天昇：对。我学的这套技术，都是父亲用一些很简便的方法教给我的。

田　原：父亲还教了什么让你印象比较深的？

符天昇：印象比较深的，比如说妇科，就要去看她的脸和眼神，如果她的脸，斑很多、很淡，还起痘痘，说明白带有问题。

带下的毛病，要分两种，一个是黄的，一个是白的。

黄带，就是湿热重；白带，就是凉。她凉，凉到什么地方？就在脚心，涌泉穴，从足上凉起来的。

田　原：那治疗的时候也要治疗涌泉穴？

符天昇：肯定了。要在肾经上做热灸，对妇科疾病很有好处。

2. 老祖宗传下了"养生八条"

候诊室，也是符天昇家的客厅、饭堂。

小屋的一面墙上，挂着满幅的介绍：符氏火灸六代人的传承之脉、民间疗法的"农转非"之路，家传的人体图册，治病中的医照……

其中的人体图册，很是独特，泛黄的旧纸，上边用粗朴的线条勾画出人体、经络，标注着火灸的线路。符天昇说，那是他的祖祖画的。图册简洁、直观，上边的病名有"月家惊"、"乌鸦惊"、"撒手惊"、"水溺惊"等，有一部分名称和古侗医、土家族医的"二十四惊"、"七十二惊"相合。

不禁遥想：200多年前，正值清朝，那时的符家先祖，遇着了怎样的机缘，接传下了这样一门"火的生命学"？

符天昇：我们家传的医术，和正规书上的教法不一样。

我父亲当时开始教我，我就说，你跟我说了那么多东西，我怎么记得住啊，肯定记不到。他说我应该记得到的，上一代总结了八个方面，很简单。八个方面做好，你就是一个好医生，没做好，你这个医生就没用。

这八个方面，不是看病的八个方面，而是整体的、人的八个方面。我父亲用了一宿的时间交待给了我，当时要求我死记硬背下来，现在我理解了很多，不过真要想阐明，可能要写一本书了。我没那个水平。（笑）

第一个方面，你就要先懂得这个地球的万物生长，虽然包罗万象，但归拢来讲也很简单，就是东南西北、春夏秋冬。好简单啊！

我还小，我父亲是这么说的，开了春，虫子飞来了，你晓得要脱衣服了撒？夏天来了，你总得穿得更少了撒？秋天来了，你总得要加衣服了吧？冬天来了，就更不用说了。（笑）

田　原：启发自然生命教育。这和现在孩子学钢琴可完全不一样了。

符天昇：我们家传的东西，一代一代就这么启发的。第二个问题，就是"人"，你生在地球上，就必须遵循自然的规律。

有哪些方面呢？一是食宿，这是人的第一个纪律，你在饮食上一定要调理好，不能吃多，也不能吃少，要根据你自己的身体，才能生存得下去，多了不行，少了，身体也不行。

田　原：父亲有说怎么去找个体差异吗？

符天昇：这个个体差异，看你的食欲，根据你自己的需要去吃，以前的人，没有像现在这样说，我要吃好多牛奶，好多营养的，而是看你自己想要、需要些啥子，饮食上，他是这样子教给我的。

睡眠上，该睡就睡，该起床就起床。现在的青年人，不说 12 点，都是 10 点、11 点才起床的，就把自己的身体搞乱了，搞乱了以后，身体就要产生变化。

再一个，要保持生存下去，还需要劳动，脑力劳动和体力劳动。

为啥子干体力劳动的人，活到八九十岁的有的是，干脑力劳动的，不一定能活到八九十岁哦？为啥子脑力劳动人的工资，到地球毁灭那一天，都要比你体力劳动的工资高？为啥子？这个地球的规律就是这样子，人类的规律就是这样子。因为脑力劳动是要亏"人"的，对身体磨损更大的！

田　原：这样来解释劳动分工的价值观，很有道理。

符天昇：如果你做到了这两点，必定能保养得好好的，没什么大病了。

虽然说人呢，始终都要衰老的，但就是在这两点当中起的病根。比如说，脑力劳动的，该你休息了，你还熬着干，肯定就生病了撒。又比如说，天热，别人脱衣服的时候你不脱，受的热，闷在里面，就会得病啊。虽然大的道理看着很简单，但是祖先这样总结起来，说明它是相当重要的。

第四点呢，就是生了病以后，人类发明了药，药是啥个呢？这个药，为什么要搞成汤水来吃？讲到这个，开个玩笑来说，孔夫子，孔圣人，他不吃豆花的，为什么不吃呢，他说我看这个豆子推完，那么大一口锅的渣子在那边，光用磨出的一点汁就搞出一大锅豆花，我猜不透怎么来的，我就不吃。

传说孔夫子不吃豆花就是这么来的。

回头就说这个事，这个药，光煎了汤来吃，为啥子治得好病？又没吃渣子哦。当然，要吃也可以。这个问题啊，古人早就总结了，这个药啊，是用"性能"来治病的。哪几个性能呢？就是"酸、甜、苦、辣、麻、咸、臭"。

人生了病，他的很多功能，就需要这些药的性能，才可以解得开，帮你把不正常的地方调到正常，高的地方要排下来，矮的地方要提上来，才好得了。

田　原：父亲交待给你的药性，就是这么简单？我们以往听到的，更多是"酸苦甘辛咸"五味，你们家传下来的是七味，多了个"麻"和"臭"，这可能跟四川盆地这里的气候特点有关系，吃麻椒散湿，吃酸腐的泡菜和腐乳助消食……

符天昇：就这么简单撒。然后是第五点，当一个医生，看病咋个看法？都说望、闻、问、切，但这当中还有一个绝密，就三个字：精、气、神！

之前这几个方面搞懂了以后，望闻问切也都过完了，就该下结论了，必须判断精、气、神。他的精神好不好，气色好不好，这就是我的上人教我的。

再就是第六点，也很简单，对症下药。对症下药以后，你把这个处方开拢来，就组成了一个"体"，光有这个体还不行，你还要分到"系"的地方。这就是第七点，药物的体和系，我们这个看法和学校里讲的就完全不一样了，正不正确大家来研究就好，我看上人是把这两个分开写的。

田　原：这个"体系"，放到灸里边来理解的话，体，就是督脉和任脉；系，就是其他的经络。分清主要的怎么样去做，次要的怎么样去做，是这个意思吗？或者还有另一层意思？

符天昇：对，就是这样子。最后是第八点，观察转化，很重要。这个病人，你给看了，药也发了，他吃了以后，并不是说吃一副药就好了，吃了多久好的，你总得观察撒。

田　原：从宏观的地球到人的生活，这八条囊括了地球的规律，天道的规律，身体的规律，父亲教给你这些东西，是一个大法。

符天昇：这些都是原话。

（编者注：为保护隐私，对话中涉及患者名字均为化名。）

「成都之行·这孩子长得也太快了」

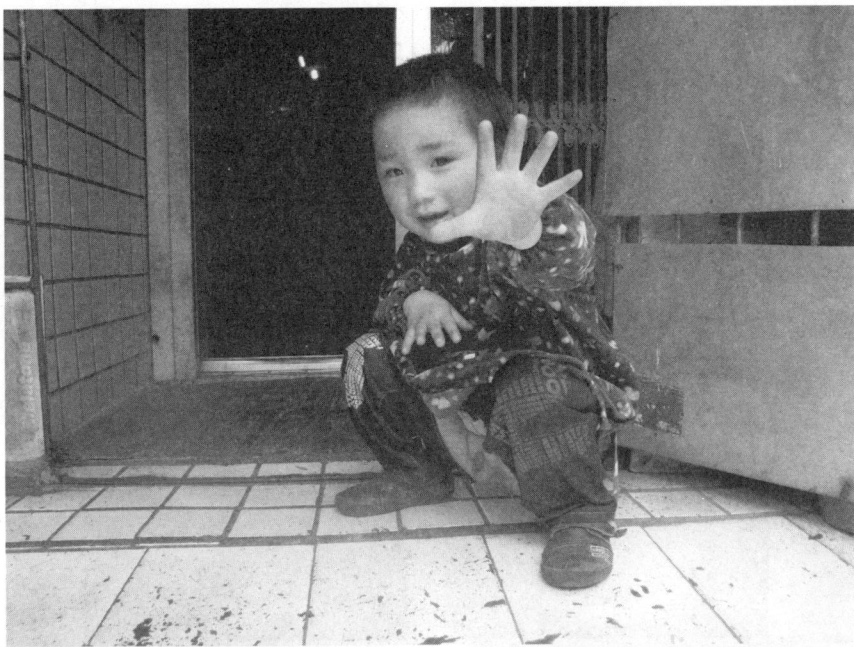

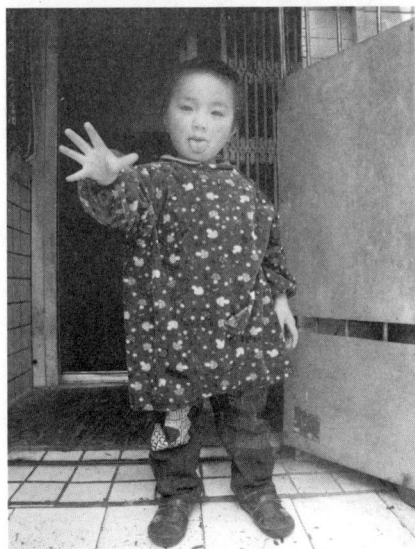

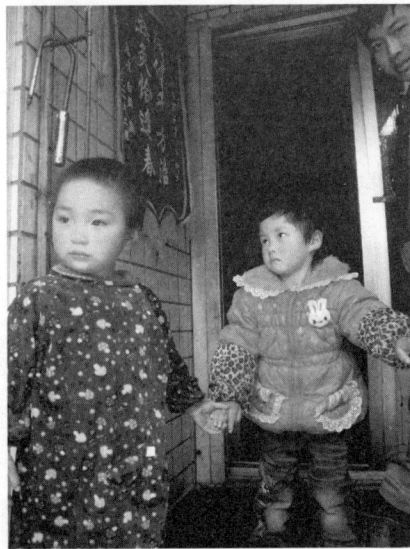

2012 年 4 月，第 2 次到成都的时候，又见山娃，这孩子高了，胖了，活力充沛，显出一般 3 岁男孩子的活泼和朝气，他仍然喜欢牵着其他脑瘫儿的小手。

符氏火灸图解

热灸术的基本操作如下：将灸条蘸上一点桐油，在蜡烛上点燃，左手大拇指在灸条燃点上沾一下，借助火力取下药力，随即压住穴位，停顿一会，适度揉摩，然后轻轻释手。

蘸、点、沾、压、顿、揉、释，整个热灸流程如行云流水，一气呵成。

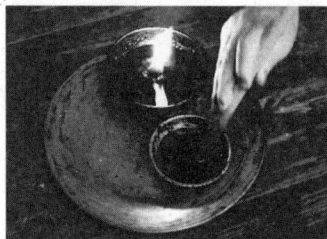

一蘸：将灸条一头蘸上桐油。

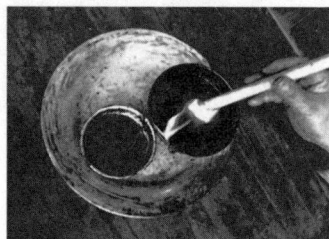

二点：在蜡烛上点燃。

远古，巫医用阳燧，也就是特制的铜镜，引取天火点燃艾草，以灸治疾病，驱除时疫；明有张景岳引桃枝、雷火神针蘸取麻油，以杀经隧中的鬼魅，抑制邪气；又有李时珍载爆灯花之法，以灯心草蘸取胡麻油、苏子油，以急救小儿于惊风之中。而"符氏中草药热灸疗法"蘸的则是桐油。

桐油，本是苗家外伤圣药之一，但因有大毒，一般不内服。用灸条蘸取桐油进行火灸，乃符氏先祖符卫祖的发明，一来促进大疱的愈合，避免感染；二来保护医者的手指不至于受到灸火的过大伤害。

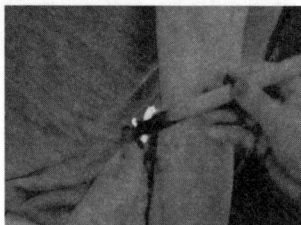

三沾：左手大拇指在灸条燃点上沾一下，借助火力取下药力。

在整个施灸过程中，火灸取火的大小，用力的轻重，压穴的深浅，用时的长短，根据患者不同的年龄、性别、病症、病情而定，系于一个灸指之上。一般而言，主要穴位重按，普通穴位带过。整个火灸过程充满了传统医学的文化色彩。

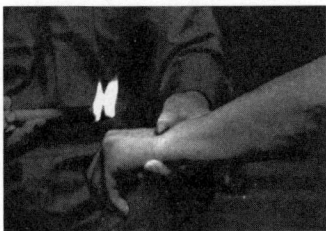

四压：取下火力和药力之后，随即压在患者的局部经络或穴位上。不同的病情下用的力道有所不同，病重的要压六到七成的力，就好比开方的剂量要重一些，针刺感要明显。

五顿：停顿2～3秒钟，让火力和药力充分吸收入肌肤。

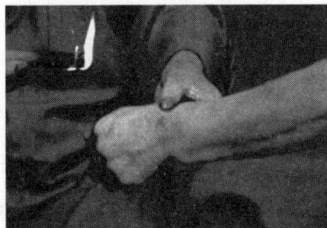

六揉：适度揉摩穴位，让药力和热力充分散入经络之中。对不同患者的按揉力道有区别，如包块病（肿瘤等）的就比感冒的力度大、揉的次数多。

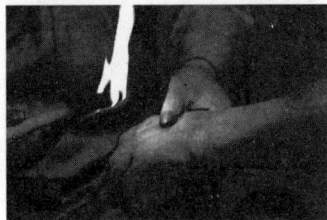

七释：快速释放大拇指，做好灸下一个穴位的准备。

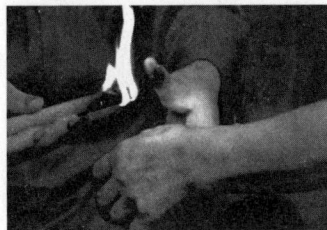

家庭实用养生攻略：

自制养生盐水萝卜

材料： 泡菜坛，盐，圆白萝卜若干（晒蔫），姜片 150g，黄酒或烧酒 150g，花椒 5g，醋少许。

制作过程： ①凉开水制成盐水入坛（每 5000g 水加盐 300g～400g）；②姜片、黄酒或烧酒、花椒入坛（花椒和姜可装入布袋入坛），加醋少许；③萝卜整个放入泡菜坛中（一定要装满），封闭坛口，坛口周围水槽盛上凉开水。腌渍 10 天以上即可取用。用过的卤水如无异味，可补加盐、水、适当辅料继续使用。

（1）腌萝卜、老母柑，缓解妇科炎症

材料： 腌萝卜（或老母柑）、腌萝卜坛中之盐水。

加工过程： 将腌萝卜（或老母柑）放入锅内，用腌菜的盐水煮滚（不要煮得熟透）。

使用方法： 将腌萝卜（或老母柑）捞起，放于小腹气海穴、关元穴附近滚揉，让热渗入小腹之中，用凉再入盐水烫热。

穴位定位：

关元穴——肚下 3 寸。从肚脐到毛际处一共 5 寸，五分之三的位置便是关元穴。

气海穴——肚下 1.5 寸，肚脐与关元穴的中点。从肚脐到毛际处一共 5 寸，十分之三的位置便是气海穴。

功效： 可缓解妇科炎症引起的各类不适症状。

（2）凉菜腌萝卜，消积化痰的食疗方

原料： 白萝卜（或圆白萝卜），姜两三片，糖醋适量，草蔻、桂皮、八角、花椒、盐适量。

加工方法： ①白萝卜切块，或者切片，放在盆中；②撒上盐，腌制大约 20 分钟（切得越薄，腌制的时间越短），期间翻动几次；③将腌好的萝卜片放在玻璃瓶里，姜同入，塞紧；④用一口小锅把水、糖、醋混合，边煮边搅拌，使糖完全融化，趁热将糖醋汁倒入萝卜瓶内，没过萝卜条，加入适量草蔻、桂皮、八角、花椒，晾凉之后盖上瓶盖。在室温下放置一天即可食用。

功效： 消积滞，化痰热，下气，解毒。

注意： 不可与橘子同吃。

符天昇观点辑要：

★每一个脑瘫儿过来，都要过这一关：爆灯花——用陈年的苎麻绳点着，点摁在身上，像扎针一样的，从百会一直点到脚。为什么要先爆这个灯花？这个"爆"，强烈刺激穴位，它突然一受热，人体的本能反应，里面的血液就会急剧地往这块儿集中，这也是一个开窍的过程。把窍一打开，再通过药物去治疗，它很快地就吸收了药力。这时吸收进来的东西，不是冷的，是热的。否则，你用药再多，也吸收不了，到不了它该到的地方。

★高烧抽风，是最亏娃娃的。一高烧，体内的水液，消耗得很快。第二，他昏迷了，时间长了，他也不知道要喝水、喝粥，又进一步加剧了对身体的损害，所以说对娃娃的亏损是太大了。还有一个，就是把神经和毛细血管，都烧坏了很多，基本上每一个高烧不退，抽痉风的孩子，都有癫痫了。脑血管、毛细血管，烧堵塞了，烧萎缩了，烧弯曲了，有好多方面。

★按照我们民间的说法，人就四种病，风、寒、湿、热，没有其他病了，它们的背后，对应的分别是春、冬、夏、秋。但是这四种病，分下去，太多太多，就说不清楚了。这四种，是父亲跟我说的，我们祖上也是这样传下来的，但教授面前，是听不得讲的。真传一张纸，假传万卷书，你多看看吧，好多病啊，你看吧，一大堆，几大堆都转不完。

★大自然通过四个季节，春、夏、秋、冬的气候转变，把风、寒、湿、热造出来，来到人类的身上。人类为什么要用那么多的草药，就是利用它们原生的、吸收自大自然的、对应于每一个季节的功能，来解决春、夏、秋、冬的风、寒、湿、热。我们这个灸条里边的药，就是围绕着这四个方面的病来配方的，再借助火，把药性通向人体内。治疗的时候，全都包括进去。为什么哪一个病下来，我都是这样灸下来的，十个病我都不换灸条，就是这个道理，要换药。在什么地方换？在我开的方子上换，在对症下药上换。"方在心中，药在手上"。

★爷爷和父亲最早用火灸，都是用来治疗急症的，高烧啊，抽搐啊，病人过来治，马上就能缓解，一缓解，任务也就完成了。灸条祖传72味药，有清热的、排毒的、疏经的、活血的，我又增加了9味，加强了它的清热排毒功能，就可以治慢性热毒病了。现在肠、肝脏上的包块病很多啊，各方面都得排毒。打个比方，乳腺增生，实际上它的起源，是月经周期不畅，气血不流通，慢性的热毒积在了这个地方。20年前，我们还很少遇着乳腺增生，没有这种情况；但是后来呢，越来越多了，到现在呢，更是普遍产生这个，不得不加药。

★火，能从穴位，从经络去唤来氧气，把经络系统激活了，气血就灌过来了。说白了，这个"火"就是"太阳之火"，从太阳出来的。人，全靠这个太阳，才能生存，天地之间地沟通，最要紧的就是阳光，没有阳光了，你就缺氧了。

★别人用灸法一般都是用来"补"的，不敢用来治阳性的、热性的急病，怕火上浇油。其实，正常的、好的火，可以把那些坏的火，不正常的、没有秩序的火给去除掉，它有双向的作用。

★这个火，可以救人，但是用不好，也害人，是很快、很快的。比如说救"气脱"，同房的时候，男人昏死过去，为什么要单独治疗一个长强穴，不用一整条督脉治下来？它是有根源的。因为这个时候，人的阳气，是朝下排的，他的阳气消减得越快，死得也快，怎么办？你要马上把它断住，他的阳气就不消减了。所以你不能灸上边，如果你在上面一通搞下来，刺激它，阳气走得更快，排得更快。

★我家传的东西，就是这样的，用大拇指去引火，药力随着拇指也就进去了。我这根大拇指，比一般人要短一截啊，就是烧火灸烧的。用指头引火，给身体的经络"过火"，这个火力那么高，为什么不会造成烫伤呢？有一个"食病气"的说法，这个火，一上来，先要冲破一层病气，这一道门槛就要消耗掉很多火力，所以真正到达皮肤时，不容易出现烫伤的。举个例子，我看过一个很怕冷的女人，她得了月后寒，就是生下孩子之后感受了风寒。她有多怕冷呢？她说再烫的开水，刚舀起来的滚水，我喝下去，都不知道到了什么地方，都不知道什么是烫！老寒气太深、太大了。

★凉从脚心上来，常常白带偏多。带下的毛病，要分两种，一个是黄的，一个是白的。黄带，就是湿热重；白带，就是凉。她凉，凉到什么地方？就在脚心，涌泉穴。凉到涌泉穴，这个女人，白带多，就是从足上凉起来的。那治疗的时候，就要在肾经上做火灸，对妇科疾病很有好处。

★为啥子干体力劳动的人，活到八九十岁的有的是？干脑力劳动的，不一定能活到八九十岁哦？因为脑力劳动是要亏人的，对身体磨损更大的！

★生了病以后，人类发明了药，药是啥个治的病呢？古人早就总结了，这个药啊，是用"性能"来治病的。哪几个性能呢？就是"酸、甜、苦、辣、麻、咸、臭"。人生了病，他的很多功能，就需要这些药的性能，才可以解得开。

★寒和热，是不相容的东西，但是交叉在一起了，要造成很多神经的不通畅。我在农村总结的经验，农村里边得瘫痪的，多半，甚至80%都是起于感冒，感冒以后，吃了腌肉，或者吃了酒，或者吃了鸡。这个感冒，就是阴阳不平衡以后，体温不稳定造成的。感冒以后，身体里必定有寒，免疫力下降，这个寒有收敛作用，就使得全身的血管收缩起来，血管就会出现弯曲、狭窄。酒和鸡呢，是燥热的，高温性的东西，收缩的血管一见到这个，寒热相加，血管里的气血被煽动猛冲，血压一下子就上升了。50岁以后的人，就不适合吃鸡肉了，基本上要少吃。

★现在好多女同志，普遍有这种现象，在不要娃娃的时候耍朋友，一年半载就去刮了宫；真正想要娃娃的时候，没有了。这个问题引起的不孕，不单纯是说把子宫内膜刮薄了，它还有许多其他外在的影响，身体状况、脾气、做事、家庭生活……各方面都会受到影响。如果你真的想要娃娃，你就听我的，不管火锅也好，辣的也好，你要恢复原来没吃这些东西之前的正常生活，该吃饭就吃饭，吃肉就吃肉，吃菜就吃菜，不要吃那些乱七八糟的了，这是一个方面；还有一方面，注意自己的身体，宫寒啊，各方面要稍稍注意。

★只要有酸痛的地方，都可以拿个酸萝卜来轱辘、轱辘。它的道理很简单，三个功能：第一，萝卜、柑，它们本身是通气的；第二，酸入肝，可以止痛，而盐是咸的，入肾；第三，热能活血，有寒祛寒，寒一排，自然就不痛了。

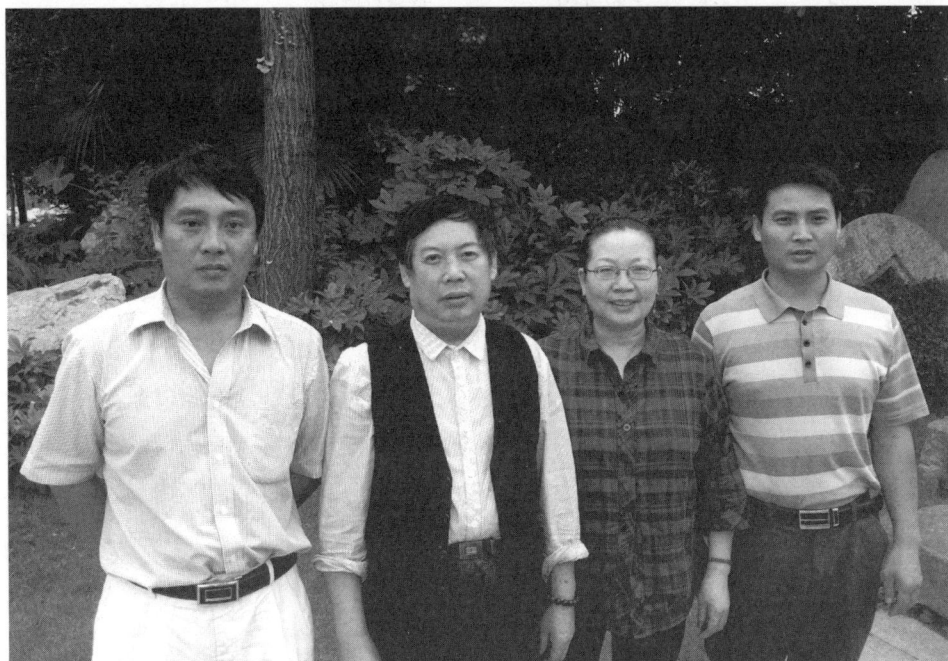

符氏夫妇及两个儿子（暨符氏火灸第六代传承人）合影

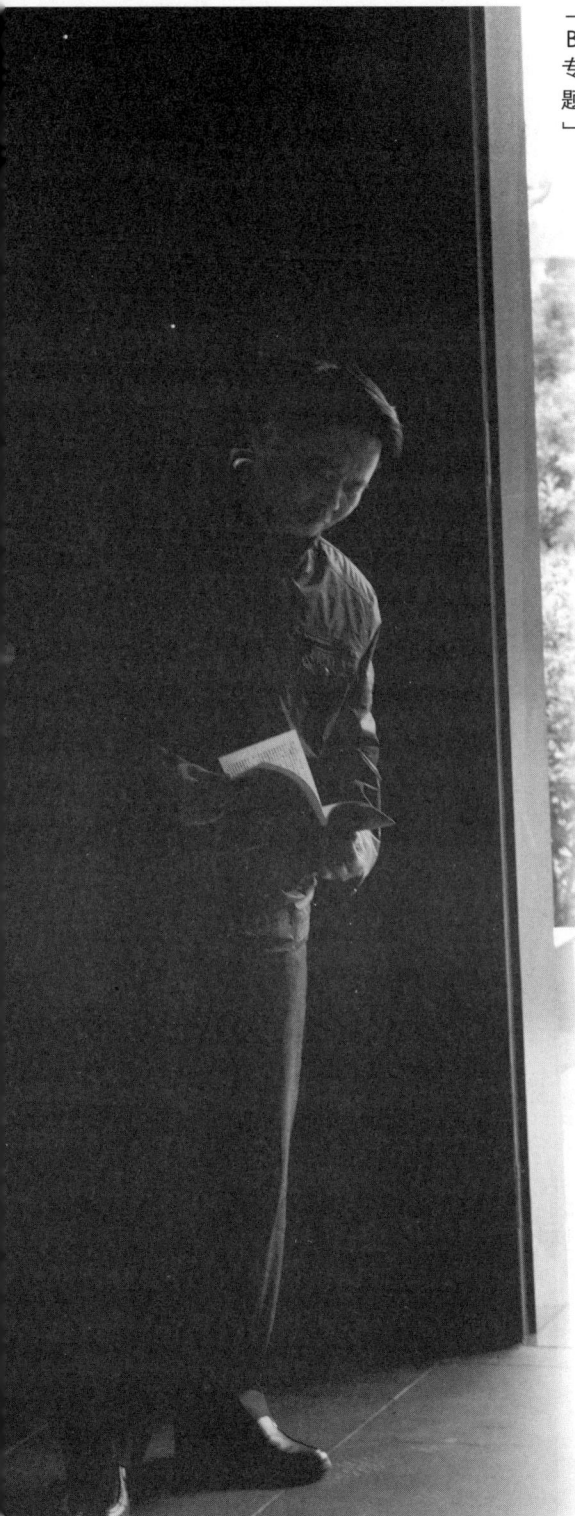

一物降一物·寻找解药

乡土中医和他的「独门」解药

他是这样一个人：生长在乡野，没受过太多现代教育熏陶，拥有的知识、常识，都是跟天地草木学来的；他木讷、沉静，寡言少语，眉头长年紧皱，总是心事重重的样子；不管对面是谁，在说什么，他都习惯低眉垂眼，不去注视别人，似乎也不在乎被太多人关注；他是一个农民，又是一个大夫；田里种的是用中药喂出来的稻米，可以用来治疗艾滋病，他用八角、茴香、大蒜，给鸡、鸭、猪、牛，以及人，治病；他从来不提《内经》、《伤寒》，也鲜见诸如经络、气血等术语；他看病、用药先要有"灵感"，没有灵感，就"不好说"、"不敢说"……

原生态中医的"第三思维"

"灵感"是什么？在大多数人看来，这两个字虽能心领神会，却不着边际：灵感是随时触发的，表面上毫无逻辑、脉络可寻。

灵感是看似无定式的，不可重复，欠缺稳定，放在人命攸关的医学领域，成为一名医者辨证、开方、治疗的依据，尤其不够安全可靠。

……

靠灵感诊病、治病？太不靠谱儿！

然而早在上世纪90年代，钱学森就提出：人类的第三种思维，灵感思维，是人类最基本的思维形式之一，它更深层次地印证了思维与存在遵从同一性规律。

简而言之，灵感思维，与自然的客观规律是同步的，它更接近于本能，判断事物时，不依赖于逻辑，不遵循概念，而是像看待冬天到来，春天也不远了这样的自然而然。

王俊昌，就是这样一个"灵感中医"。

本土特性决定了，要了解一个人，就要回到他的时代，他所生活的地域当中去。要全面了解一个乡土中医的进化史，更应如此。

王俊昌生活在江西省东南部的一个小县城，位于武夷山余脉，"接壤"福建、广东，也是客家文化的传承地。

这座国家扶贫重点县，虽然物质匮乏，却被大自然所厚爱——在众多河流地围绕、滋养下，这里气候温润，阳光充足，高达79%的森林覆盖率，为种类繁多的植物、动物、昆虫，更为当地的客家人，提供了一个纯天然的巨型游乐场。自然，这里的草药品种和质量，也是全国闻名的。

对城里人来说，漫山的植物，每一株都是野草，对当地的"行家们来"说，却每一株都是仙药；那些和当地风水物候化为一体的乡民百姓，加上祖辈的生活经验，让他们能够读懂路边的野树、野草，也能蹲下身段儿，观察昆虫的生存之道，向动物学习识草、采药的技能，以及"养生"本领，并成为生活常识的一部分。

一方水土上成长起来的人，与周遭生长起来的草木、生灵，骨子里携带着相通的基因。

某种意义上说，他们是通了"灵"的。

这样的地域环境，让王俊昌在家乡见过很多"神话"，比如能采药草，把断树枝接起来的猴子；偷偷跟着猴子采到奇药，将断指接上的乞丐；顷刻间，能用一双手让重伤倒地的人站起来的神秘老人……这些"神话"在当地人看来，只是神奇但真实的故事，并非虚构，不是迷信。

在"神话"环境中出生，与漫山遍野的药草、花香一同成长，学历不高，没有受到太多现代知识染指，加上天性里爱钻牛角尖地琢磨事物，创造了王俊昌不可复制的灵感思维，也让他的中医思路，看似散漫，却又如野草一样自成根系。

所以用"现代人"的视角，谈理论、谈概念，就没有办法跟他对接。

当然，王俊昌的"灵感思维"，也不全然就是他一人的灵光一闪，天外飞来，还需要有家传的基底，以及需要大量生活经验、体验、观察的积累，才能在偶然的机会被触发。

他生长的那块土地给予他的体悟、经验、灵感是惟一且不可复制的，以他为代表的，许多当地的居民、土医，都是与生态圈"珠连璧合"，天人合一形成的结晶体。

现下，"原生态"已然成为潮流，可真正的原生态是什么？仅仅是追求纯棉制品、原木家具、牛皮纸袋等等"伪原生态"生活？还是贴近土地，回归更为本能和自然的生存态度？重新学习不刻意寻找和营造，善于发现一缕阳光、一粒尘埃中，隐藏的语言和生命信息的能力……

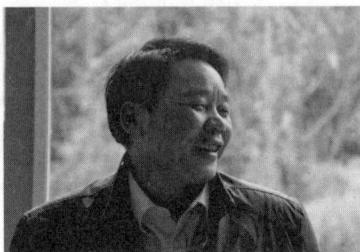

〔人物档案〕王俊昌，男，56岁，秘方传家，自幼酷爱医道。几十年来医人无数，却不敢自称"医生"；熟谙草药千种，却至今没有开方权。此君长居乡野深山，与花鸟虫草为伍，家有责任田数亩，但"不务正业"，田地鲜见庄稼，而是遍栽基因奇特之本草植物，例如用草药浇灌出的稻米，是医治某种重症的特效药，并自制多种成药……见到京城来的访问者，面露不安和几分羞赧，还特意带来能治疗烫伤的奇效药酒，准备把开水浇在腿上自伤，以便让访者观察疗效，此举因为太残忍，被制止……

从北京到长汀

回到北京,又是满眼的高楼和汽车,视线里,没有了长汀县城那清秀的面貌。

坐在电脑前,安静地听着采访录音,对话时有沉默……那一刻我突然发现,我在悖离原生态的环境中生活得太久了,以至于在面对王俊昌这样"纯天然"思维的人儿,一时难以对接——2011年7月的一天,福建长汀打来电话,几位民间中医人、中医爱好者,在合作开发一些新的中草药产品。据说其中一位中医师,已经购买了20部"田原寻访中医"系列书籍,并且他们期待我们的考察与采访。

长汀,全国著名的生态涵养地,一度生态被严重破坏,经过当地民众和政府十几二十年的努力,做了大量的生态恢复和涵养工作,现在的长汀,一跃成为全国著名的生态保护示范县。当然他们的中草药生态也保持得很好,这也是吸引我们注意的一个原因。

9月,这个"中医人"群体,派周医生作代表,到北京与我们会面。初次见面就印象深刻。周医生全名周万昌,30几岁,个子不高,额头光亮,眼神明澈,言谈间充满对中医的热爱,虽是西医出身,谈起中医、中药的神奇,忍不住语调高昂。这份对中医的热爱,又一次打动了我们。

12月,我与策划人一同踏上去闽南的列车。长达26个小时的旅程,选择火车,其实要的是一段充分的休息时间,也是有意让自己慢下来;回头看看自己这一个月来的轨迹,成都、泸州、合江、重庆,寻访民间中医高人,来去匆匆,回北京没歇上几天,已经深感疲惫,只好借火车上逛荡逛荡好睡觉……

说实话,和王俊昌对话的头几天,显得勉强和苍白。我觉得有些头疼。这个乡土大夫过于内向、寡言,要么低眉垂眼,谁也不看,一双大手规矩又别扭地摆在膝上,要么不停地点烟、抽烟。经过几天的强势追问,总算让他放下了紧张感,开始向我们展现那个,只存在于他头脑中的草药世界。在这个世界里,一切的草本植物,都是具有灵性的生命活体,人和植物、昆虫、动物共生共存,彼此感应、彼此依赖。很突出的一点:他喜欢用"解"、"gai"字,不管再复杂的疾病,他只抓住一个重点,再去找到一把钥匙,把它"解开",其他一切也许都迎刃而解。谈及草药和他所熟悉的生活,他会兴奋,本来表情单调的脸庞,发出光亮,开心地笑,灿若稚童。或许,他们从来没有走出真正的自然,更没有走入这个浮躁、喧嚣,被无数概念所包围的世界。

采访现场:

采访时间 2011 年 12 月 20 ～ 26 日

采访地点 福建省长汀县

参加人员

田　原（中国医药科技出版社，中医文化传播人）

沈　生（策划人，摄影师）

王俊昌（草药医生）

周万昌（乡村医师，王俊昌徒弟）

陈振华（中医支持者）

池　老（中医爱好者）

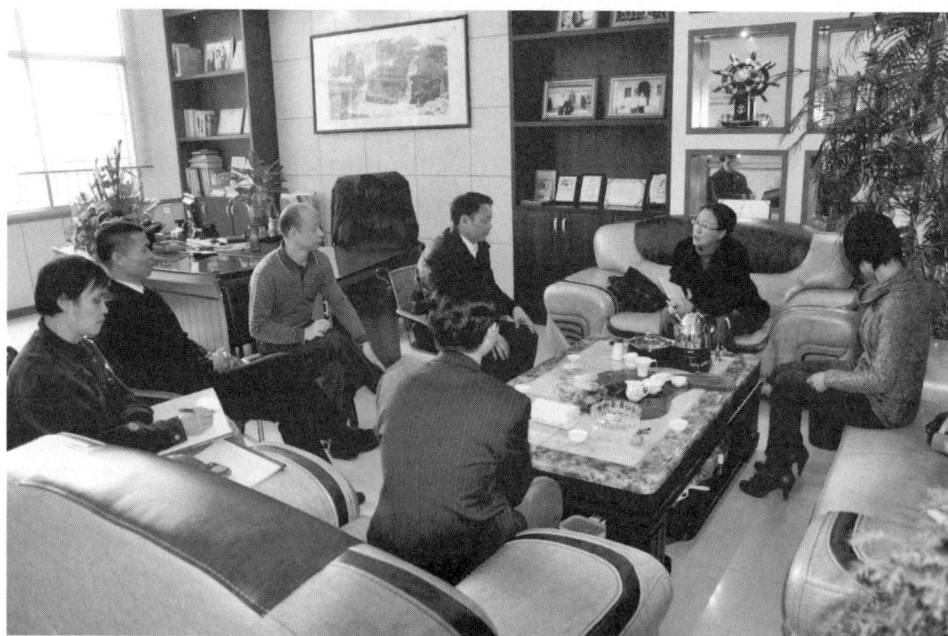

福建长汀采访现场

1. 从肝肺里的 "棒状病毒" 说起

长汀城以南，坐落着始建于周代，又经迁移的"南禅寺"。

大都市里，很多人对"南禅寺"情有独钟。而我的另一份动心，源于女儿。

一年前，也是这个时间，二十出头的美少女独自在这里闭关9天。那个9天，我们切断了所有通讯，等待中，我只能遥感南禅寺，或清灵或枯燥……和一个美少女的身影。

归来后，她和我描绘南禅寺的生活：每天4点，大家悄悄起床，鱼贯而出，在厅堂里打坐；6点吃斋饭，散步，再打坐，每天打坐9个小时。第一天，忍着寒冷和膝关节的难过，第二天，夜里更加寒冷刺骨，想跑，第三天还想跑……最后还是坚持了下来。回来后的女儿长大了许多。

第二天一早，出行前往寺院，12月的汀城，天空飘起了细雨，更添几分湿寒之意。从高速公路的路口拐进去，见一条浅浅的山谷，走近一些，"南禅寺"渐入视界，字体端正，运笔简洁，自有一番禅意。落款署有"启功敬署"。

禅房宽敞明亮，木格子窗外，几株修竹的身影映在玻璃窗上，孤独，清寂如画。

整座寺院很难见到闭关的人，负责人说大家都吃饭去了。但她们打坐的教室让人很有感觉，空寂中漾满禅意。我的眼前，仿佛看见一个菩提垫子上长发、盘腿、合掌、静思的女孩。

在雅致的禅房里，几人围桌而坐，我们正式"闯入"王俊昌看似"荒诞"的内在视界。昨天开始，周医生偶尔出现的咳嗽，有了逐渐加重的趋势，不断声地干咳……

田　原：小周的这个咳嗽，我从昨天就琢磨，他这种干咳，是肺热呢，还是肺燥呢？什么原因引起的？鼻子还这么红？您觉得他的咳嗽是什么原因？

王俊昌：什么问题，一下我也表达不出来。这个理论上的东西，我都讲不好。我的感觉，是他吃了很多西药，西药解决不了的，中药很多时候都是很拿手的，我是有这个想法。他不止咳嗽一天了，他从北京回来以后，就是一直咳到现在，十几、二十天了。他自己也是医生，我是这样想，他也想要把身体搞好的，自己是医生，都搞不好身体，不好意思的嘛。他是学西医的嘛，肯定吃了很多次的西药，不止一次。我感觉，他吃了很多西药，说明这个西药解决不了他的问题，中药对这方面很拿手的，很好解决的。

田　原：您对这方面很拿手？

王俊昌：一直是这样，人家治不好的病，他来找我，治得好的，不会来找我的。

田　原：我就看您给小周吃了几粒胶囊，既没望、闻、问、切，也没辨证过程，然后就说最晚到明天早晨，就不会再咳了，这么有把握？

王俊昌：我这也是很拿手的一个处方，这个处方我不止用过这一次，我以前也用过这个处方的，它是以清肝火为主的，它的功效很多，从西医来讲，它消炎的效果，抗菌的效果，都很好的，它可以把细菌、病毒给解掉，特别是那种棒状的病毒呀。病毒也分几种的，有些病毒是螺旋状的，有些病毒是像棒子一样形状的，这种形状的病毒，就是容易造成咳嗽的病毒。

田　原：您觉得小周的咳嗽是某种"棒状病毒"引起的？有什么根据吗？

王俊昌：我查了很多资料，以前我有研究过这种咳嗽的。什么病毒，会引起人家咳嗽，干咳，这个也是我研究了很久。因为我儿子是搞西医的。他这个咳嗽，就是这种棒状病毒引起的，如果它是其他形状的细菌也好，病毒也好，西药早就解决了。他自己就是医生啊，如果是简单的病毒，他自己早就搞定了。

很多人不知道，这种棒状的病毒会导致这种干咳。

田　原：您在哪本书里看到的"棒状病毒"？

王俊昌：一下子想不起来了。因为艾滋病的病毒是那种球状的，外面有很多刺的，我是电视里面看到的，书里面也看到过嘛，我就琢磨这种病是什么形状的病毒，那种病是什么形状的病毒，就想去知道这个事。西医，细菌用抗菌素就很有效，就是病毒对付不了。

田　原：这种病毒在全身都有吗？

王俊昌：不是，这种病毒，它在肺里面和肝脏里面有，气管里面也有。我就用这个处方。这个处方是我自己研究出来的。

田　原：您对病毒的整个"军团"能了解到什么程度？

王俊昌：了解不多。

田　原：您的药把这种病毒消灭了，咳嗽就没了，但在中医看来，"五脏六腑皆令人咳"，要说药一下去，马上就能把咳嗽镇住，我要质疑了，您用什么方法镇住的？如果是类似西药的对抗性治疗，把咳嗽硬性地压制下去了，未必是好事儿。至少得把为什么用这个药，是什么思路说清楚。

王俊昌：这个是治本的。我们这里讲的古话，咳嗽是医生的对头，是很不好治的。但是我可以保证，我这个药，是没有任何副作用的。它是消毒的，清肝火、外火。我的草药，很拿手的，这里找不到这种草药。

田　原：太模糊了！客观来说，作为一个50几岁的民间中医，研究出某种药，也不说它的成分，也说不出来它的原理，就是强调独特、有效、安全，这个太缺乏说服力，很难服众啊。

王俊昌：我讲这方子里的一个药给你，黄连啊，"哑巴吃黄连，有苦难言"，这黄连是很苦、很苦的，但是这个吃下去，气管会轻松，鼻孔啊都会通，把鼻孔打开，他上午不是有一点感冒嘛。

田　原：我得问问当事人什么感觉，（问周万昌）你吃完以后什么感觉啊？

周万昌：很舒服，很通畅。这个肚子里边，好像吃那个藿香正气水的感觉，到现在还有感觉，它在肚子，胃里，一直挪，把气一起往上边升，上了以后，很舒服。我就想，这个怎么往上上？黄连属于苦寒药，不是应该往下拉，往下排的吗？他说这个就是往上走，把鼻孔打开，我上午不是有点感冒嘛，现在鼻孔也通了，很舒服。

王俊昌：这就是制造方面的工艺决定的，第一次吃三粒，第二次吃两粒。如果鼻孔的这种堵塞的感觉严重的话，第一次，就吃三粒，它在肚子里边可以保持几个小时嘛，至少6个小时的功效。但这个跟猪肉是相对抗的。跟猪肉是相畏的。

田　原：这个药从研究出来到现在，用了多长时间？

王俊昌：哎呀，这个药用了最少有10年以上了。有很多咳嗽得厉害了，小便都忍不住的，一开始咳嗽，裤子里边都是尿。这种情况，我也用这个药来解决。

田　原：治这种干咳为什么要用黄连？

王俊昌：黄连，用西医的说法，它是广谱性的抗菌药，所以要配上它。

2. 细菌、病毒和虫子一样，都不喜欢香的

> 慢慢琢磨王俊昌其人，其"路数"，突然想起老人常说的"卤水点豆腐，一物降一物"。简单十个字，蕴藏着世间万物相生相克的真理。

田　原：除了黄连，能再说几味里面的主药吗？

王俊昌：这个不能说，不能公开的，这是我们要开发的一个方子。

田　原：……我无语了。方子不肯说，原理又说不出来，怎么说服别人相信？咱们没法儿进行下去了。不说方子，就说说您的感觉，周医生为什么咳嗽，吃了药为什么就不咳嗽了？

王俊昌：我的感觉啊，刚才讲了那个病毒，就会使人的喉咙里面，气管里面，会发痒，这种干咳，他不咳嗽就不舒服，咳嗽以后就会比较舒服。吃了这个药，就能把那个病毒，把它杀掉，没有病毒了，他就不会发痒了，也就不需要咳嗽了。

这个药就是一味攻一味的，这种病毒，就怕这个药。还有啊，我的想法，人，是喜欢各种香味的，那些虫啊，就不喜欢香味，这是我在生活当中观察到的。

打个比方，苍蝇啊，蚊子啊，都是从很脏的地方长出来的嘛。有腥的地方，臭的地方，它就飞到那里去，它就在臭的地方长出来的嘛，它就喜欢这样的东西，香味的东西，它就不喜欢。

这些，我们在生活当中往往会看到的。

所以要从这个角度讲，各种虫啊，跳蚤啊，人头里面的虱子啊，都是要肮脏的环境里才会生长的，太干净的话，它是长不出来的。

夏天苍蝇最多了，但是你仔细观察它，它绝对不会飞到你热腾腾的饭菜里边，它都是吃腥味的，冷掉的。再有，苍蝇喜欢糖类的东西，甜的。一般人能吃的东西，放一段时间，就变成苍蝇特别喜欢的东西了，就是有些腐烂变质，它特别喜欢。

田　原：是说自然界的虫，和身体里边差不多，是这个意思吗？我们在谈看不见的微生物……

王俊昌：有相通的地方。所以从这个角度讲，香味的东西，很多人没有想象到，就是这些虫子的，还有那个病毒、细菌的克星。

所以这个药里，我要用到黄连这个广谱抗炎、杀菌药的嘛。

田　原：用这个办法能治老鼠吗？

王俊昌：我在电视里看到的，猴子啊，老鼠啊，它和人体结构很相似，所以都拿它来做实验，这个呢，就找不到很好的方法来对付老鼠，基本上能够毒死人的也可以毒死老鼠，这个是真理。老鼠这个生物，历史非常长久，甚至比人类还长久，人类到现在，甚至还没有想出办法来对付它。

田　原：现代科学认为，我们体内有很多微生物，细菌和病毒，是对身体有正面意义的，也是人生命的一部分。您就这么把细菌和病毒给一锅儿端了，会不会也产生一些副作用？

王俊昌：有的可能对人体是有好处的，有可能，这个我讲不好。

田　原：没灵感？

王俊昌：对，讲不出来。

但是这个我知道的，以前我的小女儿，头上啊，长了很多虱子，她不讲卫生，小嘛，不懂嘛。

那我知道，这些虫子啊，跳蚤啊，苍蝇啊，虱子啊，它们都害怕香味的东西，春节的时候，我就用那个八角，就是我们香料里边的，我就拿来做试验，我就看我的想法有没有道理，在实际应用方面，是不是这个道理？我就用那个八角子，就一味，用碾子，碾成粉，我把这个八角粉放在我的女儿头里面，用布包住，不要让那个香味跑掉了。两分钟，全部虱子跑掉了！自动掉，一下子清空了。这证实了我的想法是对的，我后面又产生了更多的思路。

田　原：这个治咳嗽药方的开发，就和这种思路有关系？

王俊昌：对，我做很多事都是靠灵感。八角，就是茴香，还有丁香，都是香料嘛，在饮食方面，也都有杀菌的作用嘛，大家都知道的嘛。

我们饮食方面，食物里放这些东西，它也杀死了很多细菌……就是起到保健的作用。老祖宗做饭、做菜，用它也是起到这个作用。

田　原：后来是怎么想到咳嗽和病毒的关系？

王俊昌：慢慢地，后面呢，很多人的病，我就想为什么都治不好？为什么大家不知道怎么治？我要怎么对付它？我经常想的，就是这个事。后来我就把这些香料，应用到很多方面，用到很多治病的方面。

打个比方，这个大蒜，也是香料，大家讲的，农村里啊，猪啊、牛啊、鸡啊、鸭啊，什么病我都治，鸡啊，产生那个白痢的，很多啊，拉白屎啊，一拉它会死掉的。我们农村讲一个人，就说，哎呀，你今天精神怎么这么不好啊，跟拉白屎的鸡一样啊。就是说这个人跟得了白痢的鸡一样，整个人昏昏沉沉，没有精神。我治鸡的白痢，用大蒜可以解掉它。

大蒜杀菌的功效很强的。我用生蒜，把它捣烂，放一点米醋，米醋也是杀菌的，但得我们自己做的米醋，街里面买的醋是不标准的米醋，它没有功效的。

田　原：自己怎么做米醋？

王俊昌：不是有苦酒嘛，苦酒就是米醋嘛。人家农村自己家做的那个酒，有甜的嘛，有苦的嘛，苦酒就是酸酒，就是变味的酒，没有做好的，变质的。

这是因为做酒的人，没有掌握好米饭的温度，糯米饭蒸出来以后，要放凉啊，凉到一定的温度，你把这个酒曲放进去，温度过高，不行，它就变酸，就变米醋了，如果温度恰当的话，它放进去，就不会变酸酒。就是这个道理。

我知道这个道理以后，我就一想，人家为什么做成酸酒？做酒的人，一天做两三缸酒，这一缸是酸的，那一缸就是甜的，他们就不去研究，我就会去研究，一般的人不会想，但我就会去琢磨它。所以我一想，要做米醋的话，温度高的时候就把这个酒曲放进去，不就行了嘛。

现在外面卖的醋，勾兑也很成问题呀，所以我自己就用这种自己做的米醋。

我治疗肠梗阻就是用这种米醋，把米醋倒到锅里面，一点火，一烧，它这种米醋的挥发，这个味道很冲，你就把它，嗖，吸到腹腔里面，肠道这里就打开了。很简单的。你买的米醋是没有效的。

非典的时候，那个是传染病嘛，我们国家，不是说米醋可以消毒吗？全国的米醋都卖到十几块，甚至几十块，都卖光了，有些其实真的是没有用的，老百姓也不知道怎么使用，这个米醋真的是能给空气消毒。

我电视里面看到了这个观点，非典怎么传染？它是空气传染，呼吸道传染，你知道的话，把米醋打开，放在房间里边，空气里边的细菌什么东西就会被消灭掉，它是空气里边消毒的。科学家讲得也没有错的，但是大家不知道怎么使用。

醋不对，也没有起到作用。只有我们自己做的这个米醋，房间里面放点米醋，空气消毒，非典不会找你。

田　原：给鸡治病也用这个米醋和大蒜兑在一起。

王俊昌：诶，我用 50g 的大蒜，50ml 的米醋，捣烂，搅拌在一起，就变成液体了，酸蒜汁，拌在一起以后，我就用那个点眼药水的瓶子，把里边的药液洗干净，把那个酸蒜汁吸进去嘛，鸡的嘴巴打开来，给它两滴，吃下去，就会止住。

很多人到我家里来，那个鸡倒下去了，吃上几滴它就会站起来，就没有拉白屎了。

田　原：大蒜能行滞气，暖脾胃，解毒，杀虫，很早的时候，古人就用大蒜来治疗霍乱和冷痢。所以用蒜汁儿治鸡痢疾我倒不意外，但为什么和米醋勾兑在一起？

王俊昌：它杀菌也很强的。醋是收敛的，大蒜是收敛、止泻的，有拉的话，吃了蒜也不会拉嘛，它有收敛作用嘛。米醋也是收敛的嘛。

田　原："闹鸡瘟"的时候，传染上的鸡就会拉稀，实际上也可以理解为是鸡的气血在不停地往外走，有种水土流失的感觉……

王俊昌：对，用大蒜和醋给它敛住，相当于"实土"了。我不懂西医，但鸡、鸭、牛、猪，我也给它打吊针。止泻以后，我也买那个 50% 的葡萄糖，给它输液。

田　原：跟治疗人一样，还要补充点儿葡萄糖……

王俊昌：诶，给一点补充，很快就会康复的。鸡的翅膀下面，有血管啊，就从血管里边打进去，很快就会康复；猪我也给它打嘛，猪的耳朵里边也有血管嘛，也给它打，很快就会康复。一方面止住拉稀，另一方面还要补充点营养，我给人家治鸡啊、牛啊，我都会用这种方法。所以人家就很相信我，什么病都找我看，人有病啊，鸡有病啊……

我就什么都会去想，什么动物有病，我都会去试一下。

田　原：人除了精神和思想之外，和这些动物其实是一样的，你在给不同动物看病的时候，相当于做了很多的"临床"实验。

比如说刚才谈到，用"芳香疗法"，人喜欢芳香的东西，细菌、病毒不喜欢，就用这个东西去克它，相当于找到了"解药"……您心里装了很多"解药"。在给鸡治病的时候，也是这个思路？

王俊昌：鸡啊、鸭啊，什么我都这样想。

刚才讲的那个八角、茴香啊，它就可以对付虱子，它是虱子的克星嘛，你不相信，你以后就试一下，很简单。

我啊，还想研究无公害农药，这个农药，人可以吃，但是虫子吃了会死掉，我想搞这个，也想过啊。真的能研究出来，我也肯定能把它研究出来。但是有没有办法开发我就不知道啊。

田　原：周医生给您起了个雅号，叫"制药机器"，因为脑子每天不停地转，找"解药"。

王俊昌：有一个方子，很好的，不是生活中嘛，蜈蚣咬了以后，他也会肿啊，也会痛啊，蜈蚣咬得很痛的。不要找医生，你这个耳朵挖一下，不是有耳屎嘛，和口水，哪里咬就哪里涂一下，两分钟，就不痛了，这个很管用的。城里很少有人被蜈蚣咬，农村比较多，在田里边劳动的人多。

田　原：对泥鳅有没有独特地认识？

王俊昌：泥鳅啊？泥鳅我知道有一个偏方是很好的，吃生泥鳅，你们不敢吃的。治经常上火的，生吃很清火的，很好的，一上火了，喉咙痛，很管用。

扁桃体啊，发炎啊，西医讲的，我们就讲上火嘛。把生泥鳅捣烂嘛。大的一条，小的可以两条，打成泥，用面皮包好嘛，煮饺子的面皮嘛，包好。

田　原：面皮也要用生的？

王俊昌：也是生的，就把它包住，才好吃嘛。生米、生面，吃下去对身体没有害的。

田　原：那也不好吃啊，盐也不放，什么都不放？

王俊昌：不放，这是治病的，不要好吃。吃它2～3次，一天一次，后边就不会上火了，很管用的，它很清热的。

田　原：如此生吃泥鳅啊，很多人好像被忽悠的一根根吃下去呀。看来这个理念没错，问题出在细节。

我的一个朋友，不到50岁，可以说是家财万贯，他也咳嗽得很厉害，咳嗽了好几年，就是干咳，很少有痰，中医、西医都看过，谁也没看明白，他的脸色黑黑的，嘴唇干裂，颜色也是偏黑紫色。您感觉一下这个人的咳嗽，应该怎么解决？

王俊昌：我要看到人的，要看他的肤色嘛、眼睛啊……

田　原：看照片行吗？

王俊昌：那看不清。要看头发什么颜色，有没有干枯什么的，还有他耳朵下方，我都要看的。看这个耳垂，还有鼻子，舌……都要看的，看到了，脑子里边就有一个影像了，自然就会出现一种想法，就会有感觉。这个我讲不出来。

其实每一个人都不是百分百身体好的，多少都有一点点小毛病。

3. 跟着猴子去找接骨奇药

有学者说：在原始社会，人们用艺术的眼光看待万物，万物都是具有灵性的生命活体。这造就了中国人不可复制的诗性思维。

我们本应都是诗人的后代。

然而，关系越遥远，灵感越匮乏。

田　原：恐怕我一时难以接受您的思路，尤其您那听上去极不靠谱的灵感，还有充满"魔幻"意味的治病思路。

其实，今天在场的这些人，都很纳闷，王俊昌的一身本事怎么来的？没有老师，没有系统的学过中医，看的中医书也少，虽然家里藏了几本祖上传下来的《伤寒论》和一些手抄本、珍本、经典……

王俊昌：我的生活经验很丰富，我会偷艺啊，学艺不如偷艺啊，偷艺真是记得扎实、深刻。我就很在意懂草药的人，想尽办法和人家联系。就有一个人，他有一个秘方，我问他也不说，请他吃饭也不说。

田　原：没办法，只好偷？怎么偷？

王俊昌：把他开出的草药买回来一包，一味、一味，把它破解了。

这样，我都知道了，可就一个药粉很神秘。他把那个药粉装到瓶子里，也不写字的，后来他出去了，我就把那个药粉，闻一下，再搞一点放嘴巴里面一吃，我就知道了这是什么东西。

田　原：药粉偷吃在嘴里，就知道了？

王俊昌：就一味药嘛，后来我一查资料，就是这个。

一吃我就知道是苦参，苦参就是杀虫的嘛。别的药，他的警惕性不高啊，没有碾成粉嘛，都是草药根，草药苗啊。

他方子里有十多种嘛，每一种多少克，我们把它记下来。他就单独把这一味药碾成了粉末，说明很主要的，他才拿来碾粉嘛。如果他把所有的药都碾成粉，就没有办法了。再厉害也破解不出来。

田　原：您就把人家的秘方破解了，之后加到你的药方里？

王俊昌：诶，一和起来呢，就比他的更好了。后来我就比他更厉害了。

田　原：他也是祖传秘方？

王俊昌：是。还有一个我的同道，我们两个人一起破解啊，有的我认不到的他认到，有的他认不到的我能认到，合起来把这一个秘方破解了。

田　原：这个秘方治什么病？

王俊昌：治胃癌的。

田　原：我也不好给您这个"小偷"定罪。您的家乡用药高手很多吗，都有点绝活儿？

王俊昌：有很多高人的，但是好多好东西都没有了，失传了。我在那个地方，一个卖猪肉的，在那儿剁肉啊，他那个手指头呢，用刀铡了一下，手指头断了一节，上面都有血，掉在地上了，手指头拼命跳……一个人，就拿药把断掉的手指头给对上，拿一种药一敷，就接上了，没事了。

搞中医，搞中草药的人啊，都非常坚持啊。

这个草药，都是跟猴子那里学来的。

他到那个猴子居住的地方，猴子经常要到树上去玩，猴子有自己最爱玩的那一根树枝，那个搞草药的人呢，就发现了猴子最喜欢玩的那一棵树，把它喜欢玩的那棵树的枝桠，给它弄断，弄裂啊，猴子爬上去以后，它有压力呀，就全部断了，哇，那猴子就去采药，把那个断掉的树枝啊，给接上。所以我们觉得，搞猴子草药的人，他就那么神奇。

西方有的科学家认为，艾滋病是从黑猩猩身上传染来的，但是为什么黑猩猩自己不得艾滋病，它只是携带这个病毒？我大胆地假设一下，是不是一方面原因就是它会采药？

田　原：猴子采药，在很多人看来，这是一个传说。

王俊昌：不是传说，这是我亲眼看到的，这个搞猴子草药的人是一个我们那边叫"土仙"，就是乞丐。

祭祀的时候不是可以去堂子那里分猪肉嘛，这个乞丐看到人家手指砍掉了，马上就找了点草药帮人家接回去了。

田　原：听起来像武侠小说。金庸的小说里有个"黑玉断续膏"，是一种连粉碎性骨折都能接回去的奇药，莫非这个乞丐就是传说中的丐帮弟子……

王俊昌：这就叫断指再植，这是西医的说法，好多人不知道，中医也有这个方法的。

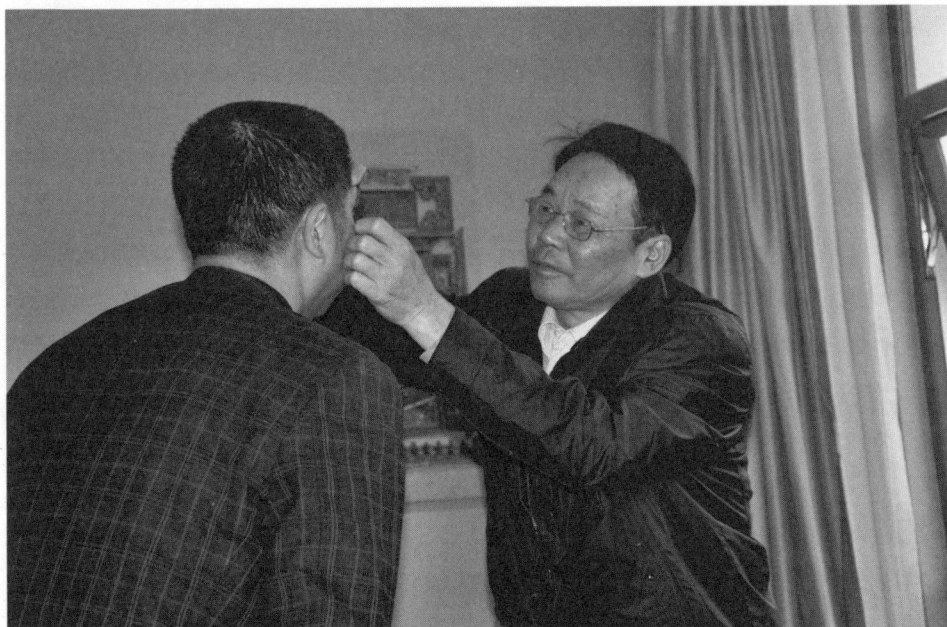

王俊昌现场给病人"看"病

4. 会解毒的老牛

田　原：上天为万物准备得很齐备，不管是人还是动物，它出现了一种症状，或者受到了伤害，世上就有一种"解药"。

王俊昌：动物真的是很聪明的，我在我老家，看过那个牛啊，喝水的时候，喝了装农药的桶里的水，那桶原来装的甲胺磷，它就是中毒了，但是它没有躺在那里等死，它还要挣扎着站起来，走路都是晃的。我一看它还要站起来，我就观察它，它在院子里到处走，好像在找什么，我就看它究竟找什么，它就找啊找，找到角落里的一个尿盆。农村家里面没有厕所，都在外面上公共厕所，晚上的时候不方便嘛，就都在家里准备一个尿盆，那个尿盆就放在院子的角落里面，里面满满的都是积下来的雨水。诶，那个牛就喝尿盆里的水，喝了以后，就好了，走路也不晃了。哎呀，我就知道了尿素能解农药的毒，以后鸭子、鸡、鹅不小心吃到农药，中毒了，我就把尿素用水化了，喂它喝，一个个都好了。

田　原：这牛就知道这个水能解它的毒。

王俊昌：还是一种本能吧，或者也是一种"灵感"。（笑）

田　原：你还观察过什么动物？猫和狗观察吗？

王俊昌：喵（编者注：方言称谓）很怕冷的，所以它喜欢有阳光的地方。我们古话，老人家讲的，"人脚，狗嘴，喵脑瓜"，这是我们家乡的土话。人怕冷的是腿，要把腿保护好了；狗是嘴巴，它是嘴巴很怕冷；喵是脑袋怕冷，它睡觉的时候，就用爪子把脑袋搂上。还有，你看以前那个打拳的人，武功深厚的人，他们的身上，有很多很好的疗伤药啊。因为有一次，两个人打架，其中一个人呢，他的背部啊，他的经络被打的，受了重伤，他的人爬不起来，就这样子的，旁边有个老头子，不会打拳的，但他的手功非常好，他就给他摩一下，就这样子做了一个手功，这样子，弄一下，人就爬起来了！他这个气功是相当厉害的。

田　原：北京有一个"双桥老太太"，103 岁才过世，"双桥老太太"的名号是周总理封的。这老太太，一双三寸金莲的小脚，什么骨折，腰椎间盘突出，来看病啊，看你一眼，没事，你回去吧，你刚一转身，她小脚就上去了，叭，一脚，就把错位的地方给接回去；粉碎性骨折，到她手里捏巴、捏巴，全给对上，真叫绝活儿！

王俊昌：现在的好药、绝活儿，真是丢得太多了。以前有那个巫医，我看见过有人跌在地上啊，摔伤了，爬不起来，那个巫医，吐一口口水，抹上，就好了，看上去真的很神奇的！其实这个巫医的口水没有这么好，他是嘴巴里面有药，这个我是知道。诶，人家是看不到的，但是我就知道，本身嘴巴里边有好药，口水吐出来，药就在里边，给他抹一下，就好了，没有再痛了。就是这个道理。

田　原：都是你亲见的故事。是不是在别人眼里您也厉害，以后也会被传说？

王俊昌：反正我就对这个草药啊，治病啊，有兴趣。

5. 草药似莲

田　原：我问一下，当您发现一珠植物，觉得它可能是一味草药，靠什么来辨别它有毒、无毒，它的性味是什么样的？是通过闻气味，看形状，还是亲自尝？

王俊昌：我什么都要看，形状也要看，闻也要闻，吃也要吃，我要体会这个草吃下去，有什么感觉？没有用过的草，奇怪，想发现它，就会首先拿来，把它的叶子，搞开，闻一下这个味，什么味道，闻到的时候，看自己舒服不舒服，有什么感觉，再一个呢，拿到嘴巴里嚼一下，不认识它的话，再回来呢，找那个草药图啊，对照一下，看看是什么东西，这样，就可以把它找出来。

田　原：用这种方式发现过多少种草药？

王俊昌：有一个，我们土话叫"四叶莲"，都是四个叶子的，不多不少，它属于十字花科嘛。它也不是很粗的杆，它的杆，跟芦苇杆这么高，最高就这么高了。它下边是一个根，长到一定程度，就长出叶子来，叶子长好了，那个杆又长，在杆上再开花。吃起来什么味道呢？涩的，也有一点点那个辛辣的感觉，也有苦的感觉，把叶子搞开，闻着是好香的。这种草，是很消毒的东西，我以前没有认识到的，看到了以后，回来再认识它，书上写，叫做四叶莲，能清热解毒，利尿消肿，安神，能治疗泌尿系统感染，疗疮疖肿，蛇咬伤……另一种药草叫"七叶莲"，又叫"七叶一枝花"，那个是另一种，它上边也会长花，这个四叶莲上面也会长花，是"四叶一枝花"。那个七叶莲也是很好的，也是消毒的。七叶莲，它有特殊的地域环境才会长的，向西那个地方才有长的，其他的地方是不会长的，它朝北的地方都不长的。

田　原：这草药都有个"莲"字。不知当何意。上午在周医生的门诊，有个女病人，三年前做了子宫切除，现在手脚都很肿胀，关节也疼，当时王老师也给看了一下，说她是类风湿。

周万昌：就是风湿病。她子宫切除以后，体质很虚弱，当时又造成一个血小板急剧下降，后边吃了一些西药，血小板才算是稳定下来，后来医生给她用激素疗法、冲击疗法，吃了很多激素，不行，后边来找我。我说你赶紧把激素停掉，停了以后，我再给你用上中药。实际上她还没有发生血小板减少之前，我就帮她看过病，后面呢，血小板是控制好了，但是人发胖了，性格急躁了，还有就是关节痛得不能睡觉，到西医院去查，全部指标OK，查不出问题。

田　原：您判断是风湿病？

周万昌：对，我跟我师傅的理论是一样的，按风湿来治疗。她吃了半年的药，现在还有点症状，早上起来手还会伸不直，但是比起以前已经好很多了，已经好了大半了。

王俊昌：实际上关节痛，很容易解决掉，我用草药，很快。

田　原：用昨天路边看到的苍耳子洗澡？

王俊昌：那个苍耳子洗澡，是治疗皮肤病的，用苍耳子煮水，很好。那一种。它内服也可以，可以消毒。但关节的风湿，和不是关节的风湿，有不同的治疗方法。

田　原：怎么判断关节里有湿气？

王俊昌：这个一看就知道，像田老师您也很懂的，你一看就知道，她是湿气过大，脸部都反应出来了。而且她哪里疼，她自己会讲啊。现在她不是很严重的。

田　原：昨天在山上待得久了点，天气湿冷，我感觉腿发沉，膝关节凉，有点疼。

王俊昌：你这种就是环境造成的，到了别的地方，改变一个环境，自然会好了，不需要治疗都没关系。如果很严重的话，很明显，又肿又痛的话，再用药来治疗。

田　原：这里风湿病人很多？

王俊昌：我们老家，到了 12 月就下雨，一年 12 个月，几个月都在下雨，还要去劳动，都要接触水啊，风湿痛的就多。但是现在还有的年轻人，上身穿得很多，下边穿个袜子，也要得关节炎……

6. 能杀结核杆菌的"百部"

田　原：昨天咱们看到一个肺结核的病人，您当时也说，如果您来治的话，很快能治好，打算用什么样的思路治疗？

王俊昌：我会先给他分一下，这个是阴性还是阳性，一般阳性的，就会发热，体温表现得不明显，但是体温表能够量出来的，是低烧，不是高烧；但是他是阴性的，就不发烧，脸色啊，表现出很晦暗，没有光泽度，这是虚的表现，我就给他用补阳的方法。

田　原：怎么补阳？

王俊昌：我以百部为主。百部杀虫功效很好，按西医的话讲，能杀他的结核杆菌，效果很明显，再用鸡或者小鸟一起炖，辅助一下，这种禽类，营养很丰富。

田　原：有位中医学家说过，禽类都属火，所以叫朱雀。

王俊昌：这个有道理，像是鸽子，也是大补的，和药一结合，就能把营养输送到肺。用这种方法，一般是要两个月吧，他的体重就会明显增加。

田　原：百部，药书上写的是：性味甘苦，微温，归肺经，润肺、下气、止咳，有杀虫功效。您眼中的"虫"，不仅仅是肉眼可见的，还包括人体内部的细菌、病毒，在用药的时候综合了西医的思维，用百部单刀直入，杀灭病菌，然后再用能够补肺的食物或者药物，给一个补养？

王俊昌：是。就是靠灵感，我就是这个灵感，一看到病人，就会直接找你应该吃的药，有什么药才可以对付它。是脑子里面自己在搜索。

田　原：佛家讲"顿悟"，但是没有一定的积淀怎么能"顿悟"，说穿了，所谓"顿悟"，还是"厚积薄发"。您这些年来积淀的东西太多了，心里装了很多草药，随时随地在生活里观察。

王俊昌：我平时，一直在看书，各种草药书啊，《中药大辞典》，书里画的草药的图，有着色的，有没着色的，什么都看。像百部这个药，很普通的，它的功效怎么样，书里都有。但是好多草药都被人们遗忘了，不研究啊。有很多中药呢，人吃下去都有好处，能够杀虫，虫就害怕这些中药，你用上了，它就死定了。

田　原：你每天用多少时间看药书？

王俊昌：没有固定。我心情好的时候，抽了烟，就开始看书了。心情不好，我就要找个人下一下象棋呀。我都找陈总下象棋，我都搞不定他。

田　原：但是你不服输。

王俊昌：还要长一点时间，我要搞定他嘞。

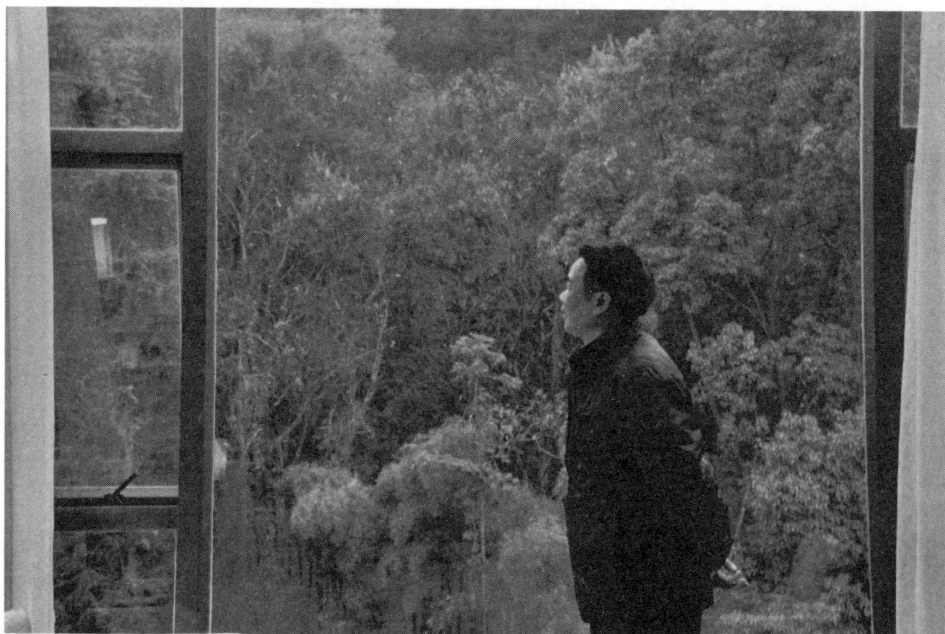

尽管身处宾馆房间，被现代化的物事所包围，镜头下，还是能轻易捕捉到这个从森林繁茂的客家文化之乡走出来的中医人，和窗外那片野地的内在关系。他说：其实不想待在长汀，他想回到他的家乡。

7. 阳肿是红色，阴肿是白色

田　原：我发现您的烟瘾很大？

王俊昌：就是这样的，要想问题老要抽烟。

田　原：陈先生怎么发现王医师的？有故事吗？

陈振华：为什么我会发现王医生这个人？有个县城的书记跟我讲，他说县里边，好多孩子啊，有口蹄疫病，他说王医生拯救了那个县，然后县里边才发现他有这么好的良药，还能治疗艾滋病的。我从那时候开始就知道他了。

2009 年开始，我就把杨总啊，池老啊等等，叫过来，我说一个民间医生，书记介绍的，很厉害，他能治艾滋病。我老婆的哥哥说，你神经病，艾滋病世界难题，中草药哪有能解决的？我就想，这个能够救人的东西，为什么不试一试？最多花一点钱嘛。

然后，我通过这个书记，把一个在吃王医生药的艾滋病病人调过来。调过来以后，到了福州，一检测，我那个大舅子一看检测报告，傻眼了，这么好的东西呀！然后动心了，就找王医生。然后我就把我这个工作，交给我大舅子了。他在部队里边学过军医，他比较熟悉这个东西，我是搞企业的，我不熟啊。池老、杨总说，好，让他去弄，结果弄来弄去，弄疯了！今年 6 月份，我才把这个事情，跟福州总院的池政委，大家坐下来一沟通，成立这个机构了。

田　原：把一个县城的孩子给救了？有这事儿？

王俊昌：当时是这种情况，一个镇上的口蹄疫啊，爆发，一个学校的初中部，第一天，就发现了 30 多个，都是脚趾里面，红肿，很痛、很痛，今天肿这么多，明天肿这么多……从脚趾开始，一点点往上肿。

报告了卫生局，也报告了当地的疾控中心，第二天，就成了 80 多个，传染得很厉害。

其中有一个呢，是我认识的人，他红肿很厉害，当时医院里也没有办法的，他说我去找一个县城里的草药医生，可能他能够解决。他那个镇离我们那里啊，差不多 10 公里的样子啊，他马上就到我家里来，找到了我。

我一看，按我们中医来讲，这个属于"无名肿毒"一类的，我当时就用我的那个红药水，它的消炎能力是很强的，各种肿痛都能消掉，所以叫"见肿消"嘛。

我说，你用这个试一下，它也是肿嘛。一涂上去，10 来分钟，他就没有疼了，很见效。晚上他又擦了两三次。后来第二天好了，就没有肿了，他就报告了老师。当时发病已经是第三天了，他们那里已经发展到 160 多个了，都在医院里面挂了号的。他一报告老师，老师讲，是真的吗？真的看好了？哪里搞的药啊？

后来医院就向卫生局报告，后来卫生局的局长和一个县长，还有教育局的局长，都到我家来了。他讲，那天晚上你用的药，是什么东西？这么好的东西，你现在这里有多少货，要多少钱，你讲！卫生局局长，一过来，很高兴。他马上用小车，把我的药送到镇卫生院，叫有病的都到卫生院去，指示了。再过几天，就抑制住了这种病。然后这 100 多个人，都用上了，都出院了。后来就没有出现过了，止住了。

田　原：这是什么时候的事情？

王俊昌：2008 年。再过了几天，我的老家，镇上也出现了这种病，也出现在了中学。

后来，我儿子在镇医院上班，我之前就给我儿子打过电话，跟他说别的镇出现了紧急情况，这个药很管用，如果我们镇也出现了这种情况，也用这种药。果然出现了。后来所有病人，都到医院找我儿子，也用这种药，也全搞定了，后来就没有了，控制住了。

田　原：这"无名肿毒"，你认为是什么原因导致的？

王俊昌：我认为它是一种阳性的肿痛，它红嘛，红肿热痛嘛，就是阳性的肿。

除了红肿，还有黑肿啊，白肿啊，有的呢，是皮肤不变色的那一种，有的呢，是皮肤会变黑的肿，这都是阴性的。阴性的和阳性的治疗就不一样。

有一个人，讲起来很厉害的，他从指头里边肿的，肿到了胳膊肘这个部位，都是黑的。医院里边讲他要截肢的。

这个人是我们附近一个乡镇的，一个老头，60 多岁，住在边远山区，他是到镇医院里看病，医生告诉他这个我们没有办法，你到县医院里边去看。

他呢，到县医院里面去看，医院里面说要切掉，就碰上了一个学生，这个学生讲我知道一个医生，他治疑难杂病，很管用的，你找他可能能够保住你的手。

他后来真的找到了我，我一看，你这是阴性的肿，是黑色的，后来我用的是治毒蛇咬伤的药，是泡的药酒，也是抹的药。

我讲你先试一下，看有没有效。我就给他涂上了，然后两个人就边抽烟，边聊天。吃了一支烟的时候呢，大概是十来分钟，我问他现在有没有点舒服了？他说，哦，我都忘记了痛了！一看，这手上啊，全部都是从五个指甲盖里边，流出来的血水啊，都臭掉了，十来分钟，流到地上很多血水。

拔出来就好了一半，手保住了，后来他回去的时候，我给了他一瓶500ml的药水，让他回去涂。他后来给我发短信，讲他好了，就这样涂好了。

田　原：毒蛇咬伤也分阴性、阳性？

王俊昌：毒蛇，我们分类也有阴性、阳性嘛。这个我们土话叫做"胖脖蛇"，它一跳起来，脖子就会胀起来，还有那个三角形脑袋，它不是眼镜蛇，它也会胖脖子，这些都是阴性的蛇，头长得很小；阳性的蛇，就是"竹叶青"了，我们叫"青竹蛇"，它是阳性的蛇，它不会把脖子胀起来的，这些蛇的毒性都很大，但是阳性的蛇和阴性的蛇，咬在人身上的反应也不一样，疼也不一样，肿的也不一样。

被蛇咬的人，晚上或者什么时候，在外面走，草丛里边窜出来咬一口，啥都没看到，他自己就吓跑了，就讲不出来是被什么蛇咬的，我们就不好对症治疗，不好对症呢，我就要看他的那个肿，红肿，还是黑肿，还是白肿，通过这些肿呢，判断阴性、阳性。

田　原：如果说不是被毒蛇咬伤，但也莫名地就肿起来了，您要怎么判断？

王俊昌：也是看它的肿嘛，白肿、红肿，还是黑肿嘛，白肿很少见，大部分是中风这一类的，体质很差的，就是这种白肿。

田　原：有些人膝关节肿起来，阴天下雨的时候会更重。不红，您见过这样的肿吗？

王俊昌：没有见过，但凭感觉我就知道。他是经络里边，湿气过大，就出不去嘛，他身体里边的功能不正常，就出不去。

两种药，红白并用，白药水，先涂，这个效果更明显，让它先开通毛孔啊，那个白药水能把毛孔打开，后边用红药水，打开了，就会渗透到里面。慢慢揉，手掌它有反应的嘛，通过温度，更快。

如果用医用的纱布，擦了以后，再包个医用纱布，倒点药酒下去，它会持久性地吸收。这样一擦，干了，就时间短嘛，包上纱布，药水就会一直渗透。或者干了就再倒下去，干了再倒下去，这种方法也很管用的。人家要快的，就用这种方法。他这湿气，本来像水蒸气一样，它会冒出来。

田　原：是身体的一些机能不作为，有腐败部门是吧？

王俊昌：皮毛是属肺，肺主皮毛嘛，他的毛孔打不开，肺肯定有毛病。有多余的水分要排出去嘛。这个要找经络的。

肺主气，肯定是肺有一些问题。它毛孔有自己的功能，过热的时候，它会打开，把热散出去，就是肺功能嘛。

田　原：如果您碰到这样的问题，会怎么解决？

王俊昌：现在我不敢讲，不敢吹牛皮。要全面分析一下的。

我没看到人，我脑子里边没灵感出来，我看到，也要想一下，有没有道理，这个处方有没有用，还要想一下。

田　原：膝关节肿胀，主要是肺的问题，您的思路挺不同。《素问·灵兰秘典论》说："肺者，相傅之官，治节出焉。"看来这个肺主治节我们还可以思考……

王俊昌：这个病人都很不好讲的。我自己知道，我死的时候，肯定是肺的毛病。

田　原：给自己"算命"？

王俊昌：我能活到80多岁，将近90岁，这个我知道。

我的五脏，我的肺比较弱一点。就是自我感觉，因为我抽烟，我改不掉，我想什么事情都要抽烟，不抽烟，我想不到，到发脾气的时候也抽烟，不抽烟，那个火就消不下来。

有的时候，我的身体更差的时候，呼气呼一下，肺部就有不舒服的感觉，也会疼。就是那个气，不畅通，有的时候持续几分钟。

痛的时候，我就吃桃仁，马上就可以缓解。因为桃仁，它是苦的嘛，我就吃两个生桃仁。桃核里面的那个桃仁，皮剥掉，白开水嚼着吃，吃下去，一下就没有疼了。白色入肺。气促就会疼嘛，桃仁吃两个下去，就没有疼。我知道，我其他地方没有毛病的，我自己能感觉出来。

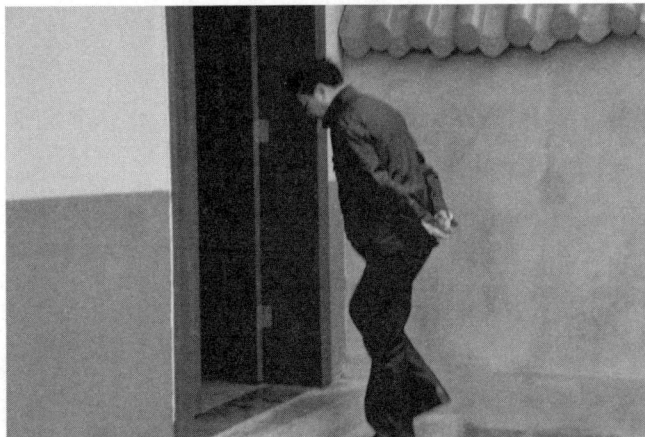

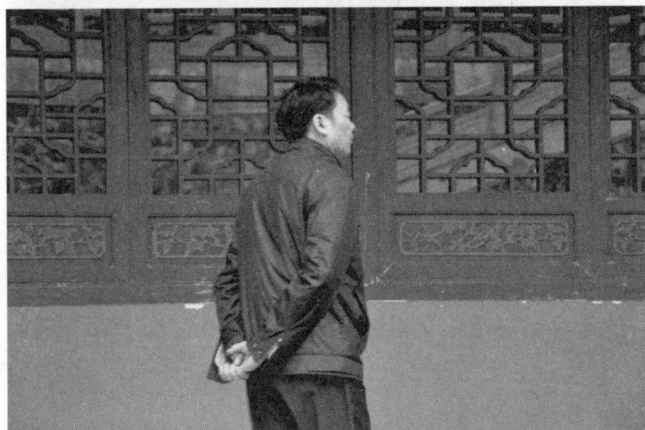

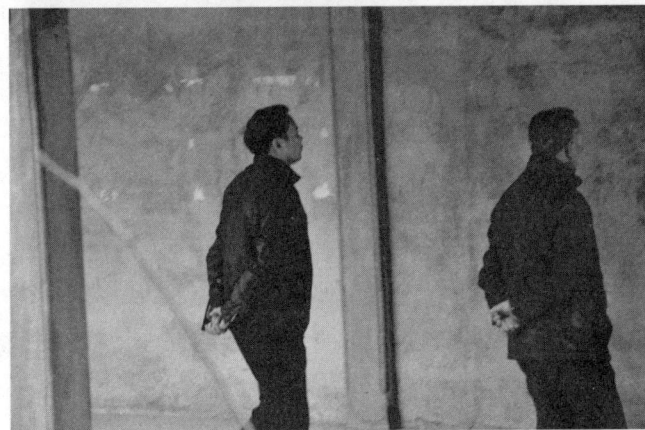

一行六七个人，王俊昌总是脱离队伍落单儿的那个。背着手，眼帘半垂，似闭非闭，这瞧瞧，那看看，再不就总是低着头，像在寻找什么，又像一直在思考什么。墙角的一丛小花，潮湿石缝里的一株小草，足够他沉静地盯上半晌……极偶然的一个因素，都能把他拽回到自己的世界里去，可能过一会儿，又会有灵感闪现，孩子一样开心地，笑着和我们分享。

8. 治重度烫伤很简单

王俊昌来的时候，带了家传的药油，专治烫伤。

不仅带着药油，还袅悄儿准备了一壶滚烫的开水。谈到药效问题时，捋起裤管儿，拔掉瓶塞儿，整套动作一气呵成，眼看着就要把开水往腿上浇：我可以让你们当场看看这药有没有效。

要不是一干人等竭力劝阻，恐怕访谈现场就成了"凶案现场"——凭着他拽水壶的那股劲儿，大家都看得出来，他不是闹着玩儿的。

按照王俊昌的说法，他不是第一次有"自残"的想法了，他觉得用这样的方法，来证明药油能快速止痛、疗伤，比说什么都管用。

被王俊昌的壮举惊吓的同时，不免有些心酸……因为对他内心长久以来的窘迫和压抑感同身受，我们理解：他想要证明的何止是药酒的疗效？根本上，是希望乡土医学以及像他这样的乡土中医，不被那纸中医师"身份证"限制，有朝一日，被国人信赖，登上大雅之堂。

田　原：哎呀，吓我一跳！我知道您想证明这药油的效果，没必要在自己身上试，可以讲两个故事，有没有烫伤特别严重的人，用了这个药油之后治疗的效果很好？

王俊昌：有啊，烫伤的呀，很厉害的，我们家乡有人到县城打工的，他才20多岁，他知道我的烫伤药是很好的，我不是吹牛的，所以刚才讲到打擂台，我就想到用烫伤药来打擂台的。

他在县城打工，缝衣工，早晨呢，他们吃稀饭，一大桶稀饭，都自己拿着碗去盛的呀，一不小心把那稀饭倒下来，从这里，到脚下，烫伤了，这个皮都扒掉了，肿得很厉害，很严重的。在医院里边住院，医生讲起码要两个月，听说一天要2000多块钱，这钱都要老板出。后来他问老板，我家乡有一个治烫伤很厉害的人，我用家乡的药可不可以？老板说很好嘛，你去搞到来。那个老板就省了很多钱嘛。他就打电话回来。我讲这个药怎么寄过去啊？他讲，我专门派一个人回来拿。我也不认识来拿药的那个人，我就在电话里叫他站在车站的门口等我，到了以后，我一打电话，一看有个人把电话拿起来了，我就知道来拿药的就是这个人嘛。看到这个人以后，我就把这个烫伤药拿给他，擦的药油，我叫他用鸭毛去涂，烫伤的皮肤，用鸭毛涂就不会痛嘛。

田　原：这个方法真好，也够原生态。鸭毛质地轻柔，不会伤到本来就很脆弱的皮肤。

王俊昌：诶，肉是很嫩的嘛，纱布很粗，用鸭毛很细很软，就不会痛。还有一种处方，是吃的，一天一包，吃了会拉稀。我首先告诉他，我这药方的等分（分量）不能改变，因为烫伤这个人我是认识的，我家乡那里的人，他的体重有90斤左右，这个我知道的，用量应该是多大，这个我自己有体会嘛。但是这个方子拿去抓药的时候，医院或者药房的人，不敢用这个等分。黄芪，都知道是补气的，但我用的是生黄芪，不能炙的，一定要用生黄芪，有补气、排脓的作用。这个他们不懂的，用炙黄芪，就不行。生黄芪能补气血，长肌肉、长皮毛，很快嘛，我用了120g。

田　原：用量不少。

王俊昌：人家是没有用过的，一定不敢用的，如果把我这个等分改了，效果就达不到，就好不快。正常情况下，我十天能够搞定的，到了五六天，肿就消掉了，他就能跑路了，但是要给我改变了等分，十天就搞不好了。我在处方下边写了，"等分很重，不能更改！"不会出现问题的，就要这样子用的。还有一个当归，90g，他们也不敢用的。

田　原：这样用当归？

王俊昌：这个当归，它也有三种功能嘛，归头是止血的，归身是养血的，归尾是破血的。我要用的，全当归，切成片，是活血的。生甘草，放15g，起到清热、解毒、止痛的作用。甘草是要甘草梢嘛，要甘草的尾巴，不要大甘草，我要找末子。

田　原：为什么一定要甘草末子？

王俊昌：它的止痛效果是最强，清热的效果最强。如果是甘草心，补脾的效果最强。

田　原：分得好细。甘草中间部分补脾效果好？

王俊昌：诶，我要的是止痛效果。我不是要哪个药就行，还要看用这个药的什么地方。大黄15g，我要把他身上的毒，从大便排掉，一般人家不会用15g。我开的处方是比较重的。还有那个茯苓，90g，祛湿。

他身体里边有大量的水分，肿胀就代表了有很多水分嘛，他小便不通。大量地用茯苓，会让他大量地小便，小便一通，他的肿就会消嘛。又健脾，又利小便。一共是十来种药。等分一定不能改动，如果改动了，效果是不好的。

田　原：结果呢，十天好了吗？

王俊昌：十天好了嘛，这个很简单的。

9. 方向正确了，药效才好

田　原：您看病还很霸气呢，药方不能动。给咱们邻里看病这样，有领导找您看病吗？

王俊昌：田老师，我跟您讲，看那很有名的人，我的心里感觉都看不好，很害怕的。那一天，一个什么科的科长，糖尿病嘛，看了以后，我认认真真地，给了他一张药方，他拿着药方去抓药啊，一抓药，那个药房里边的医生说，这个不能用，那个不能用，他就不相信我了，他就害怕，后来打电话给我，我就有一点火了。你相信哪个药房的，你就叫他开好了！我就不理他了。没有谁的生命不宝贵，任何人的生命都宝贵，鸡的生命也宝贵的，都是生命啊。我都不敢有一点马虎的，肯定就会好的，我心里边有底的。

田　原：十天，烫伤好到什么程度？

王俊昌：是呀，他讲很管用的，用这个烫伤药。十天就可以出门了。我的内服药也很管用，内服、外用，合起来，好得就快。一天一副，早晚各一次，空腹吃下去。因为下边的病，行下的，就空腹；上行的，就饭后吃嘛，它是有走向的嘛。

田　原：上面的病，就把药往上引，下面的病把药往下引，往下走的药，就空腹吃，往上攻的药，就是饭后吃。饭前、饭后有什么不同？

王俊昌：往上去的药，就要饭后吃，如果你先吃药，再一吃饭，饭就压制住了往上走的药性，药性反而起不来了。也不是说这个药就没有作用了，是达不到我们预计的效果；往下走的药，就可以饭前吃。

田　原：在用药上如何区别？什么药是往上走，什么药往下走？

王俊昌：川芎，往上走的，我治头痛，离不开川芎的，它是走脑、走胸；需要往下走的，我离不开牛膝，它是往下走的；治腰痛，我离不开杜仲，它走腰的。我想要它走哪里，就要用什么药引子的。就是那个"神医喜来乐"的电视剧，里边那个喜来乐，他用药的方法，很像我的想法，我很喜欢看那部电视剧，拍得很好。

田　原：您讲了半天用药，我怎么感觉您一直在寻找解药，就像开锁一样，钥匙对路了，叭，就解开。现代疾病谱上的病种越来越多，越来越复杂，疑难杂病也越来越多。但是从中医的角度来说，再杂的病，都不能逃离我们生活的环境，除非是外星病，否则只要是和地球有关的，从中医的角度来说，就能找到钥匙，找到解药。

好多人是找不着这把钥匙，把锁捅坏了也打不开门，最后没办法，就拿大炮，轰一下。

王俊昌：没错，就是找一把钥匙嘛，我找到钥匙了！像当归头、当归身、当归尾，很多中医已经不重视这些细节了；牛膝也分土牛膝、川牛膝、怀牛膝，功效都不一样；川芎这味药，很多人认为它能够往上走，但是真正用好的人也不多，比如治头疼，川芎的职能是药引子，它带什么往上走，怎么来具体作用，这是另外一回事。

田　原：您在研究烫伤药膏的时候，真烫过自己吗？

王俊昌：刚才讲的是这样，我的烫伤药，大家都讲很管用，但我自己没有烫伤过，我自己想的，到底要多长的时间，才能达到止痛效果？这些我都还不知道。后来我就想，自己要试一下。我都想好了，用药之前，我要看好手表，几点几分，敷上去，多少分钟就没有疼，我就能够讲出来。我儿子看到就骂我，哪有这样搞的啊？你不会拿个猪和狗，去试一下！我儿子不同意我这样做。

我爷爷讲烫伤的人，能吃下我们的中药，就不会死掉。

田　原：爷爷说的就是您开的这个方子？

王俊昌：是啊。吃下去，他的火毒，烫伤的叫火毒嘛，火烧的、烫伤的，热的，产生的都叫火毒。有句话不是讲火毒攻心嘛，吃了这个药，火毒就不会攻心。

就死不掉，就赢得了抢救的时间，就一定能把他医好。要是烫伤很重，吃不下这副药，就不要去救，救不到的。我爷爷讲烫伤的人出现三种症状的时候，救不到了，第一个就是昏迷的，昏迷是最危险的；第二个，烫伤以后，到了气喘的阶段，是很危险的，吃不下去药了，就不救了，他会讲是我们治死的；第三个便秘的，他一般烫伤以后，六七天都没有大便的，但是这个我现在可以解决了，不怕，我通过实践，把大便打通以后，就有救的，打不通的就没有救。

田　　原：就是火毒果然厉害。您和它过招。

王俊昌：诶，烫伤、烧伤以后，全部都会发烧的。

田　　原：我现在有点儿摸着您的路数了。这种发烧特别像火警警报，您是二度"救火"，火警扑灭的是外界的明火，您要把这个人身体里的火毒释放出来。

王俊昌：他"报警"了，不把他的大便打通，他的烧也退不下来。所以我用大黄这么重，15g，就是先把他的大便打通。

田　　原：说得好！得叫你王老师。

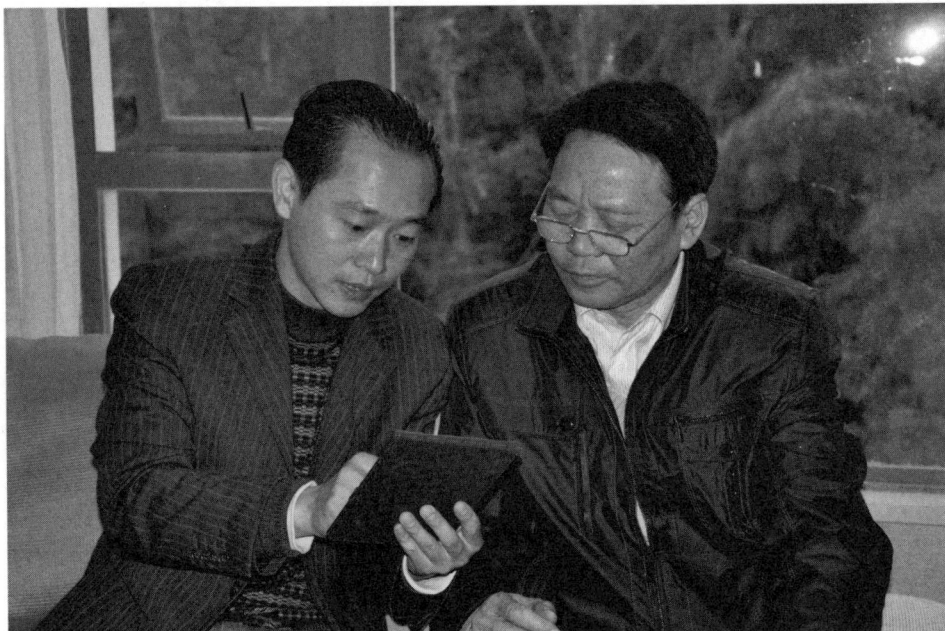

王俊昌（右）和他的徒弟周万昌医师（左）

10. 没有"养生"，只有保命

王俊昌的名片，前面是个"对联儿"，上联是"天下有疑难杂怪病"下联接"地上有奇草仙神药"，背后则是特色祖传秘方能医治的一系列疾病。我挑了其中最"狠"的一种病，膀胱癌尿血来问他：是真能治病，还是纯属噱头？

田　原：您这名片还写着用祖传秘方治疗膀胱癌，既然敢写上来，就得说说您的思路。

王俊昌：这个癌症对我来讲，我不认为是癌症，我是这样的感觉。中医来讲，他是尿血，他是拉血的。一开始啊，拉血止不住，打止血针也止不住，止不住就没有办法。西医治不好的病就叫癌症，他没有办法了，就说这个是癌症。中医还有办法。膀胱癌开始的症状就是小便便血嘛。

田　原：您怎样理解小便便血？

王俊昌：他是阳盛，缺阴啊，没有一点阴气了。肾阴都没有了，造成的。我就用补阴的方法，就把他搞好了。

田　原：怎么判断他是阴亏呢？

王俊昌：各种表现。如果是阳过盛的话，他打吊针啊，止血都是能止住的。但是他止不住。

田　原：膀胱癌也分阴性和阳性。阳性的如果流血，打止血针就能止住，阴性的止不住？

王俊昌：我治过两个病人，都是男的。我就问他们肾功能方面，都会去问的。他讲他一点都不想老婆了，他很早就不想了。他半年之前就不想老婆，一点都不想，不想呢，就是他做梦，也有做过想老婆的梦，但是他是会梦遗。这种表现，就是阴虚阳盛的表现。

田　原：不是不想老婆，而是心有余，力不足，因为不足，自我保护机制就启动了，干脆就不要想。

王俊昌：差不多是这个意思，真正他跟老婆睡在一起，他都不会的，这种肾功能是没有的，但梦遗就会。后面呢，他就连梦遗都没有了，慢慢地也消失了。医院里面检查也没有反映。他有梦遗，没有发烧。就是因为这种状态，他的血就止不住。让我讲，我总是讲不好这个，讲不出来这个。

田　原：您用什么方法补阴？

王俊昌：补阴的方法，我对命门就要补阴。用大量的龟板，这种补阴的。我还用的那个猪脑髓啊。带路，做药引子。三天见效，小便不拉血了。想了一天晚上，我就想起来一个处方，用上去很管用。

田　原：您给男人看病，都问肾功能？

王俊昌：对。男性病和他的肾功能有直接的关系。实际上，多吃了鱼呢，也是很败肾的。现代医学说的，鱼、虾、贝类食物，蛋白质高，吃得太多，肝、肾负担会增加，有肝、肾功能障碍的人，都要限制吃什么鱼，吃多少。

田　原：男人要问肾的功能，那女人呢？问月经情况吗？

王俊昌：各个方面都要问的，白带也要问啊。

白带有赤带与白带两种嘛，白就是叫做湿，红色就叫做热，白带过多就是湿热产生。一个湿气过重，一个热气过重产生的。如果是白带多，是白色的，就是湿气重，去湿气的要多搞一点嘛；如果是红色，就是湿比较少，清热的药就多一点，我是这样。

还有一个，肾亏的人，生冷的东西都要少吃了，多吃味精、啤酒也是很败肾的。还有就是阴阳颠倒，晚上就不睡觉，白天就睡大觉。很多饮食方面都会产生病，大家都不知道。

搞饮食的，他不知道吃哪些食物会产生什么病，他们根本没有研究的。打个比方，就讲一个肾结石，你吃了菠菜和豆腐在一起，就会产生肾结石。这个菠菜吃了，我有感觉的，我两次肾结石，都是吃了这个引起的。

田　原：这个饮食禁忌大家都知道了。

池　老：我在吃饭的时候，就很注意饮食的挑选，我要保护我的肾功能，还有我的肺啊，肺气啊，我在保我这两个，最重要。生孩子就是肾功能旺嘛，肾功能不旺，怎么生孩子？平时我吃东西很注意啊，凡生冷的东西都少吃。现在你看，你们不远千里而来关心我们，我陪你们吃饭，实际上坐边上，我吃得很少，他们做的东西味精太多，多年来，我是不吃味精的，吃味精，我自己感觉，对身体不是很好。吃了那个，喉咙里头，带有点苦味。我都确定的，就是吃了生冷的东西，就怕生冷的东西，喉咙就带有点苦味。舌头自然厚厚的，白。所以味精我不吃。就感觉不舒服，所以我就不吃。

王俊昌：吃味精对肾的损伤是很大的。我感觉，味精是冷性的，寒性的。不知道它是什么制成的，我是不懂。

田　原：反正你的"灵感"认为味精是寒性的。

王俊昌：其实这还是个小问题，现在的人都讲养生保健，其实内心里，还没有把养生保健看作一件带着性命的事情。我很早的时候，看了很古老的一本书，叫作《保命集册》，他不讲"保健"，他讲"保命"的。这个我现在找不到了，是人家的书，我看过。

田　原：全称是不是《素问病机气宜保命集》？这本书是被称为"金元四大家"之一的刘完素所著，书中的一个核心思想就是"人主性命"，刘师认为一个人究竟是长寿还是短寿，其实都在于人为，在于这个人想怎么活着。这本书现在是浙江中医药大学图书馆的馆藏书，非常珍贵。

王俊昌：这个记不得了，我就知道这个书里，天文地理，风土人情，什么都讲了。

现在都叫"保健"嘛，这个书叫"保命"，人不健康就会损寿嘛。为什么有白天，有黑夜？晚上要好好地睡觉，白天要好好地劳动，你要早起早睡，身体就会好，如果你违反了这个规律，就是阴阳颠倒了。

我看到它讲人体，收获很大的。它讲一年有8天，不能去过性生活，如果违反了，就损寿。这8天，就是24节气上的四立，立春、立夏、立秋、立冬，还有两分、两至，春分、秋分，夏至、冬至。

田　原：交节之时，人需要安静度过。是我们古人尊重天地的，爱护自己的规矩。

王俊昌：记不得那么多，就是在古书里边，我看到的。我很喜欢看我没看过的书，我也想知道古人的说法，看看在古人眼里，病是怎么产生的。

田　原：说到节气，《圆运动的古中医学》中，彭子益先生认为节气的"节"，意同竹节，节上和节下，都是滑利的，到了这个"节"上，便难过去，所以"宇宙大气，交节必郁而后通。"

节，在古汉语中，有约束、节制的意思，现在的人过节，都是亲朋好友聚在一起，海吃海喝一通，事实上越是老祖宗定下的"节"，越应该要养心蓄气，在饮食起居和房事上，应有所节制，要静养。因为这个时候，意味着大气本来顺畅的周流运动，产生了小波动，在做调整，就像飞机遇到气流会颠簸一样。

如果这个时候逆天而行，或者吃不应节气的东西，或者房事过度……都是对气血地过度耗散，当时看不会产生什么大问题，但却在潜移默化地损害寿命。

王俊昌：田老师说得好，我就说不上来。老黄历上，都写着哪天不宜出行，什么时候适合婚嫁，受现代教育的人，把这个当迷信看待，其实是老祖宗早就总结出来，天道是如何运行的，怎么样顺应天道，人才能活得更好。违背了这个就会损寿啊。

11. 带着中药基因"出生"的稻米

就在王俊昌的家乡，当地人用一种果树上的树瘤子和一种长得像瘤子的果实，来治人身上的瘤子。他不管你是什么病引起的，只要外观看着有瘤子了，就用这个来治。

这两种"药"，后来被他用于治疗艾滋病早期出现的"浅表性淋巴肿大"，说效果很好。

王俊昌还将祖上传下来的，治疗了上百年"瘤子"的药米，改良成了医治现代艾滋病的药物。

在别的农民播种、浇灌、收割庄稼的季节，王俊昌也在忙活，只不过，他"捣鼓"的是用配伍煎煮过的中药汁来灌溉、"养生"的稻米，从基因层面改变稻米的属性，天生具有治疗包括艾滋病在内多种疾病的功能……"药米"的疗效如何，尚待深入考察，但这种探索和实践本身，就足以让人类产生更多地思考和自省。中药，尤其是中草药的使用、培育，在大多数人的想象之外，还存有更丰富的可能性。

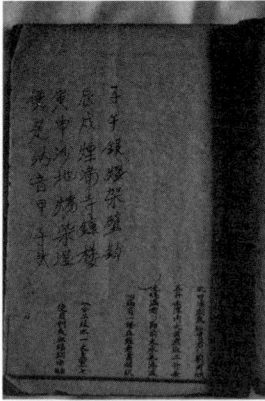

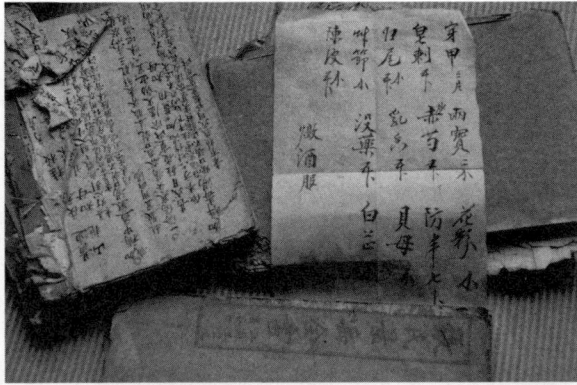

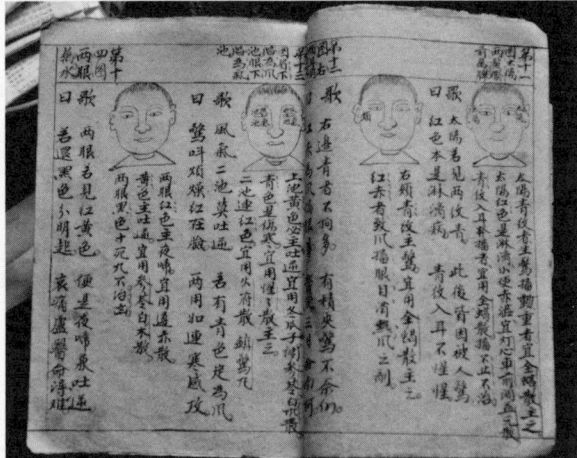

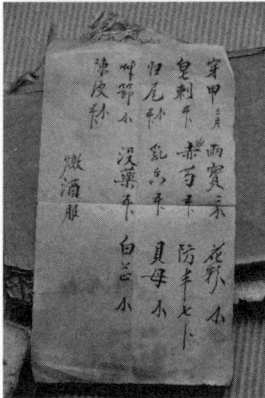

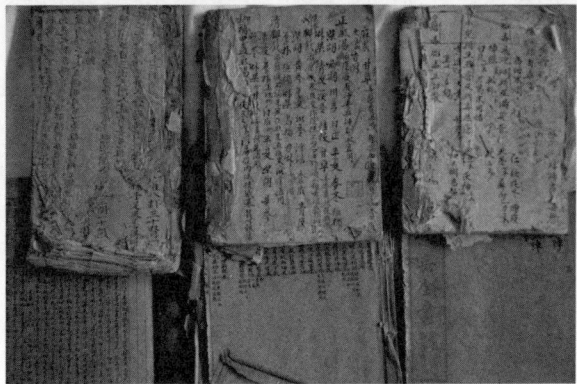

王俊昌家传医书

田　原：我听说你们去河南某地送药了？

周万昌：对。待了一个礼拜。我们备了10斤米酒，20斤的药，又到县城去采购了一些米酒。在李书记的组织下，头三天的药一次性发放出去，之后的药，就全部交给李书记发放。

几年过去了，当地群众对艾滋病地认识很不一样了。每年都有免费的西药治疗，以及一年两次的免疫力检测，病毒载量检测，检测血液中病毒的含量。我们的药吃了舒服，他们很懂的。

田　原：他们也吃了王老师配的草药？

周万昌：对。我们就送这个药过去的。服药后，百分之八九十的人，都有初期的强烈反应，难受，上吐下泻。因为他们都有这种病毒，都有这种拉稀现象，有些人拉得是比较厉害，有些拉得不明显。

王俊昌：拉稀也不是拉水一样的，就是大便很稀，拉出来的就是毒物。我们这个药不会拉很久，你像那个刘子亮，他说拉了三天就差不多不拉了。但是次数多。他是气通了。

田　原：你们去了一个礼拜的时间，病人怎么样？

周万昌：疗效很明显，药吃下去，人就觉得轻松多了。

田　原：这些艾滋病患者有改变？

周万昌：有嘞，能吃饭，好睡觉，体重也增加了，有体力，手臂有力，心情也舒畅了。现在就差一个系统的客观数据，用化学、生化的数据把这个效果呈现出来。不过这里还有一个前提条件，就是包括刘子亮在内，所有服药的艾滋病病人，都还在同时吃西药。我们问他们为什么还要吃西药？他说哎呀，这个国家免费的，就要吃嘛。

田　原：觉得这样多一层保险。

周万昌：我们动员过，能不能不吃西药？但是不行，这些药都是美国进口的。

陈振华：二十几个人的康复程度是非常说明问题的。

田　原：这个草药？

王俊昌：一共40多味吧。这个都是拿来煮汤的。就把它的那个有效成分，煎汤煎出来嘛，煎出来用大米去把药水吸干，把药吃到大米里面。

田　原：40多味药都用来养大米，吃的时候只吃这个药米就行？

王俊昌：对，比如说有40味药，上面有20味，下面20味，上面这20味药量比较少，下面20味药量比较大，就拿量大这20味先煎煮成汤，再把量少的20味药和药米，放在药汤里泡，把药汤泡进去以后，捞出来，放到锅里面炒，炒干了，再放回药汤里泡……

一直炒到药米把这些药汤全部吸收完为止，相当于烘干了嘛，烘干以后，再打粉，就变成20g了。吃的时候药量就没有这么多了，如果全部都搞成吃的药，光吃药了，吃饭都吃不下了。

田　原：就是拿药种植稻子？

王俊昌：对，大米自己就是一个单味药，把这个用药种好的大米，再用药汤泡，炒。

田　原：这个"炮制"药米的方法是祖上传下来的？

王俊昌：对，用药种大米，然后再泡药汤，这我爷爷、我爸爸都说的嘛。都是祖上的方法。

祖上那时候也是用的这药粉，就没变过，颜色啊，量啊，一直都没变过，这一百多年就这样吃下来。像给你吃的这个药，其实也有五六味药，但是真正能看得到的药，只有两味，其他几味都煎成了药水，来浸泡这两味药，让他们去吸收药水里面的成分，直到把药水全部都吸收掉为止。

一次没有吸干，就慢慢地用文火去炒，炒干以后再放回药水里浸泡，直到把药水都吸到药里为止。再炒干，然后，研成粉末。

田　原："以药喂药"，看起来是两味药，其实是六味药。

王俊昌：六味药放在一起太多了嘛，吃的时候要吃一大包药粉，很不好吃。服用的药量要少，但是药效还要强，就要用这种炮制方法。

老祖宗告诉我这样炮制的。我不敢调整的。就是以前没有艾滋病，现在呢，我都用在治疗艾滋病这方面了，肯定有效，艾滋病也长包瘤嘛。

田　原：这个药过去是治各种"瘤子"的？

王俊昌：诶，过去没有"淋巴"这个词嘛，爷爷和爸爸都讲瘤子，就是脖子啊，就这里、这里啊。还有腹股沟啊，他是讲这些部位。

田　原：爷爷和爸爸有讲过人为什么会长瘤子吗？

王俊昌：没有，这个没有。因为那个时候我也还小，听不懂。

田　原：周医生在临床上待得比较久，艾滋病早期会有什么表症？

周万昌：艾滋病潜伏期的时候没有什么特殊的表现。一旦浅表淋巴开始出现肿块的时候，哇，那症状就比较多了，当他出现肿块的时候，已经发展成综合征了，感冒、发烧、拉肚子、体力下降，全部一起来了，咳嗽啊，全部一起来。相当于把这道防线给击溃了，拦都拦不住了。

田　原：王老师祖上传下来，就是不管是什么病，反正你长瘤子了，我就能给你消瘤子，瘤子消了，病也就好了。可是艾滋病病人还会出现综合性的免疫力下降症状，比如消瘦、疲惫、反复感冒等等，不去综合地考虑吗？

王俊昌：打个比方，我治过的一个小孩子，他那个瘤可太多了，整个脖子都是瘤，又黄又瘦，但是他没有经常感冒。

他吃了这个药，反应不错啊，就几味药，给他每天吃两次，用酒调，吃下去，那个肿瘤就软化掉了，不知不觉地就没有了，还长得很高了，特别的有效。但是我不知道怎么讲。

田　原：这个孩子几岁？

王俊昌：那个时候可能是十五六岁吧。

周万昌：这些病有个特点，就是能吃下去饭，但很难转化，所以又黄又瘦，体力非常差，脸色也不会好看。用现代医学的话讲，这就是属于消耗性疾病，中医讲就是正气不足，西医讲就是免疫力很低。

我师傅还有个绝活，艾滋病病人会出虚汗，会盗汗嘛，不吃药、不打针，用点那个药粉末，涂在胸部，除了乳头这边不要涂，这些症状很快就会消失。

王俊昌：出虚汗、盗汗，也造成他很疲惫，他瘦也是这个原因嘛，汗，体内就为血嘛，到体外就为汗嘛，老百姓辛苦赚的钱都叫"血汗钱"。

中医说"心为汗"啊，他这么个出汗，是出于心的病嘛。有个艾滋病病人，晚上就盗汗，我就用这个药，外用的，一涂，当天晚上就见效，不怎么盗汗了。

田　原：什么原理呢?

王俊昌：它起到收敛的作用嘛。这个问题，要想收敛，跟两个脏腑有关，一个肺功能，一个心功能。肺是管毛孔的，先从这儿让药劲进去，用外用的方法帮助收敛。

田　原：里面主要的药能说几味吗?

王俊昌：这个可以，浮小麦嘛，因为它能"浮"嘛，它就走人体的这个外面嘛，能收敛最外层的这个皮毛，先把门关上，还有黄芪啊，人参啊，都是补气的嘛，用这些就可以止住虚汗。

田　原：冬天的时候，东北很冷，所以屋子里要烧暖气，有些人家暖气不足，门窗也不严实，屋里面的热气和外面进来的冷气就形成一种湿气，墙面上就都是那种小水珠。是不是一些出虚汗的人，就像这种屋子一样，一方面，他内里的阳气不壮旺，另一方面，皮毛收敛得不好，相当于门窗关得不严实。这个时候，先帮他收敛皮毛，内里再给点儿暖气，自然这个汗就不出了，如你所说，敛住了?

王俊昌：这就是呢，你会出现一种感觉。

田　原：还是强调感觉，灵感。

王俊昌：对，要怎么样去搞就会把它搞好? 就会出现这种感觉。

12. 用树上的瘤子来治人的瘤子

田　原：其实祖上传下来的方子不是专门治疗艾滋病的。那会儿也没有这个名字。对不对?

王俊昌：那时候，就是治疗各种淋巴的肿块。淋巴是人体的一道防线，我认为淋巴是卫兵。就是那个国防线的卫兵。是保卫人的五脏六腑的。等于说也是个护城河。

淋巴结肿大，也有很多原因，不是讲一两种啊。毒蛇咬的，基本上都淋巴肿大。他腿被咬的，就腹股沟肿大。也有刀伤、手指砍伤、肿疼，他是手也淋巴肿大，因为这个毒它要进到五脏六腑嘛，它要破坏心脏，淋巴就不让它（毒）进来。

田　原：蛇咬到腿了，腹股沟就会肿起来？是把蛇毒给拦截在这儿了，甚至可以说把毒包围在淋巴结里，不让它向重要的脏器蔓延，是身体防线的一个应激反应？

王俊昌：我是这样想的。所以我就说它是卫兵一样的。这是我的看法。

田　原：蛇毒引起的肿，摸起来有疙疙瘩瘩的东西？

王俊昌：有东西，摸上去，两个、三个、四个、五个的疙瘩都有。

在治疗淋巴肿块的时候，首先是把淋巴软化了，以后给消掉。

哎呀，碰到这种情况，也不是一两天就能好的，脖子上长的淋巴，不是外伤引起的肿大，就是有伤口发炎症状的，他这个慢性淋巴就肿大了。而且持续时间很长，都不会消掉的。但给他吃二三十天的药，肿也能消。

田　原：您治疗过多少淋巴肿的病人？

王俊昌：这个没有记过，也有老太婆，也有二三十岁的，还有中年的，怎么样的情况都碰过。小孩也有。碰到了这些情况，心里面就会去想，为什么伤在哪里就是哪个地方会肿大？

周万昌：有个艾滋病患者，就是体表淋巴肿大，不是一个，是多个肿大，他还在我们县医院做了个切除手术，也没有用。

我们全身的淋巴，分浅层的，体表的淋巴和深层淋巴，体表淋巴，比如说下颌淋巴，还有腹股沟啊，腋窝啊，这都是体表淋巴结。

艾滋病这个淋巴结肿大，他首先反应的是体表淋巴结，如果是已经到了肺部，肺门淋巴结就会开始肿大，进入深层淋巴了，这个要通过拍片才可以看得到。

再来看我师傅祖传的这个药，一个就是我师父培植这个药米，用现代语言来说，它富含了符合人体需求的好多元素，用中医的话说，含有五脏六腑需求的精微物质。再一个，我们通电话的时候，我也说过，这副中草药有两个特点，首先，它扶正祛邪的效果来得非常快。

十五天、二十天，效果就很明显，那是非常了不起的。我跟我师父探讨过这个问题。为什么来得那么快啊？一个是药米特殊的培植方法，培植了以后，后期的药物里又有穿山甲，这是难得的一味好药，从现代医学的角度来说，它含有动物多糖等等，能够激活免疫系统。

这是一个日本医学博士写的书，这上面写道：人们开始目光投向于自然治愈率，在人的治愈过程中，起主导作用的是脊髓，组成人体治愈率的是脑、免疫系统、内分泌，三个方面，这三方面力量平衡，成一个正三角形系统。

然后，如今人的生活压力太大，这个三角形会失去平衡，一旦失去平衡以后，免疫功能受损，人就易生感染性疾病或癌症。一般人认为80%的疾病是来源于压力，因此如果能够化解压力，这类问题会减少。

所以这本书，脑，免疫系统跟我们神经系统，内分泌系统，特别是内分泌系统，我们这副中草药，会强烈地刺激、激活我们的免疫系统。我是这样子理解。

还有一个，就是我们叫野鸭梨树，这个树很有意思的，树干上长满了包，它天生的就是这种树，它就长瘤。人的淋巴肿大，跟这棵树上的树瘤很像啊，那我吃下去，瘤子就把它砸掉啦。

王俊昌：还有野南瓜，也是专门对付这个病的。它长得很小，跟平常的南瓜不一样。

周万昌：看野南瓜，好像就能明白了为什么瘤子在人的身上长得那么快。野南瓜是长在藤子上的，一个个长出来，就有小瘤子的感觉。它要牵藤才能够长这个东西，这就是我们中医的取象比类。

田　原：用长得像瘤子的植物来"制"人身体里的瘤子，有意思。王老师说的野南瓜都长在哪些地方，您的家乡吗？

王俊昌：我们那边是可以看到的，这里（长汀）我没有看到过。我老家遍地都是。野南瓜治瘤子是很好的，它那个藤，离地面不远，不高的，一般是这么高，也有这么高的。

它是木本植物，不是藤本的，它的瓜是长在苗里面的，在叶子里面的，红红的很漂亮。

田　原：这种植物生长在什么样的环境里？

王俊昌：一般生长在沙土里。它喜欢比较温湿的环境。

田　原：用植物的"瘤子"，能消除人身上的瘤子，它的思路是什么？负负得正吗？

王俊昌：这个我说不好。就这个野南瓜和野梨子树上的那个包瘤啊，和在一起，是很好的。这个我们民间很多人知道，不明不白地长了一个包块，都会去挖野南瓜、搞野梨子的包瘤啊，来吃。他们没有我们这个药这么快治好就是了，他要吃一两个月，也能散掉。

田　原：就是民间经验。

王俊昌：诶，我们讲民间的东西，就是这样传下来的。他是两种嘛，野南瓜的根啊，把它挖上来，野梨子的包，一次用 2～3 个，搞点那个瘦肉，排骨啊，炖，天天吃，喝那个汤，它就会散掉。这两种药都起到很大的作用，不过没有这么快，一般要吃到一两个月才能够散掉，如果加上我们这个处方，就很快。

陈振华：这种植物我家乡有很多，又叫灯笼芯，像这种植物，扁桃腺发炎，有效果。消炎效果很好的。以前发烧的时候，喉咙会痛嘛，我奶奶就会去拔这种草，蒸猪肉汤吃，慢慢就会消炎下来。

田　原：野南瓜吃起来什么味道啊？

王俊昌：我没有吃过野南瓜的子，吃过根，拿来炖汤喝。

田　原：和你的谈话会启发很多人。谢谢王老师！

后记: _____

重拾我们的本能、直觉、感性

中医被很多人称之"经验医学"，这是个中性词，却又有很多不确定性。但我相信从"天人合一"的角度，用植物的"瘤子"来消人的瘤子，一定有它的道理，只不过这个"道"，散佚在民间，都丢掉了，只是把一些好的方法留下来，现在只能用疗效去证明它。

其实像王俊昌说的这些"土方法"，每个乡村仔细去问吧，都有不少，家里年纪特别大的老人也有自己的"绝活儿"，因为中医本来就是在人们的日常生活当中积攒、提炼、传袭下来的，它是一种生活智慧。

人们常说 "灵感"一词，就像一个艺术家、画家在作画时，音乐家在谱曲时，不都需要灵感嘛，而所谓的灵感，是异想天开吗？不是。

在我理解，王俊昌的灵感，一方面是读懂了自然界，接收到了来自心灵深处的那个声音，一方面，也需要深厚地生活积淀，还得有一股舍弃一切，就琢磨草药的钻劲儿。这些东西，藏在他的潜意识里，也不刻意去用脑子记住，遇到事情的时候，原来的很多散点迅速组织，快速被唤醒，诶，灵光一闪……或者说好像是灵光一闪，就有办法了。

采访每一位中医人，对于我来说都是一个学习的过程，都能为我打开一扇门。而在王俊昌身上，我看到了一种更为原初的生命状态，自然属性。也许可以为我们这些努力回归的人带来更多的启发。

采访结束，我们要离开这座秀美的小城了。走的时候，天气依然寒冷。心却是暖的。

一行人将我们送到车站，本应在车站门口就互道珍重，王俊昌却不同意，帮我们拎着行囊，一路送进检票口，送到站台。列车还有半小时才会进站，他穿着单薄，我们让他早回，他却执意不走，也不说话，只是默默地站在那儿，陪着我们等待。

近十年的采访路上，我们在太多民间中医、土医身上看到相似的神情。

以王俊昌为代表，他们总是孤独的，对于正"城市化"、"新农村"的中国人来说，他们就是落后、老土的代名词，因为他们守着老祖宗留下的宝贝，再苦、再难也不肯丢弃。只是这些宝贝，不可能和人谈起，这样的话题，进入不了当下这个话语环境……没人理解他们。他们的内心世界是封闭的。

一直纳闷，王俊昌怎么就会用灵感这个词？好像艺术家和作家，突然来了灵感一样？与其用"中医"或者"医生"的概念去定义他，不如将他看作是一个关于草木的艺术家，或者说像我们之前采访过的几位民间中医一样，他们是自然界的"精灵"。

在他们与自然之间，不存在隔阂，不存在质疑，是环境使然也好，是家族传承也好，他们的思维体系与自然规律融为一体，能够彼此读懂。

王俊昌，是一个被当下所隔绝开来的人，而对于大自然来说，他是草木植物、山林树木、虫鸟走兽的一个孤独的守护者、解读者，他是它们的知音。他有自己的一个内在世界，在他那个世界里边，他几十年如一日地用自己的感观，一点点感知着山水、风物、花草、树木……在这个世界里，该藏了多少不为外人所知的秘密？我们很难去探知了。只有谈到这些树草虫兽时，他会开心地笑，不然，他总是选择角落——就好像缩回了自己，思维也完全陷入到他的内在世界里去了。他的内在世界，只与乡土，与草药，与植物有关。这个时候，你和他说话，他通常没有回应，你以为他没听懂，或者以为他淡漠，不感兴趣，或者拒绝回答这些问题的时候，片刻之后，他又突然会像小孩一样叫起来，哎呀，又来灵感了……

现代化、全球化造就了中国几代人集体性的乡愁。

这"乡"，已经不是简单的故乡的概念，而是那片慢慢被水泥、沥青等现代化物事，覆盖和驱逐的土地、植物、昆虫……

我们只希望把这样一个"土医"展现出来，不是要宣扬他的医术、草药如何神奇，而是透过他这个人，他的思维方式，能够再一次触摸在他背后，那片生长出"诗性灵魂"，并滋长出最初的传统医学的"自然地"，那片我们已然失去多年的"乡土"。

也许用不了几年，那里也被"全球化"、"现代化"，渐渐地，这份"乡愁"再无所依归。

如果再抛去王俊昌"草药医生"的身份，他又成了中国农民的典型。

农民在"现代词典"里，一身的土气，然而这个"土"，是接了地气的，中国的农民不光懂农事，人事、天事他都懂，这构建成了中国农民特色的内在世界，在他们那里，内存着中国农耕文明创造出来的中国传统文化，包括中医药文化的根系。

我们羡慕并尊重王俊昌这种原生态的生命状态，面对这样的民间中医人，我们肃然起敬。也又一次加深了对大自然的崇敬、感恩之心。她化生万物，又为万物准备好了生存所需的一切。

王俊昌特有的思维模式，可以看作是原生态中医的一个符号——思维轨迹即自然之规律，即天之道。

道者，无思，无为。

一方水土、物候，赋予了当地"原著民"以诗性的灵魂，王俊昌只是其中一个代表。尽管他生活的那座小县城生活并不富裕，却在无形当中隔绝了所谓的现代、时尚，保护了当地人这种本原性的思维方式。也难怪，他不只一次地说，他不爱待在长汀，他想回到家乡。因为那里才是他的根系所在，在那里，他像是悠游于水中的鱼儿，熟识路边到林子里的每一颗草、每一株树，懂得她们的"性格"，了解她们的用途……

幸好，王俊昌是不甘于被"规范化"的——本质上来说，他是一个"诗人"，他一直在挣扎着，保存性格里的执拗，保护着那份土生土长的"灵感思维"。

我们也希望他的出现，会为中医药学带来新的突围和可能！

而关于自然的一切，人类什么时候才能真正认识？

★病毒也分几种的，有些病毒是螺旋状的，有些病毒是像棒子一样形状的，这种形状的病毒，就是容易造成咳嗽的病毒。

★人，是喜欢各种香味的，那些虫啊，就不喜欢香味，这是我在生活当中观察到的。所以从这个角度讲，香味的东西，很多人没有想象到，就是这些虫子的，还有那个病毒、细菌的克星。

★我就用那个八角子，就一味，用碾子，碾成粉，我把这个八角粉放在我的女儿头里面，用布包住，不要让那个香味跑掉了。两分钟，全部虱子跑掉了！我做很多事都是靠灵感。八角，就是茴香，还有丁香，都是香料嘛，在饮食方面，也都有杀菌的作用嘛，大家都知道的嘛。

★非典怎么传染？它是空气传染，呼吸道传染，你知道的话，把米醋打开，放在房间里边，空气里边的细菌什么东西就会被消灭掉，它是空气里边消毒的。科学家讲得也没有错的，但是大家不知道怎么使用。醋不对，也没有起到作用。

★还想研究无公害农药，这个农药，人可以吃，但是虫子吃了会死掉，我想搞这个，也想过啊。真的能研究出来，我也肯定能把它研究出来。

★看到这个人以后，我就把这个烫伤药拿给他，擦的药油，我叫他用鸭毛去涂，烫伤的皮肤，用这个去涂不会痛嘛。

★西方有的科学家认为，艾滋病是从黑猩猩身上传染来的，但是为什么黑猩猩自己不得艾滋病，它只是携带这个病毒？我大胆地假设一下，是不是一方面原因就是它会采药？

★动物真的是很聪明的，我在我老家，看过那个牛啊，喝水的时候，喝了装农药的桶里的水，那桶原来装的甲胺磷，它就是中毒了，它在院子里到处走，好像在找什么，我就看它究竟找什么，它就找啊找，找到角落里的一个尿盆。农村家里面没有厕所，都在外面上公共厕所，晚上的时候不方便嘛，就都在家里准备一个尿盆，那个尿盆就放在院子的角落里面，里面满满的都是积下来的雨水。诶，那个牛就喝尿盆里的水，喝了以后，就好了，走路也不晃了。哎呀，我就知道了尿素能解农药的毒，以后鸭子、鸡、鹅不小心吃到农药，中毒了，我就把尿素用水化了，喂它喝，一个个都好了。

★肺结核的病人，我会先给他分一下，这个是阴性还是阳性，一般阳性的，就会发热，体温表现得不明显，但是体温表能够量出来的，是低烧，不是高烧；但是他是阴性的，就不发烧，脸色啊，表现出很晦暗，没有光泽度，这是虚的表现，我就给他用补阳的方法。往上去的药，就要饭前吃，如果你先吃药，再一吃饭，饭就压制住了往上走的药性，药性反而起不来了。

★红肿热痛嘛，就是阳性的，肿，除了红肿，还有黑肿啊，白肿啊，有的呢，是皮肤不变色的那一种，有的呢，是皮肤会变黑的肿，这都是阴性的。阴性的和阳性的治疗就不一样。

★川芎，往上走的，我治头痛，离不开川芎的，它是走脑、走胸；需要往下走的，我离不开牛膝，它是往下走的；治腰痛，我离不开杜仲，它走腰的。我想要它走哪里，就要用什么药引子的。

★这个癌症对我来讲，我不认为是癌症，我是这样的感觉。西医治不好的病就叫癌症，他没有办法了，就说这个是癌症。中医还有办法。膀胱癌开始的症状就是小便便血嘛。他是阳盛，缺阴啊，没有一点阴气了。肾阴都没有了，造成的。我就用补阴的方法，就把他搞好了。

★一年有8天，不能去过性生活，如果违反了，就损寿一些。

★我认为淋巴是卫兵。就是那个国防线的卫兵。是保卫人的五脏六腑的。

★这个野南瓜和野梨子树上的那个包瘤啊，和在一起，是很好的。这个我们民间很多人知道，不明不白地长了一个包块，都会去挖野南瓜、搞野梨子的包瘤啊，来吃。他们没有我们这个药这么快治好就是了，他要吃一两个月，也能散掉。

★看那很有名的人，我的心里感觉都看不好，很害怕的。没有谁的生命不宝贵，任何人的生命都宝贵，鸡的生命也宝贵的，都是生命啊。我都不敢有一点马虎的，肯定就会好的，我心里边有底的。

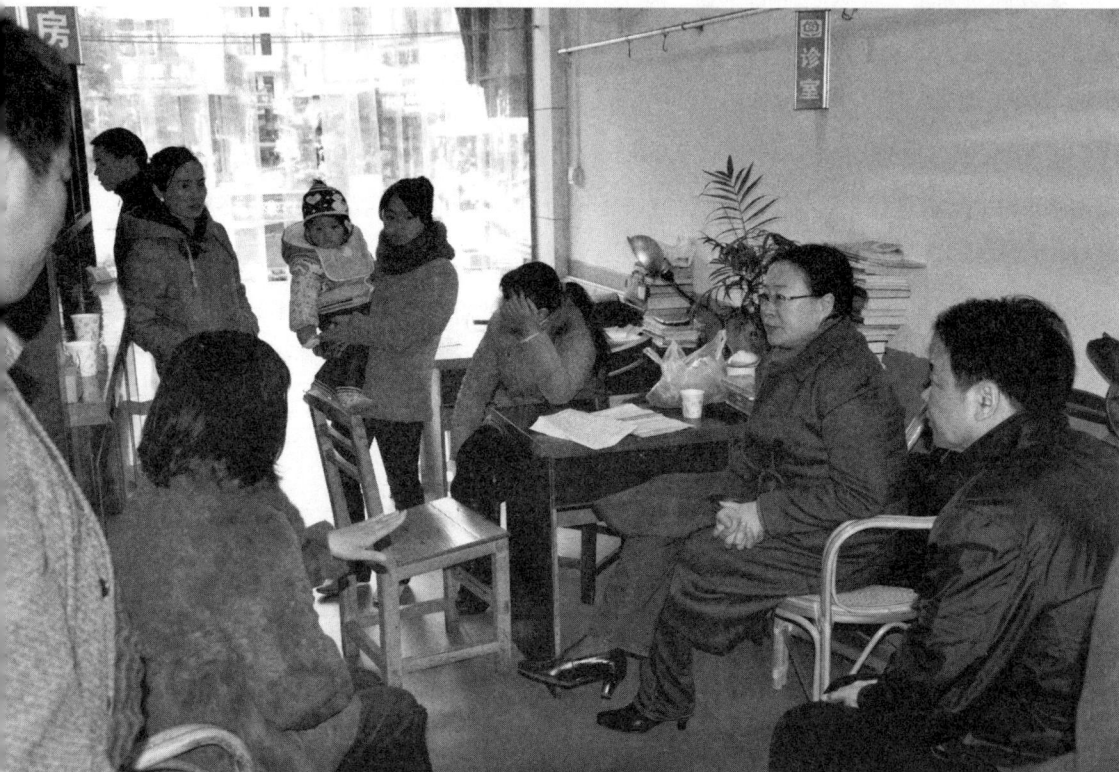

田原（右二）和王俊昌（右一）到福建乡村诊所考察

「中医药国情调研最新发布」

民间中医药问题和对策建议

陈其广

焦点话题

中医药对国家、民族的价值和意义

什么人才算是「民间中医」

中国到底还剩多少「民间中医」

「民间中医」里究竟有多少算得上「中医人才」

民间中医的国情调研，对国家、对人民的意义何在

「进门难、开张难、生存难、传承难」是摆在民间中医面前的四座大山

民间中医自身存在问题

民间中医药，政府怎么管

……

编者记：

关于"中医药国情调研组"

《民间中医药问题和对策建议》一文，是中国社会科学院中医药国情调研组执行组长陈其广教授应邀所作的一次讲座原文，是中医药国情调研的一项最新研究成果，也是迄今为止关于民间中医药的最为真实、准确、全面并具有战略高度的文献。征得陈教授同意，首次发表。

国情调研工作，是近年来中国社会科学院为切实履行党中央、国务院思想库和智囊团职责而开展的一项重要工作，所担负的调研项目区分为重大、重点和一般三类。2008 年 6 月，"中医药国情调研"作为"三年连续跟踪调研"项目立项，成为当年 11 项院级重大国情调研项目之一。由于取得一定成效，2012 年再次被作为院级重大国情调研项目立项。

中医药国情调研组，由中国社会科学院历史、经济、哲学等相关学科专家、及其他机构和专业人士构成。迄今为止的 4 年中，调研组以先前所完成的成果为参考，分别采用实地调研、异地调研、顺访调研等方式，从中医药事业及相关的第一、二、三产业的各环节着眼，对 22 个省、自治区和直辖市展开了中医药国情调研，归结为 16 个领域或方面值得关注的中医药问题，采集、写作和制作了相当数量的文字资料和图片影像资料。调研组不仅注重在深入实际的基础上对中医药管理体制、运行机制、社会环境和决策建议等方面，开展了涵盖历史、现实和未来的严谨地学术研究，决策研究，而且身体力行地推动有利于中医药健康、自主和可持续发展的一些具体工作。取得了诸多重要成果。

本文所谈的民间中医药问题，也是调研组涉及较多、关注较深的一个领域。

〔人物档案〕陈其广，中国社会科学院研究员，经济学博士。青少年时期在工农业一线从事体力劳动和管理工作，"文革"结束后进入南开大学、中国社会科学院研究生院等院校学习，获经济学博士学位，在英国剑桥大学从事博士后研究。主要研究领域包括经济发展历史、改革开放政策及效果评价、科技成果转化及企业中长期战略管理等。2004年任国家社科基金重大课题"中医典籍研究及英译工程"秘书长，首席经济学家；2008年至今，任中国社会科学院中医药国情调研组执行组长。

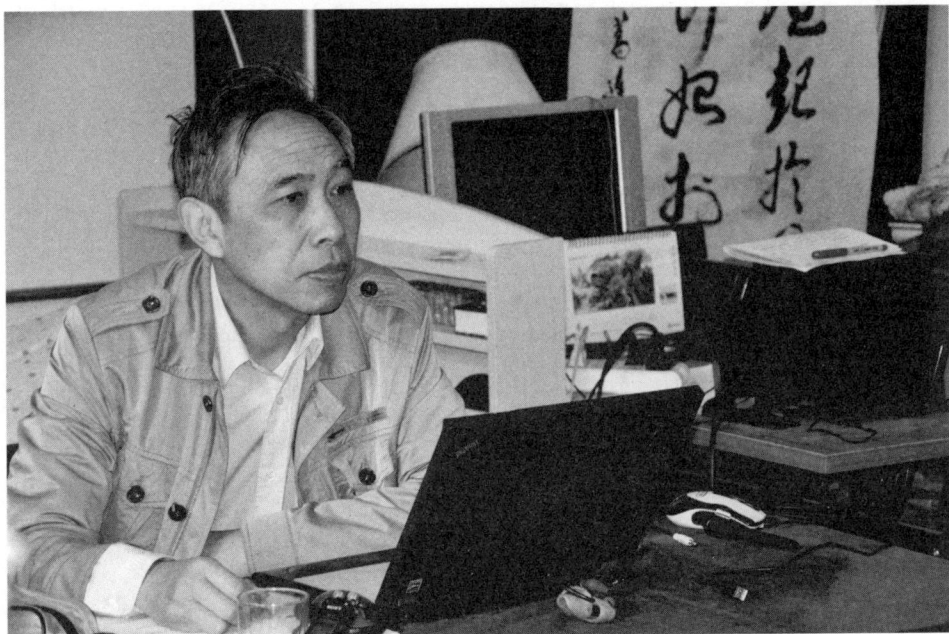

陈其广在"天地生人"学术论坛讲座现场

主讲人：陈其广

主持人：宋正海（中国科学院自然史所研究员）

时　间：2012年4月22日

地　点：北京北苑——"天地生人"学术论坛

主持人：今天主讲人是陈其广研究员，他是中国社会科学院中医药国情调研组执行组长，他带领的调研组经过长期的调研，掌握了大量的资料，进行了研究和分析，他今天的报告一定很精彩。

陈其广：很高兴今天有机会到这个场合来交流、沟通、讨论民间中医的问题，"天地生人"讲座在有些科学问题和政策问题的研究上，付出了长期的努力，向各位组织者表示感谢。

在讲话之前，我简单介绍一下国情调研的工作问题。

国情调研项目是中国社会科学院根据上级领导机关的考虑进行的一个安排。

这个"中医药国情调研"是国情调研十一个重大项目方向其中之一。对中国社会科学院参与中医药问题地研究，起初院内、院外都有一些不同意见。

很多人说，社会科学的人没有必要来研究中医药的问题，为此，课题组成立之初，就在中国社会科学报发表了一篇文章，叫《社会科学研究应该关注中医药问题》，大家有兴趣可以去网上看一下。在国情调研的3年多，将近4年的时间里，调研组同志在社会各界机构和人士的帮助下，前后专程到达12个省份，同时还有8个省份是做其他研究工作的时候顺访，或者说是异地访问的，这样全国一共涉及了20个省市自治区，50多个地市区县旗，和中医药有关的各个环节，都有比较广泛地接触。

但是需要说明一点：我们国情调研的侧重点之一，是为领导机关了解情况提供建议，这是一个主要的任务。所以我们更多是从管理体制和运行机制方面来了解中医药的问题，对于医药技术方面，限于我们自身的知识结构问题，我们自己的学识能力的问题，一般不做过于深入地探讨。主要是对大方向问题了解一下，分析一下，对于一些个人具体的医疗技术问题和评价问题，我们一般不介入。

1. 什么是中医药，什么是中医药事业

中医药的形势，这几年，尤其是十七大以后，有了很大地变化。

最近我们的活动也很多，前几天我们开一个中医药蓝皮书的筹备工作会议，就发现在这个会上，在相关业界范围以内，对于什么是中医药这个概念地理解，还是有不同，有区别，甚至有很大地分歧。

这个问题我想也是观念的问题，到底什么叫中医药？我这几年在调研过程中提出来一个意见，这个意见是我的初步意见，还没有跟调研组其他同志商量过，但是我觉得这个问题值得考虑，到底什么叫"中医药"？或者从我们的工作来讲，什么叫"中医药事业"？一个基本概念是什么？我倾向于认为，中医药必须是以我国传统医药理论、知识、方法、技能为指导和基础的医药实践，简单讲就是这样，只有这样地社会实践才是中医药，否则可能就不是中医药。

但是在现实生活当中，我们法定的执业类医师的类别，已经异化了。现在实际生活当中的执业中医，多数已经是中西医结合医生了，而我们名正言顺拿到中西医结合医执业医师资格的医生，更多是近似于西医了，所以现在我们讲中医药事业，一个很重要的问题，就是要追根溯源，必须把什么是"中医药"这个基本定义，基本界定要搞清楚。绝对不能说只要是中国人在中国的行医用药行为就是中医药。中医药和西医是两个非常不同的医药理论知识和方法技能体系。

在座有很多搞自然科学的专家，我也希望借这个机会向大家学习。

2. 中医药对国家、民族的价值和意义

就中医药对国家、民族的价值和意义来讲，我们调研组提出了中医药五个方面的战略价值，或者叫战略意义：

第一是就医药本身来讲的，这个就是对中国特色的医药卫生体制而言，中医药绝对是不可或缺的，甚至是一个根本的基础。尽管现在西医药的比重比较大，但是中国特色的医药卫生保障体系，必须以中医药为基础，这是第一。

第二呢，中医药是一个巨大的产业，它连接着一、二、三产业的各个方面，涉及到传统经济、民族产业和群众就业的问题。

第三呢，中医药是我国用以保障国民健康和生命安全的有效工具，是具有独特优势的安全战略手段。

第四呢，中医药是我国传统文化的核心组成部分，最典型地体现了中国传统文化的精华，所以也是新时期文化软实力的构成部分。

第五，中医药不仅是我们国家在世界医药领域，而且是在全球范围内的科技和经济等领域中最具创新潜力的一个领域。可能我们还不一定能和发达国家的一些科研领域的优势相比，在那些领域我们比较落后或者是有差距，但是中医药呢，是我们国家能够在世界范围内进行原创性创新的最具有潜力的领域。

3. 开场白

今天特别要向各位表达的是，我希望把今天的会开成一个讨论的会，尽管我讲的时间会多一些，但我还是希望开成一个讨论的会。因为中医药的问题，尤其是民间中医的问题，是一个相当复杂的问题。

很高兴今天请到了田原女士和赵中月先生，请你们对我的发言进行修正和补充。这两位呢，是在出版社专门出版有关民间中医的书，而且经常到民间去，长时间地寻访，发掘了很多典型案例。当然还应该特别感谢贾谦老师，贾谦老师在科技部率领中医药战略课题组的时候，对中医药问题地解决，起了一个关键性的先导的作用。那么在这方面做出很多贡献的，也有很多人，包括山西运城市卫生局的田康立同志，还有像最近甘肃省卫生厅厅长刘维忠同志，都是在民间中医药问题上做出了突出贡献的。

4. 中医药的特殊性

中医药是一个非常特殊的领域，最近我一直在强调这个问题，它的特殊性表现在什么地方呢，有两个特征非常明显：

第一个，就是建党，特别建国以来，党和国家的高层领导人多次肯定中医药的价值和作用，肯定中医药的特色和优势，但是就是在这样的情况下，我们国家中医药的情况，一直处在持续衰退的局面。也就是说：我们执政党的意图，我们领袖的意图，和我们的社会实践之间出现了背离的情况。

第二个呢，中医药的生存情况，和广大群众的需要和愿望之间，有很大的背离现象。群众看中医、用中药，就希望中医药有不同于现代西方医药的特色和优势，所以才去找中医看病，用中药治病，但是在群众有这样的愿望、这样的需求的情况下，我们的中医药从业人员西化的问题，一直没有解决，而且可以说在相当长的一段时期内，出现了一种持续恶化地情况，所以这两个问题，非常典型，这两个特征非常典型，说明了问题的复杂性、严重性，是一个内外相连、上下错位、纵横交叉地系统性问题，整体问题，很多同志希望中医药形势在短期内有明显地、根本地改观，但是，从我们国情调研的情况来看，我认为这不是那么简单的问题。

大家可以从几个简单的例子看中医药问题的复杂性，比如：国务院曾在吴仪同志领导下，成立中医药工作部际协调小组，一共有 19 个部委局参与这个工作，所以可以说是 19 条龙治水。那么现任国家中医药局的主要领导如王国强同志呢，前段时间提出了中医药事业发展的六位一体的问题，至少他讲到了六个领域的问题吧？！那么对我们调研组来说呢，提出中医药形成目前状况和存在问题的原因中最最主要的，至少有三个：

一是社会意识和文化环境重大地变化。

二是医药卫生管理体制的问题。

三是医药事业（产业、行业）运行机制的问题。

所以无论是从国家管理机构的职能交叉之复杂，还是国家主管部门认识到的主要领域之多，还是我们调研组了解到的各方面的观点看法来讲，都说明中医药问题的复杂性。

为此，调研组在 2008 年明确向领导机关提出要建立"国家级的中医药综合配套改革试验区"的建议。目前国家中医药局已经在全国三个省、市、自治区分别建立试验区，但是格局和目标跟我们调研组所建议的综合配套还是不太一样，北京试验区的侧重点是中医药文化；上海试验区的侧重点是中医药进社区；只有甘肃省的试验重点涉及面宽一些，是基层中医药。相对来讲，甘肃省的试点的价值大一些，它的示范效用可能会明显一些，北京、上海，由于是两个特大城市，又都是直辖市，你就是在这里做成了，到其他省份也不一定就能推广。我们调研组经常强调一点：调研组的同志不光要了解基层存在的问题，要发现问题，要听取中医药工作人员的建议，同时呢，也有社会责任，要向中医药从业人员传达党和国家的方针政策，介绍中医药的发展情况，要给大家打气。所以对中医药形势地客观基本评价，是非常重要的，现在很多人，要么就是灰心丧气，要么就是欢欣鼓舞，我们觉得还是需要一分为二，实事求是，客观分析中医药的形势。

5. 十七大之后整体形势还是有明显好转，但不容盲目乐观

首先应该肯定的，和上个世纪甚至是本世纪初相比，十七大以前，整个形势还是有明显好转，主要体现在：

第一，政府和国民，对于传统文化被湮灭、被压制的现状有了反思，这是最重要的一个时代背景。

第二呢，国家领导机关出台了专门针对中医药问题的"22号文件"，也叫"国十条"，这个文件，是和人大法律委员会副主任洪虎同志有密切关系的，他在其中起了很重要的作用。

第三，去年年底卫生部总算是通过了中医药法的草案，现在已经上报到国务院法制办，现正进行专业评审，就是对于中医药要单独立法。这个是在立法问题多年出不了卫生部的情况下的一个突破，终于进入到法制办，而进入到法制办也就意味着进入了正常的立法运行轨道，启动了。

另外一方面，近年来国家中医药局陆陆续续有一些有利于中医药，包括民间中医药问题的解决的政策法规出台。尤其是国家中医药的主要领导同志，最近期间，高度强调"中医原创思维"和中医药基础理论研究以及师承工作的重要性，和前几届相比，这是一个明显进步，此外还有其他，我们就不一一讲了。

（因为时间关系，本来我今天是准备了40多页PPT，大概要讲一个小时或者略多一点，我还是强调一下，衷心希望今天的会成为一个讨论的会，所以我会加快速度，一些具体的字句和案例，可能今天就不讲了。）

但是并不等于说这样就是形势一片大好，可以高枕无忧了，因为一些历史问题依然存在，而且新形势下，产生了一些新的问题，甚至更严重了。

首先，就是现在还是"牧师管和尚"这么一个基本格局。另外，医改怎么解决公益服务和市场化的关系问题，现在还没很好的办法。

其次呢，就是所谓的"现代化、科学化、国际化"的认识误区，并没有得到认真更不要说是彻底地纠正，甚至在一些实际工作中，表现得还是很明显。我们因为搞文字工作的，脑子里很清楚，这个"化"字，有三个基本字义，大家一查字典就清楚了，这三个字义，哪一个用在中医药问题上，都是有问题的，都会出错误。所以中医药西化的现象依然普遍地存在，且在个别科研领域有恶化的现象，非常值得关注。咱们在座有些是自然科学家，我们国家的自然科学，比如说国家自然科学奖，比如国家重大的自然科技项目，是非常强调创新的。中青年科学家要当院士，好像没有个非常突出的"创新"成果就不行。在这样的情况下，有一些中医药研究的工作人员，为了迎合创新的要求，他就试图去做一些把中医中药

搞得非常"科学化",或所谓"自然科学化"的一些事。

比如简单举一个例子,中药转基因,我反对搞中药转基因,特别是推广生产。咱们且不说转基因技术本身有什么问题,就说最简单的,我是一个经济学者,从市场角度看,如果你把转基因中药研究出来,你放在药店里,你告诉群众,你说那个是传统的中药材,这个是转基因的,会有患者去主动买那个转基因的中药材吗?转了基因以后,中药的性味有没有变化?它的功能、药效有没有变化?目前阶段上没有任何人可以准确地回答这个问题。但是不研究中药转基因,就拿不到国家重大科研项目的经费,就觉得"创新"的程度不够高,就怕外国学者看不起自己。所以过去中医药得到政府资金的支持少,做不了研究,是有问题,但是国家支持力度大了以后,给你提出的一些要求又很容易把中医中药的研究方向给引偏了,大量地做动物试验,大量地买设备仪器,甚至搞转基因研究啊,因为你不这样做,你的课题经费预算就报不上去。你说我研究文献,给你5万、10万、20万就很了不起了,但是你一说要做动物试验,恐怕几百万、上千万就给你了。老鼠和人虽然基因类别相差不大,但中医专家告诉我,巴豆,人吃是泻药,而老鼠吃了,是增肥。老鼠爬着生活,心脏和脑袋处在一个水平线上,人以站立为主,脑袋位置高于心脏,那么治高血压的药,对老鼠效果好就一定对人也一样好吗?不也是个问题吗?!

所以国家支持力度大了以后,必须要解决一个问题:中医药的发展方向到底应该怎么把握?

我们调研组把这个问题作为我们调研组向上级机关反映地第一个问题,就是我们国家提出来,扶持和促进中医药发展,扶持和促进,最后要达到什么目的?目的要清楚,否则就是,力量越大,走得越偏。

另外就是今天要讲的这个民间中医问题,体制内的人员,对民间的中医中药贬低、排斥的现象还是普遍存在的;另外一个呢,就是传承问题,我今天还要具体讲一下传承问题,这个传承问题做不好,中医药就要断层甚至绝后;最后一个是药材质量的问题,药材质量问题也是跟中药现代化有密切关系的。

那么,复兴、振兴中医药的工作方法、思路是什么?我认为,除非有重大利好,除非有突发情况,否则照现在这个趋势,我们就一定要有一个对理想和现实关系处理的正确态度,否则要么你会很失望,要么你会很乐观。我们必须处理好理想与现实的关系,一方面要承认振兴中医药工作的长期性、复杂性、艰巨性,做好打持久战地准备;另外一方面,要从现实出发,找准问题、营造条件、突破重点,通过渐进式地改革,实现最终目标。

我们调研组做的工作，很重要的就是第二个方面，是要找准问题，然后提出建议，包括做一些宣传、交流沟通地工作，营造一个社会条件，营造一个政策条件，对一些重点问题争取有所突破。

6. 什么人才算是"民间中医"

"民间中医的定义和范围"问题，简单讲，就是有这么几个方面：

第一，法规没有界定。没有任何一个法规说，什么叫民间中医，没有。

所以前天我们在讨论蓝皮书的时候，有一位同志提出，不要讲民间中医，不要用这个概念，要用传统中医来取代民间中医这个概念，当然在座很多同志都反对这个。民间中医是个客观存在，你不能否认它，你不叫"民间中医"，他就不是"民间中医"，这个是不对的。

但是，怎么样认定民间中医？那就有各种各样的说法了。

有一种说法，是从学成途径来讲。就是说你科班院校毕业的，你就不是民间中医；你是跟师的，你是自学的，那你就是民间中医，这个说法是不对的，至少单独用这个做标准是不对的。

第二呢，也不能用执业资格的有无来界定。有的说，你有本、有照，你是执业助理医师或者执业医师，你就不是民间中医，这个也不全对，不能单独以这个为界。

第三呢，不能从经济收入来源去分。有人说，如果你拿了国家的钱，你就不是民间中医，你不拿国家的钱，你就是民间中医。但是现在情况很复杂，比如说运城这样工作做得好的地方，它有的公立医院，因为没有这个领域的好医生，或没有这个治疗技术方法，没有这个本事看这种病，比如说某些专科病，他就把一些民间中医聘到公立医院来，那么这样他不是就拿了国家的钱了，拿了政府的钱了？但是你说他是民间医生还是官方医生？这个就不能单独从经济来源来区分，包括国家现在有些对民间机构地辅助，他也会出一些行政上的，财政上的钱，也不能单从经济来源分。

第四呢，也不能从有无专业技术职称来分。有的人，他是有技术职称的，那说有了技术职称的就不是民间中医，没有技术职称的才是民间中医，这个也不对。

所以呢，民间中医的定义和范围，首先要肯定，民间中医是一个绝对真实的客观存在；第二呢，要用客观的标准，不要用主观的标准，来界定它。

我认为比较合理的方法就是，从语义学的角度来讲，"民间"是相对于"官方"来讲的，所以所谓"民间医生"，就不是官方医生，这个界定应该是非常清晰，没有争议。关键是两个：

第一，他必须真的是中医。因为现在很多人一讲民间中医，就觉得是江湖郎中，是骗子，这个是不对的。我们讲民间中医，必须首先是真正具有合格专业知识技能的中医，他这个知识技能，是专业技能，也是合格的，可以（用这个技能）给人看好病的。

第二呢，他和公立机构人员不同，有一些不同的地方，这样的中医，才是民间中医。

那么现实当中，我们调研以后认为，现实中存在的民间中医类别，从两个方面来区分，首先是从个人的情况来区分。个人的情况，个人的身份来区分，那么我认为有五种民间中医：

一种是所谓的"三无中医"，无校、无照、无庙。无校，没有正规毕业的院校，没有母校；无照，没有政府法规正式审查合格颁发的证照；第三个叫无庙，他没有一座庙堂、庙宇，他在里头可以行医。这个庙，指的是公立机构的庙，不是个人的野庙。这一类叫"草根中医"。

第二类呢，游走边缘的民间中医。他也许有乡村医师资格，但是他没有在公立机构干，他是个人经营的，或许他有个别的资质证书，他还是在民间，他还是独立体。

第三种呢，叫先官后民的民间中医。他从公立机构下了海了，退了休了，自己开了一个诊所，这时候他的医药活动跟政府应该没有直接关系了，他是纯粹地民间活动，民营的性质，这是先官后民的民间中医。

第四类是半官半民的民间中医。一身二任，公立机构的中医业余时间或者私下里在民间出诊，在民间从事这些活动的时候，他的身份不能作为官方的身份认定。他那个时候出的问题，也不会由医院承担责任，而是个人承担责任，所以这是民间活动，在那个场合，在那个时间，他是民间的行为。

第五类，叫远赴海外的民间中医。有很多的中医药人才，在国外行医用药，他在那里没有官方身份，他是中国的民间中医人员到了海外，所以大概有这么五类。

我们今天所做的分析，主要针对是前两类。

数量上讲，后边三类，人数比较少，不是主要情况。后三类情况，你从统计数据看，你也没法把握他们。

那么第二方面呢，首先，我们从与公立机构的关系来区别，他不是公立机构的编制内人员，这是个基本前提。当然有些退休的，我们为什么说比较复杂呢，因为退休的，有讨论余地，但是多数，绝大多数，是非编制内人员。

其次，不以行政组织资金为基本业务收入。他去行医用药，拿来的钱，不是国家财政的钱，也不是村镇集体的钱，因为有的乡镇，是从乡镇经济拿钱来补的医生，这个不是财政的钱，而是行政组织的钱。所以我说，从与机构的关系来讲，这两条是必须坚持的，这两条符合了，你的民间身份才比较确定，如果还有什么标准，咱们再来讨论。

7. 中国到底还剩多少"民间中医"

那么，民间中医到底有多少？这个问题，大家从网上搜，可能大家会发现一些数据，但是我可以负责任地讲，到目前为止，没有一个数据是绝对准确的。

我做了五个方法地推算，我也不认为它是准确的，但是这可能符合我们中华传统文化的特色——追求过分的精确，结果可能会背离事实更远——所以我们用统计学的一些推算方法，确定一个大概的值，就可以了，准确数据没有。

我们讲总量，民间中医总数到底有多少？第一，政府从来没有对民间中医单独做过调查，所以也没有准确数字。

第二，我们从官方中医统计地变化趋势来看：这里是两个数据，一个是国家统计局统计年鉴，第二个是卫生部和中医药局他们行业的统计年鉴，可能离得远了大家看不太清楚，就是这条线，就是原始的数据线，是全国的卫生技术人员总数，是这么一条线，这当中有断裂，就是文化大革命时期断裂了，这个趋势。

第二条线是全国不分中西的医生的总数，是官方统计的总数，从这两条线，大家可以看到，有个喇叭口，说明什么呢？说明医生以外的医药服务人员数量增加的速度，要快于医生的增加速度，那么下边两条线是什么呢？红的，是中医的官方统计数据，绿的，是中药人员的统计数据，大家看，这个喇叭口就更大了。另外，中医和西医之间的差距，也是在不断扩大，那么对上表做一个文字说明：

从1949～2001年，50余年间，中医占医生总数的比率，从75%以上，下降到15%左右，特别是1999年颁发执业医师法以后——这个就是所谓的两法，一个是医师法，一个是药品管理法——中医人数一下被压缩了近25%。2002年的数据为什么中医数量急剧下降？因为2000～2002年，正式把执业医师这个标准纳入到统计范围去了，因打击过重，所以十七大以后，中医药出现明显转机，但相对的预势尚未得到明显改观。2009年官方统计的中医人数，才恢复到1949年的规模。

这就是说，60年过去了，又回到原点了，2009年国家统计的中医人数，和1949年基本上是一样的，没有发展。至于从比率关系呢，大家可以从统计上看，1949年，是100个中医比31个西医；2010年是12.7个中医比100个西医，这是国家统计部门的数据。

那么中医药局的统计数据呢，更不乐观，建国初期是100个中医比6.7个西医，到2006年是14.3个中医比100个西医。

以下我们按照有关数据，对全国民间中医总数进行一个推算，这个我简单讲：

第一，按照建国初期的数据，等比例推断。

因为我们中医这几十年没有大的发展，假设我们现在的比率和解放初的比率是一样的，那么1949年的时候，全国人口是5.4亿，50万中医，这个50万中医是贾谦老师经常讲的一个说法，我没有找到出处，贾谦老师做了很多研究，我们姑且把这个数作为一个参考。那么官方统计是27万，就是说建国初大概有27万左右的中医，如果按照这个比例算，那么2005年全国人口突破13亿的时候，13.08亿人，应该有55.6万民间中医，这是第一种方法，按等比率。

第二，以典型地区为参照来推算。

山西运城地区是我国中医药历史渊源相当深、中医药文化积淀相当厚的，按照当地卫生局在国情调研中提供的数据，全市总人口500万，区域有中医药行医能力的民间中医3000人，这是运城，运城卫生局做的，他们的地方调查。

那么我用一个什么统计学的方法呢？就是把运城作为一个高比率的极限值，然后分别以依次降15%和20%的比率，把全国人口分成五个等份，这是按总人口，我们如果把全国人口分成五个等份，一种办法就是说，每下一个等份，民间中医的人口就减少15%，这是一个，第二是20%，那么按这样推算地话，等比下降15%的话，全国大概是56万民间中医，那么下降20%的推算方法，全国大概是48万民间中医，这是第二套推算方法。

第三个方法呢，就是用赤脚医生的数据作为一个推算。

为什么以赤脚医生来推算？因为我们有一个假设，就是在那个时期，对于中医药，对于民间，是管理最松弛、最真实的一个阶段，是文化大革命时期，是无政府状态。所以我们假设那个时候所有有能力行医的，都可以有合法行医的机会，没有谁说你是非法行医的，那么在这样的状况下，当时全国的赤脚医生146万人，以传统中医药为主，这个是肯定的，没有问题。行医几十年，遭遇执业医师法，几十万人失去了行医资格，据称这个也是有来源的，我所有数据都是有来源的。

据称，2007年，还有86万赤脚医生，这个86万人，就是没有转变成其他身份，或者说没有取得其他合法身份，大概还有86万人，那么假设其中有60%是会运用中医药知识技能行医的人员，那么这样推算下来，大概是52万以下，这是第三种推算方法。

第四种呢，按行医政区化单位数量推算。

现在全国大概有2万个城市社区，60万个行政村，这是我们的基层行政单位。在总计62万个单位中，城市的比重小，而且城市当中，有本地民间中医存在的可能性也很小，民间中医一般都是在乡村。而且农村也并非村村都有民间中医，多的地方你像运城，一个村里有三个，少的可能一个都没有，我想在座的可能都了解这个情况，而且这个说法不为过。那么如果我们以62万个行政村或社区中，80%有一个民间中医计算的话，那么在50万人以下，这是第四种计算方法。

第五种，就是贾谦老师做的一个推算。

四川省政府在本世纪初，有一个副省长指派调查民间中医，是9228人，人口8212万，这是四川，当时调查时候的数据，按这个标准推算，有15万无证民间中医，山西运城呢，有3000名无证中医，这无证中医仅仅是讲没有行医证，不讲其他资格，运城是500万人。

按照运城的标准推算，全国有80万民间中医，这两个数据差距很大，那么贾老师把这个数据简单算术平均下来，是17万民间中医，四川省无证民间中医占总人口的比重是0.01，运城是0.06。那么这么看来有一个什么问题？四川的民间中医的比重，跟第五等份相近，这就有一个问题，从常识判断它出问题了。因为云贵川那一片，是中医药比较发达的地区，尤其是药材资源比较丰富的地区，你说四川省才万分之一民间中医，那么其他基础差的地方不是更少了吗？

我就分析这个问题，有一个情况是应该考虑的，因为四川的那次调查是省长派的活，派的医政部门，卫生主管部门去调查的，这个就有问题了，民间中医是怕你查他的，所以只要你去查他，他就要躲起来，或者他要想办法否认他的身份，那么在这样的情况下，四川的这个比率，有可能是低估了，我们这样来解释四川的这个结果。

那么第六方面，就是有一些情况是需要特殊考虑的。

2010 年以前，村卫生室大多没有财政经费，甚至没有乡村集体支付的固定工薪，或者是经常性的补助，所以从这个角度来讲，在一定程度上，我们把那个时期那部分人，纳入民间考虑，也是合理的，因为他没有从政府得到任何东西。

那么 2009 年国家中医药局进行的一次普查，专门针对所有有合法登记的机构和人员，做了一次全国性的普查，在近 60 万个村卫生室当中，有乡村医生 91 万人，其中以中医药知识为主的，只有 10 万人，10.75 万，"能中会西"的是 33 万人，其中能开中药饮片处方的，18.5 万人，具有一技之长的和实际本领的中医药人员 2.56 万人，如果我们把能开饮片的算中医人员，这三个数加一块，合计 31.8 万人。

这就是说在农村，经过政府登记，会用中医药办法的人的总数，是 31 万人，占乡村医生总数的三分之一，但这部分人，这些人的境遇有所改观，有些省份开始财政给钱了，至少是乡镇集体，你得给卫生室的人，给他补助钱，否则他就黑了心来做事，他就拼命地让你打吊针。我们去调查村卫生室，他说是中医，也摆了中药柜，但是你一看，是假的，因为中药柜里没有药，你再看那个病人，全躺在那打吊针了。

那叫什么中医中药呢？

所以即便是国家主管部门，按照合法登记调查的结果，乡村医生当中的，真正算半拉中医药人员，也不过三分之一，但是这部分人，近年来，开始给他们发钱了，所以从法定身份来讲，他们似乎不应该再纳入民间中医来考虑了。

我们调研组，就是要向政府呼吁，要求使用政府的资源来扶持帮助基层这些应该算是公立性质的中医药机构和人员，所以我们以下谈民间中医问题，原则上就不再涉及这部分人。

上面的表述中有一个可笑的说法，叫什么"能中会西"。大家可以细细想一下，他应该是既能中医又会西医，但是能开中药饮片处方的，只占 56%，那么，他如果不会开中药饮片处方，你怎么还叫他"能中会西"呢？他的"中"是怎么个能法的啊，他饮片方都不会开了，拿点成药给老百姓吃，这叫"能中会西"吗？成药很多是非处方药，是在药店里就可以买的啊。所以"能中会西"这个概念是有问题的，说大发了。

那么，现在我们来做一个小结，考虑到建国后中医药事业的整体停滞，甚至是下行趋势，特别是文革以后，受两个条例和西化的医药管理制度地压制，还有医药卫生领域不当市场化后中医药所处的不利地位。这个把医药工作扔给市场的做法的结果是什么呢？就是谁不赚钱，谁就跑偏，谁不赚钱，谁就走样！因为中医药"简便验廉"嘛，你不是有一个"廉"字嘛，你廉你就赚不到钱，赚不到钱你就不安心，所以现在进了中医的门，也是一堆物理、化学检查，甚至于我们北京最有名的中医骨科，现在你要是骨科有什么问题，哪怕小拇指断了，也给你打钢针，他绝对不用小夹板，因为小夹板的收费标准是一百多、两百块钱，他给你一打钢针、一上石膏，你就得冲着八九百、一千去了，所以不当市场化这个事情影响相当大，相当严重。还有中老年民间中医后继乏人。

那么把这四个情况都考虑到一起的话，估计实际存在，比较纯粹意义上的，也就是说草根中医和边缘游走的民间中医算起来，我认为这个数字在 50 万以下，40 万或 40 万偏上一点，大概是这么一个数字。我认为这是到目前为止，社会各界对民间中医所作数量估算的最全面的结果，我希望以后有人能超过我，更准确。

8. "民间中医"里究竟有多少算得上 "中医人才"

我们刚才讲的是人数问题，那么在这个民间中医当中，技能方法中有高下之分的，有专业、不专业之分，那么我们第二步，我们来测算一下，中医药知识技能和临床实践经验，达到可以专业行医程度的民间中医药人才数量，大概有多少？

因为有的民间中医，可能头疼脑热的小毛病他给你治一下没问题，但是真要给他一个诊所，让他坐在那，别的活你不干了，你就靠这个吃饭，他可能还不行。

我们仍然推算地是，能够自己独立地行医，而且能够以行医作为自己主要经济收入来源来生存的，这部分人的数量，推算的参考依据是什么呢？

山西运城试行通过严格考核，特别是对年龄在 45 岁以上，实际临床行医 15 年以上的民间中医考试，考试合格的人，发给"地方粮票"，就是地方性的行医资格，你只能在我管辖的范围内行医，你出了这个圈行医，人家要抓你，我管不了。是采用这个变通的办法为民间中医发挥作用松绑。

那么前后举办两次考核，参加考核 2181 人，颁证人数是 535 人，颁证比率占多少呢？占 24.53%。也就是四个人去考，给一个人照，我认为这个标准还是比较严格的，不算太冒进，这个做法还比较谨慎，因为它突出照顾的是 45 岁以上的，行医 15 年以上的，这些人应该讲实战经验比较丰富，所以按照这个比率，因为他的考试方法是这样的，书面考试只占 40%，60% 是面试，就是找一些老中医，来问你，这个中药，什么性的，组方的时候应该注意什么问题，它的主治功效是什么，口头考试占 60%，这个方法。我们就以这个比率作为一个参考的话，那么本文所定义的草根和边缘两类民间中医类，可以专业行医，以此为生的人员的数量，按照运城的比率，应该有 12.3 万人。

这是个什么概念？就是说这些人是熟练的、比较全面的中医药医疗人员，大概是 12.3 万人左右吧。如果按照西医师的执业助理医师标准考虑的话，那么这 12.3 万人，加上在村卫生室工作，而且以中医药为主，和有一技之长、有实际本领两项合起来的，13.3 万人，不考虑所谓"能中会西"的那部分人，"能中会西"讲不清楚。如果这两个数加起来，是 25.6 万人，我认为这个人群，虽然未能按照现行执业医师法得到考试机会，他有的人连考试机会都没有，为什么？他考试是有条件的，你要有文凭，你要有学历，不是谁都能考的，这些人呢，他可能连考试机会也没有，第二呢，他考了也不一定通得过，但是实际上，他具有较为扎实的传统知识技能和较多的临床实践经验，我估算这部分人大约 25.6 万人，是这样的。

我们再来作一个小结。作为背景来考虑的是什么呢？2009 年，全国执业，含助理医师里面中医和民族医两类，咱们不算中西医结合的，27.6 万，占执业医师总数的 26.4%，那么一个是 27.6 万人，一个是 25.6 万人，这个之间的差距就不大了，所以我们得出的结论是什么呢？现行执业医师法，至少把一半左右的中医药人才关在了大门外，真正的中医药人员，大概是五十几万人，就是能达到独立行医，专业行医的程度，大概五十几万，一半被我们现在的法规关在了门外头。

虽然他们中间的一部分人，可以用乡村医生的名义从事医疗工作，但是乡村医生有几个严格规定，一，只能在村一级卫生机构工作；二，只能当下手，当配角；三，你不能评技术职称，乡村医生不能说，给我评个副教授吧，那不行；四，甚至没有稳定收入来源。就我刚才讲的，村卫生室，很多穷的地方，经济落后的地区，他是没钱给你的，你自己挣钱自己花，养活自己甚至家庭。这还是拿到乡村医生资格的这一部分，那么其他人呢，连这个都没有，你只能非法行医。这就是所谓的非法行医的民间中医。

9. 民间中医的国情调研，对国家、对人民的意义何在

那么民间中医药的比较优势和价值在什么地方？我们为什么要研究这个问题。因为你不研究这个问题，你就不明白，民间中医药的意义和价值是什么？他有什么用？为什么要让他存在？为什么要解决他的问题？你必须去研究。

其次呢，你研究清楚以后，你才可以向国家提出制定政策的建议，往什么方

向制定政策，怎么做。所以我们研究民间中医药的比较优势和价值，有两个对比对象，一个是西医药，典型的现代医药，把民间中医药跟他比，有什么特点和优势；第二，和我们国家所谓的现代中医药比，到底有什么优势可比，这是两个参照系。

我在去年召开的运城中医药交流会上，包括首届民间中医药科技大会上，讲了民间中医药的几个优点，我们国家民间中医药协会的沈会长说，陈老师讲的优点，比他自己想的和讲的要多。

第一，生命力强。因为我们的民间中医，是广大民众日常需要的，他是适应这个需要产生的，他有这个需要，他扎根民间，简便验廉，他不容易被摧毁。运城卫生局的田康立局长讲得很清楚，他是学西医的，原来搞医政管理，专门查处非法行医，老抓、老抓，可是老是"死灰复燃"，他就反思这个问题，为什么民间中医，我这么抓他还抓不干净？最后他意识到了，民间中医有他存在的理由和价值。

第二呢，崇本守道。这是多数民间中医的优势，现在有的民间中医也有问题，不是没有问题，这个我就不解释了。

第三，全科特色，因为乡村城郊的，尤其是一些比较偏僻地方的，你不可能说我就看这个病，其他病我就不看。乡里乡亲病了，大灾小病，他都会找你，所以，你必然要具备一些全科知识，全科技能。

第四，被逼出来的优点，叫置之死地而后生。因为现在大的医疗机构，他的硬件、软件都有优势，我说的软件主要是人员资历地配备，多少个主任医师，多少个副主任医师，另外就是一些医院的管理程序的软件。当然大医疗机构最主要的优点，还是硬件突出，你看，进口的设备，要什么有什么，给你查个底透，这是大医院的优势。现在为什么经济收入很低的患者要往大医院跑？因为我们这个所谓"科学"的概念，深入人心，老是觉得机器检查可靠，他们没有意识到什么问题呢？机器检查有机器检查的问题，机器检查多了，对人的健康是有损害的，因为那是有辐射的。但是大医院就靠这个赚钱了，因为现在病人想了，我到哪都要检查，小医院检查，说不定你看不懂检查结果或者你骗我，我索性多花钱，我这个钱给谁也是给，我给大医院，我放心，所以都往大医院跑。

在这样情况下，民间中医的生存空间受到严重挤压，但是在慢性病、老年病、疑难杂症、绝症等方面，现代西医甚至现代中医受到地挑战，反而成为民间中医药坚守基本原理，展示特色优势的机遇。大量的秘方、专药存在民间，对民间中医来说，你不这么干你就死了，没了你的活路，把你逼到这个份上。包括我们中医在国外，也是逼出来的。人家管理很严格的，你中医不能用听诊器，你中医不能开西药，中医不能打针，你违反了，我就吊销你执照。逼到那了，所以他就好好学了，他就琢磨了，他就长进了。我们民间中医也是逼到那了。

第五，在药物创新方面，我们就不讲了。

第六，治疗领域和方法。开拓治疗领域，民间中医看艾滋病，SARS，甲流，民间中医用一些传统地道的中医药方法去治，领域拓宽了，方法创新了，而且他是在继承的基础上探索与创新。

第七个，民间中医的优势就是人才的培养。民间中医没有办法办院校的，他只能师徒传承，只能自学，家学自学，而且他是以临床为主课堂，这种学习方式，这是民间中医的第七个优势。

咱们从以上优势看，它的价值在哪？仅登记在册的各级民间中医的医疗机构，就占全国医疗机构总量的15%以上，这个是合法登记的医疗机构数量当中，民间的，民营的，占15%以上，在运城这样的地方，民间中医药的实际人员数量，超过公立中医院的从业人员，咱们看运城的数据。

运城地区，有证的民间中医，每年门诊量达到100多万人次，是全市所有公立中医院年门诊量的4倍以上，这是运城。

我今天申明在先，不讲具体案例，不讲太多数据，但是关键地方点一下就行。

那么他的比较价值在哪呢？看出来了，三个方面：

第一，部分西医药治不了，治不好的患者，你还有康复的希望。不是说西医都不能治，中医都能治，也不是说西医都能治，中医都不能治，互相之间是有交叉，有补充的。

第二，贫困群众面对看病贵，看病难，有了规避腾挪的余地，"我惹不起，我躲得起"。那么运城地区调查的结果呢，就是民间、民营中医机构的患者，每天的医药费用，平均是20块钱左右，县中医院是40块钱左右，市中医院是55块钱左右，这就把优势表现出来了。

第三个优势，民间中医药对用大量高新设备武装起来的大医疗机构，虽然不构成直接的竞争关系，但或多或少地增加了医药市场的竞争活力，弥补了现有医药卫生体系的不足，牵制了全面西化地步伐。

我相信，要没有民间中医在那拽着，咱们中医药西化地步伐会更快，西化的范围会更广。

10. "进门难、开张难、生存难、传承难" 是摆在民间中医面前的四座大山

民间中医现在存在的问题是什么？我们分别从外部和内部两个方面来看。

外部的第一个困难，是进门难，你拿不到行医资格。

现在的机构和资质类别的要求是什么呢？现在根据国家统计，中医药的机构，有 15 个细类。

15 个细类当中，这里的中医讲的都是大中医概念，既包括中医，也包括中西医结合医和民族医，有 15 种机构是中医药人员可以就业的，但是你进不去。那么资质类别，个人的资质类别要求是什么呢？现在合法的，政府认可的，可以做中医药工作的有三种人：

第一种，是执业医师或执业助理医师。这个是路路通，你拿到了这个，你就上哪都行，这是国家所谓的法定执业医师资格。

第二类呢，乡村医生。乡村医生在卫生部的脑子里呢，不过是个过渡阶段，为什么呢？卫生部是规定 2003 年以后，不再发展乡村医生了，然后所有的乡村医生，你都要考执业医师。

第三类呢，是十七大以后出现的。为什么我们说中医药工作有进展，有改观？因为十七大以后，强调了师承或一技之长，确有专长的中医、民族医，这个也是作为一个过渡措施提出来的，因为你考执业医师要有学历什么的，他做不到，那么开一个口子，叫这个。

但是卫生部当初同意做这个工作的时候，他在文件里头已经明确讲了，我们要解决的是不具备医学专业学历的问题，就是说有的人没有医学学历啊，那你考不了执业医师，我给你开一个口子，只解决你的学历问题，其他问题我不管，这是卫生部的意思，所以我说卫生部是扶老树不栽新苗，你新的我不发展了。

但是国家中医药局在 2008 年政策解答当中，表明要试点通过考核培训及农民评议的方式，使农村区有一技之长或确有本领的中医人员，成为乡村医生。这个就看出来的。

为什么我还说明确了应该肯定这一届中医药领导班子的工作呢？卫生部把以前的问题解决了，就拉倒了，以后就没有乡村医生了。但中医药局说，不是这样，这个一技之长，确有专长，这些人通过考核培训，农民评议，不是谁评议，而是农民评议，让这些人转化成乡村医生，为什么又要做这个安排呢？因为你只有成为乡村医生，你才获得进入公立医疗机构大门的许可，最低的许可，你要连乡村医生也不是，对不起，公立机构跟你无关，你进不去。

那么在资质管理方面存在的问题又是什么呢？

第一个，他还是重视理论更胜于实践，而医疗、医药首先不是理论问题，是实践问题，是应用知识和技能啊！

第二个，学历要求不切实际。1997年的时候，国家卫生部和教委发了一个文件，就是办中等卫生专业学校，或者职业学校，必须要报到卫生部和教育部批准，这样一来，等于把这条路断了，地方上，比如你一个城市，要办一个中等卫生学校，中医职业学校什么的，不行，你没有这个权力，这个是一个原因；第二呢，改革开放以后，学校有一个升级潮，中专升大专，大专升本科，都升了，就把原来中级卫生教育，初级卫生教育给弄没了，这是第二个因素；第三个因素，是城市化，城市化，年轻人都往城里跑，那么你想，我要有高中文凭，让我呆在农村种地，这个我不甘心，我不甘心我就往城里跑，所以农村里，高中以上文化程度的人，基本上就不存在了，都是初中以下的，那个这个学历要求，他就做不到了。

第三个呢，就是我们"中西汇通"的考试内容和方式，名义上是中医执业医师，中医执业助理医师，但是呢，他在技能考核方面，中医操作和西医操作都是10分，你就算中医拿了10分，你西医一点不会，那你只有10分，你必须还得占点西医的，你才能超过10分。你如果只有10分，就等于（100分里的）50分啊，你50分能拿执照吗？不给你啊，你怎么着也要60分，60分怎么办？你西医地操作你至少得拿2分。

笔试，对中医的考试包括西医诊断学，传染病学，内科学，我看搞西医的人，未必这几科都能学得好，但是他就叫你考中医的得考这个。

第二难，是开张难。

你要办医，很困难，各地标准不一样，我们以北京为重点来看，这是北京的要求：

第一，本地户口。

第二，证照条件。这个证照很多，包括医疗机构的执业许可，药品经营许可，还有其他一般商业场所的证照，工商税务、物价、公安，你都得去应付。

第三，执业资质。多数规定为5年以上专业工作的执业医师，初级职称助理都不行，你必须是执业医师，或者中级职称，就是说你是助教不行，讲师、助理研究员这一级的才行。如果你是公立机构的人，你不在职了，或者要下海了，你要经原单位同意。

第四，用药的规定，如果你要设置饮片和成药柜，你就要搭配一个中药师，中药师是有职称的，你才能用中药。

第五，房屋面积，国家发改委普遍要求是建筑面积不小于 40 平米，北京呢，放宽了，你有一间建筑面积 15 平米或以上的独立诊室。北京是强调你 15 平米的诊室，发改委不管怎么说，你得有 40 平米。

第六点，这一点是治理民间中医最有效的一点，叫什么呢？"区域卫生规划"。地方政府制定了区域卫生规划，比如我这个区或县，人口多少，要有多少医院，多少门诊部，多少诊所，我一旦达到这个数量了，你再申请，对不起，我区域卫生规划的容量已经饱和了。现在有的地方的社保机构也是拿这一条卡民营机构进入社保领域，为什么呢？我区域规划满了，我没空额，没名额了，你怎么进来？你进不来。

第七，是对中医机构的治疗率要求，各地不一样，有的是 60%，有的是 70%。就是你诊所的病人，采用什么方法治，他有个比率规定，这个是合理的，应该这么规定。但是问题是，在现在的情况下，他按你这个规定，他就赚不着钱了。

第三，是生存难。就是你进了门，你也开张了，你要活下去不容易。

为什么不容易？

第一，我们这些医保，都是定点的，定点优先考虑的是公立系统。所以公立机构为什么不打广告？因为公立机构不用打广告，因为定点的那些人，你就得上我这看，你不上我这看你报销不了，对不对？所以公立机构占极为有利的，甚至带有垄断性的地位，就是患者的来源，公立机构占走了大多数。那你民营的，你找不到患者，你怎么生存？就开始打广告，一打广告，就开始出假广告，就开始骗人了。

第二呢，部分主管部门存在"放水养鱼"的行为，寻租的行为。

第四呢，是传后难。进门难，开张难，生存难，最后要传后你也难。

为什么传后难呢？传后是有要求的，规定为师者，至少必须同时具备两个条件，第一，你要有执业医师资格；第二，副主任医师以上职称，或者从事临床工作 15 年以上。就是说你得有两个必备条件，你两个都是必要充分条件。这第二条，为什么最后执行不下去呢，因为各地的中医医院，公立机构，都是卫生局的亲儿子，民间医生，你不是他的亲儿子，他把你搞活了，你就把他亲儿子挤垮了。所以卫生部门，首先是卫生部，国家中医药局，政策很明确，要考，要给发这个本，一技之长，确有专长，让他们行医，但是到了地方以后，这个执行就不一样了，有的地方执行，有的地方不执行；有的地方坚决执行，有的地方勉强执行，或者假装执行。他就拿什么说事呢，你执业医师资格，首先你民间中医就没有了吧？就算你有了，你有没有技术职务？你说虽然我没有技术职务，但我干了15年了，有些地方就在这15年的解释权上作文章，15年要求连续，而且你提供证明，如果你其中断了1年，你生病，中间断了1年，你看孩子去了，不连续了，还得拿这说事。所以这15年呢，成为执行中的障碍。而且呢，中医师傅带徒弟，只能带两名，我们高等院校的教授，是成班成排地带。

有没有成连带的我不知道，但成排肯定有，带个30几个的，有，还有带50个研究生的。中医师承，你只能带两个，否则你就是非法带徒。非法带徒，徒弟不能参加执业资格考试。

所以一些民间中医，行医50年左右的民间中医，六七十岁了，七八十岁了，多数都是带自家子孙为徒的，而按现行师带徒规定，徒弟没学历，或徒弟人数超过两个人的，都不能考，这样就几乎把民间中医传承的路给断了。

那么传承问题除了对机构的要求，个人资质的要求以外，还有第二方面的问题，是行业生存状况带来的问题：

第一，心有余而力不足。因为民间中医机构，规模有限，经费困难，他顾不了传承的事，带几个学徒，他得发工资啊。你现在劳动法，不能说跟你说了，光干活不拿钱，白给我干，不行嘛！但他发不了钱或者发不了多少钱，心思首先是放在维持生存上。资金方面呢，政府用于传承工作的支持资金主要给了公立机构。

第二，社会环境压力影响从业者。中医药学的人才成长过程，中医比西医学的路要长，而且要求悟性高。西医西药，是标准化的，什么都有标准，你照这个标准对上了，就行了，你把这个标准背下来，然后你到医院往门诊室一坐，化验单一开，化验单出来了，一对标准，你就知道很多问题了，你就可以开药了。

中医不是这样的，中医要求悟性高，成才以后收入却相对较低，但是现在社会浮躁，年轻人生活压力大，这个就影响他们学习的积极性。

还有呢，民间中医怕教会徒弟饿死师傅，他不愿意传，有的甚至宁可失传，他也不外传，这个问题，确实是我们要重视的一个问题，在座我不知道有多少中医药专业人员，这个问题，我们自身要重视。

第四呢，外部的中青年，他不是这个家传的，他没有这些个社会关系，他要保障自己就业，他也不敢拜体制外的师傅，因为拜了他，你考不了证，就进不了医院。

11. 民间中医自身存在问题

我们内部呢也有一些问题。因为我参加过一些会，咱们民间中医热情很高，但总是感觉到自己很压抑，所以一说就是民间中医怎么好，能治什么绝症，但是我们给国家做工作的人，你对国家讲话要实事求是，而且你不看到存在的问题，你就不能扭转他的思想，因为他看负面的东西看了很多，你不承认他看到的问题是客观存在的，那他就跟你没有交流沟通的意愿，所以我们做调研必须实事求是。那么，民间中医有哪几方面问题呢？

一，鱼龙混杂。这个鱼龙混杂，不仅是咱们自身的原因，这个也是制度的原因，因为以前对民间中医一刀切下去，都切在合法行医的大门外了，所以你不管有本事、没本事，真本事、假本事，我都给你切在外头，只要你不符合我法定的考试资格，考试通不过，没有证，你就是非法行医。这样呢，民间中医就变成了鱼龙混杂的局面了。实事求是讲，黑诊所里头，比如牙医黑诊所还有西医的黑诊所，特别是治性病的黑诊所，那里头问题也许更严重，但是那个群体相对较小，社会影响也小，不容易被政府和媒体关注，所以媒体和政府更多关注民间中医地非法行医。

二，文化素养参差不齐，特别是经典理论掌握的程度相差很大。我们不是说做中医就要有多少经典理论，滔滔不绝地能背出来，你有实践技能，也可以，也很重要，但是再提高一个要求的话，你没有中医的基础理论，没学好中医经典，你看病，你就是个技术，你就是门手艺，你不成体系，你也看不成大病、复杂病，除非你是家传，有一个秘方，专门治这个病的，那么很多都是靠祖传，"一招鲜，吃遍天"。这种情况呢，就带来问题了，你如果在当地行医，你就会那一招，我就没那么多病患来源，你就活不好；但如果你出去，或者你面向全国，我就看这个病，我就开始打广告，这个时候你很容易犯法，你的广告违法。另外有些民间医生，给外地病人寄药，这个也是违法的，按照药品管理法，你是不能这么干的，尤其是饮片，或者丸、散、膏、丹，你自制的，没有药证的，没有制剂许可的，那属于违法的。所以这个呢，就对民间中医的生存条件和长远发展条件有不利影响。社会和民众也容易产生不良印象。

三，话说得比较满，或者太满的情况比较多。我讲过，公立医疗机构，它统揽各类医保患者，垄断。民间中医就用说大话，拍胸脯来营销了，我拿不到病人怎么办，我见一个病人就给你拍胸脯，我肯定能治好，没问题，你放心，绝对没问题，这个就出问题了。另外一个因素呢，咱们被压制的时间太长了，在社会底层，就老受气，所以呢，找着机会，我就为我自己证明啊，所以在一些公众场合，有些民间中医容易表现出争强好胜的性格，不服输。但是这个呢，客观地讲，有时候反而带来不利的影响。人家认为你吹牛，说大话，你还不谦虚，这不就起反面作用了嘛。

四，传承问题的保守态度，不讲了。

第五个问题，是窝里斗。中医是有流派的，所有的学问都有流派。物理学有没有流派？也有。西医有没有流派？可能少一点，因为西医标准化了。但是中国人窝里斗，是出了名的。我们最近给领导机关写文件，就是讲中医药海外发展问题的决策建议，我就找有关部门沟通。最近我们在海外的发展情况不是很好，大家不要以为中医药到了海外就一定火，哎呀，你看，我们能解决很多问题，我们到海外就发展好了，不是这样的。因为我讲，这个有文化的问题，有科学的问题，但是更重要的，还有利益的问题，咱们最简单的一个例子，世界卫生组织提出新世纪医学的方向，七个转变：

第一个转变，就是从疾病医学转变成健康医学。医学不是为了一天到晚盯着病，医学是为了人类健康，这个根本目的要改。然后从对抗医学改变成那种协调和谐的医学。等等。讲了很多转变，但是到现在为止，发达国家的医院没有太大的转变，为什么？因为背后它有个利益在这。

我讲海外为什么最近出现一些问题？比如说，第一，欧盟，这个事比较大，大家都知道，欧盟规定了，你以后中成药没有在欧盟国家注册，没有在市场销售许可的，不能按药销售，饮片必须是在欧盟取得合法行医资格的医生，才可以开，这个中成药的困难一下就凸显出来；第二，最近的一个消息，巴西联邦法院裁定，不是巴西官方注册的医生，不能用针灸手段给患者看病。

所以就是说，中医药你是有特点、优势，但是你要让国外去接受你，它有文化障碍要克服，包括对科学、不科学界定的认识，也要克服。

而且，你还要突破一些医药企业地阻拦，对不对？咱们国内都有这样的情况，中医、西医之间都有利益地竞争了，你到国外怎么可能没有竞争？那是人家的大本营，人家的根据地啊！是不是？结果我们的一些中医药人员到了国外以后，生存很困难，然后又互相贬低对方，他那个是假中医，我这个是真中医，他那个药不行，我这个药行。最后，国外的群众分不清到底你们谁是真中医，谁是假中医，国外的政府也分不清，你们谁是真中医，谁是假中医，都互相攻击。

这个相比日本、韩国，人家是抱团的，韩国人抱团尤其厉害。所以最近几年，韩国在国外的传统医发展情况，比我们中医要好。

12. 民间中医药，政府怎么管

这是最后一步，决策建议。今天贾老师没来，我们跟贾老师讨论的也是这个问题，还是观点不太一致。

对于民间中医药，政府要不要管？我的倾向是要管，管不是问题，关键是怎么管，这是我的观点。

有很多中医界的朋友说，政府不要管，几千年了，政府没管过，都没出人问题，现在政府为什么要管？一管就死。我说不对，我讲了四个理由，咱们来思考一下：

首先，历史上中国人是安土重迁的，守着我的家，守着我的祖宗，守着我的子孙，我不要满世界乱跑。现在呢，是四海为家，人口流动性很强。邻里之间都互不相识、不通音讯。

第二，封建社会有传统道德礼教的约束，三纲五常，礼义廉耻，"仁义礼智信"，等等。你得考虑这个做人的问题对你个人、对你家庭甚至对你宗族地影响。我们现在的商业化、市场化，走偏了、走过了以后，就变成自我为中心，个人主义至上，就是不讲道德了。比如最近的明胶，大家看看，那就是做药用的，给你包药的，你就这么吃你的皮鞋底，你想想，这还有道德吗？

第三呢，过去是因为他安土重迁，所以民间中医跟患者之间是乡里乡亲的关系，十里、八里、二十里，一百里，不可能五千里外有人来找他看病，这个可能性不存在。所以互相之间，世世代代在一个小环境里生存，互相是知根知底的，口碑很重要。那时候没广告，谁给你打广告？就靠你看好病，然后越传越远，你的影响力是这种圆圈、波浪式地往外扩散。而且古代还有一句话，叫"医不三世，不食其药"，你们家的行医要没超过三代，你开出来的药我都不吃，对吧？现在找中医靠什么啊？靠牌子，一看，北京市中医院，一看，好，国家中医科学院下属的医院，现在是看牌子了，他没法判断这个中医个人的医理掌握得怎么样，医技如何，医德又如何了。原来都讲中医看神，西医看庙，西医才看你这个庙是什么庙，中医主要是针对这个神仙去的，不是针对庙去的。现在呢，中医、西医都看这个庙。人互相之间不了解，流动性太强了，比方说咱们今天坐一屋，5年前认识的有吗？5年前谁都不认识，我怎么知道你这个中医，你的本事好坏啊？我不知道啊。

第四，封建社会，他是"不为良相，便为良医"，"医易同源"，做医的人和做官的人是一个道上的人，或者和做学问的人是一个类别的人。我们现在搞医药，市场化搞过头了，没有社会福利方面的、公益方面的医药服务概念了，实际上搞"以药养医"，拿回扣、收红包是医商一体了，中国人讲的"无商不奸"啊，现在医生就是个商人，你能不好么？你说你不是奸商了，我怎么相信你啊？

所以，政府要管。这是我的观点，关键是怎么管，不管不行。

所以我们给上面提了一些建议，其中有些话今天这个场合恐怕不适合那么直接讲。

从大的方针方面，强调两点：

第一，强调国家所谓扶持和促进的是什么呢？扶持就是扶持特色，促进就是促进优势，不是扶持别的，不是扶持你西化，不是扶持你那种含义上的"现代化、科学化、国际化"，那样扶持就错了，越扶越歪了，国家扶持就是扶持中医药的特点，促进就是促进你的优势。中医药的特色优势是中国特色医药卫生体系的根本基点，是中医药核心竞争力所在。

第二，强调扶持的目的首先是要使中医药更好地为中国人民的健康、医疗和生命安全事业服务，在这个前提下，兼顾国外民众需要，要坚持周恩来同志讲的，先国内、后国外的原则。我们中医药会不会走向世界？会走向世界，但是要慢慢地走，得人家让你走，人家让你进去，你再进去，咱们要和平共处，要互相理解才能促进。不是说你想进去就打进去的，你不是侵略者，不是部队啊，短时期内不可能在国外有重大突破。而且，现在我们好的中医人才，地道优质的中药都是稀缺资源了！所以我是老给浇凉水，包括国家管理部门，包括世界中医药联合会。因为有的同志成天就琢磨往外走的问题。

二是体制问题：

一，撤并卫生部、国家中医药局和计生委，成立国家人口卫生保健委员会，就把中医药和西医药放在完全平等管理的地位，中医能和西医一样平行、独立地运作，真正从体制上实现"中西医并重"。

有一个朋友讲要成立中医药部，我说这个不现实，国家机关强调的是大部委制，精简机构，优化资源配置，你非要再搞出来个中医药部，那不现实。现在计划生育的形势也面临着改变，因为现在不是子女多了，现在是子女少了，是老龄化问题了，所以呢，应该把人口、卫生和保健组合到一起成立一个委员会，下面分成几个总局。中医药是中医药总局，西医是西医总局，但中药归中医药局管，西药跟食品还归食药监局管。

第二，是体制方面要实行管办分离。这样使医药卫生管理部门没有亲生、非亲生的区别，在医管事务中引入公开听证会和专家委员会、消费者患者协会的作用，这个要政府政务公开。在机制方面，要严格分业运行，除分别考核通过，同时获得中医类和西医类执业医师资格者外，不得跨界开展医疗服务，禁止中医、西医自由混业经营。咱们现在执业医师法是规定的，你是什么医就只能用什么医看病，但是现在执法不力，没人管，所以出现什么现象呢？中医开西药，西医开成药，背后是什么啊，因为成药的回扣最高，下来是西药，回扣最低是中药，所以呢，中医就开西药，西医就开中成药。人家韩国啊什么的，都是严格禁止，包括欧洲、美洲国家都分得很清楚，现代医是现代医，传统医就是传统医，不能乱来的，咱们是乱来的。

第三，改变传统中医药的收费结构，建立三阶段式的付费制度，体现传统中医药知识技能。这个三阶段就是什么呢？我们到医院看病是几个过程？是三个过程，不是两个过程。有的人说是诊、治，一个诊和一个治，我说不对，是诊、断、治，是三阶段论，诊，就是了解情况；断，就是判定情况，判明情况；治，就是治疗病况。西医的诊，是物理、化学手段，不是医学手段，所以他有理由问你收钱，因为他耗了电了，买了设备了，你得给我诊的钱，对不对？中医呢，望、闻、问、切，你这个诊没钱，为什么呢？你这个钱就在挂号费里呢，那西医也没少收挂号费，中医也没多收挂号费，这样就是把中医诊的过程的技术部分的费用给抹杀了、取消了，所以我是建议要按诊、断、治三个阶段，国家定政策，诊费怎么定，断费怎么定，治费怎么定，这样中医诊的这部分劳动报偿就有了。现在陈竺同志讲了要试点按病种收费，按疗效、按人头收费，其实这些做法的可行性都不大。你一说按病种收费，完了，世界上没有两个人是一模一样的，你说都是按一个标准对待？他说他年纪大，他年纪轻；他身体不好，他身体好。这两个不是一个病，那你怎么按病种收费？没法收。

第四，是要把政府支出的补贴医疗的钱更多地补给患者，而不要都给医院补，让医保患者有更多、更大的选择权，创造条件，鼓励自主选择就医。

然后，有几个综合性地建议：

第一，加快中医药独立立法。

第二，增设传统中医师、传统中药师作为执业资格，同时也是专业技术职称，就是说传统中医师可以分初级、中级、高级，不要搞成两个系列，职业资格一个系列，技术职称一个系列，复杂化了，就传统中医师，有初级的，有中级的，有高级的，关键是要分级考核授证，分级登记注册，分级监督管理。初级的，你就在地市，甚至于县级审查通过就行了，中级的是到省里来组织，如果是高级传统中医师那就肯定要国家中医药局来组织考核、批准了。分级，不要一股脑地都放在一个地方。同时呢，允许传统中医师、传统中药师按照高、中、初等级的不同，核定机构管辖地域范围流动性，就是说初级你只能比如在地市级流动，中级可以到省的范围流动，高级才能在全国范围内流动，一定要有差别化对待，不能一刀切，咱们国家太大，一刀切就出问题。同时呢要保留乡村医生，千万别像卫生部讲的，把乡村医生以后给取缔了，没了，不存在了。乡村医生还要存在，作为基层卫生医疗机构的初级保健力量。

第五，强化中医药三进制度保障，本地或者传统中医中药师，执证者有优先录用权，这很重要。就是说我们现在的民间中医通过取得传统中医师、传统中药师的资格以后，你可以进入公立机构了。不能再把他拦在门外了，因为毕竟自己办个医院不是很容易。

第六，放宽师带徒的人数。

第七，建立院内制剂合同授权使用制度，逐步扩大院内制剂使用范围，因为很多民间中医，他是用自己家传的丸、散、膏、丹来治病，现在限得很死，他没办法给更多的人用，用了就违法。

第八，要规定各类医保定点机构内民间、民营医疗机构服务能力所占比例，比如北京，如果说整个医疗服务能力是百分之一百的话，其中百分之三十规定要给民间、民营机构，用这种办法来作为它的强化措施。

第九，民间中医还是要自律，所以建议成立民间中医药社团组织，加强自律。

感谢各位对中医药国情调研工作的支持，敬请各位畅所欲言，开展讨论，一定要讨论，千万别大家听完了就走了。特别是要提出，迫切需要切实可行的有关民间中医药问题的对策、建议。为什么这个很重要呢？我们下去调研，一问民间中医你希望政府给你做什么，他不考虑全面问题，他就考虑他自己的问题，你给我办个照吧？或者说我这个药怎么解决？很具体的问题，但是在国家层面上不能这样解决问题，这样解决不了问题，是吧？

最后，感谢各位参加本周地讨论。谢谢大家！

（编者注：本文根据陈其广教授在"天地生人"学术论坛上的讲话录音整理。已经本人审阅。）

一个抗癌老人的活命传奇（一）

田原、中里巴人与癌症"自愈实践者"李生三人谈

2010 年 6 月，一位读者来信引起了编辑们的注意：

李生（化名），67 岁，教育局退休干部。1985 年，他的妻子不幸患上胃肿瘤，后又出现肝转移等情况，前后三次手术，一度被医生宣判"死刑"。2004 年 10 月，李生也成为胃部贲门腺癌晚期患者，手术后，2006 年出现了肝肺多发转移。

十多年对妻子地悉心照料，以及对大量养生书籍地阅读，让李生积累了许多抗癌经验，并与妻子一道，建立了一个较为规律的生活习惯：少吃动物性食品，早晚多喝粥，晚饭后散步 1 小时，睡前泡脚 40 分钟，泡脚后搓脚心；晨起前按摩，晨起后先喝 1 ～ 2 杯温水，练功 1 小时；上午读书、上网，看健康视频、写作；午后 1 小时灸足三里、神阙、关元；下午外出活动 1 ～ 2 小时，每天背部撞墙 10 ～ 20 分钟……

一年多来，通过书信和电话，李生不间断地向我们诉说着他和妻子对生命、对抗癌的新感悟，去年 4 月，我们专程将李生先生请到中国医药科技出版社，并特别邀请到中里巴人先生，促成了这次的三人对话，共同探讨生命，和生命的奇迹。

目前，李生夫妇的病情正逐渐好转。

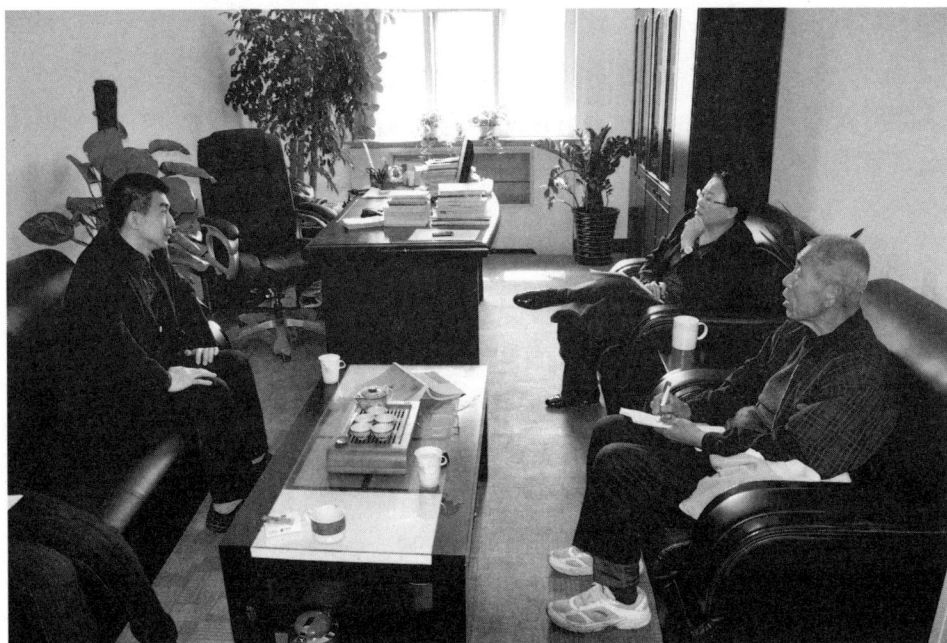

中国医药科技出版社访谈现场（左起）：中里巴人、田原、李生

1. 把疾病当成机遇

田　原：李先生，通过咱们这么长时间地沟通，我发现您看了很多书。

李　生：我那个小书橱满满的，地下，还有床上，我睡觉的地方也都是书。有几百本吧。

田　原：国内外的养生保健书基本都看过。

李　生：我是每到一个地方，首先去的，第一个是小书摊，第二个是书店，我就去这些地方。再一个就是去卖保健品、艾条、卖放血针的这些地方，这我都去。有专家说血干净了可以治百病，说一月放一次血，我就买了那个一次性采血针。

田　原：自己试验着做？

李　生：我就消消毒，用它一摁，啪，扎破以后放放血。我头一次放的血颜色稍微深一点，第二次、第三次，血的颜色就稍微浅了。作用有多大，我也不清楚，应该没有多大害处。有时候一牙疼，我就发烧，我就放一放血，大椎这些地方，或者用梅花针扎一下，再用罐子拔拔，自己慢慢就治疗了。基本上不吃药。

田　原：书太多了，专家太多了，您怎么辨识每一本书的方法？

李　生：我看书，第一个，必须看这个人的经历，不看书，先看作者！

看这个作者，我最看重的，比如他治个患者，中间有很多细节，就好了，我最喜欢看这一类的书了。这些人写的东西，没有花架子，他不是为了搞理论、搞写作写的东西，而是为了治别人、或者治自己的病，有的放矢，我最愿意看这些人的东西！一个是真，第二个，对我是个启迪。

所以那时我准备将一些久病成医的人写的文章，都弄上镜框，或者写上简历，大家都笑话我，说我神经病，我就想在墙上给挂上，睡之前，在那里叩头啊！我有这个想法。

为什么给他们叩头？第一个，人家久病好了，这些人把疾病当成了机遇，这对人是个榜样；第二个，还可以看到他们久病成良医的细节，获得一些信息。再一个，下跪，您知道，对人多大的好处啊！这个磕头，就像中里老师说的，它本身就是一种养生的方法，心身双治，你磕头，不仅治你身体的疾病，还治你心灵的疾病，心身两方面都有好处！我是这样一个看法。

我什么都试，我总想拿我自己做人体实验，成功了，再拿我孩子做实验。闲的时候，我就铺上一个垫子，在那磕头，看看有什么感觉。有时候醒来以后，我就摁百会，摁一摁，肚里就响，下面就排气，然后摁会阴，有时候提肛，然后就这样晃脊梁，一晃就一两百下。还有跪着走路啊，什么都试验。躺在床上，有时候摁一下这些地方。

田　原：手不闲着。

李　生：诶，我醒来以后就不闲着了，摁这个地方，摁那个地方，不管哪儿都通一通。

田　原：您这就好像在给身体"排雷"。基本理念其实就是疏通。

李　生：嗯，我有一个感觉，你通一下，就比不通好，我就是这个习惯。

田　原：坚持了多长时间？

李　生：我是 2004 年 10 月 10 号做的手术；2006 年的 10 月复发，肝肺转移；化疗完以后就是 2007 年春天。从 2007 年春天开始，我就搞这个按摩，发现按摩这个东西挺好。健身的方法太多了，关键就一点，贵在坚持。

2. 废气不排，就要得病

李　生：田老师，我对"下法"太有理解了。这几年我的胃好了，都跟排毒有关系。

中里巴人：您当时得的是胃癌？

李　生：我是贲门腺癌，就是胃跟食道接触的地方长了东西。切走了，之后就转到肝和胃上去了。

我就靠调理，包括中里老师您讲的排三浊，现在基本稳定了。我因为找不到好中医，中医基本上没起过作用。我不是不想求医，确实没遇上好的中医。田老师，我是看了您和董医师地访谈，还有北京的一个中医，已经去世了，他写的《40 年治癌经验集》，你们说的这个"下法"，真是太对了。

"六经为川，肠胃为海"，我对这有很深地体验。

田　原："六经为川，肠胃为海，九窍为水注之气。"这句话出自《黄帝内经》之《素问·阴阳应象大论篇第五》。

李　生：您看，我是癌症患者，做完手术以后，开始学习的"排三浊"，受的就是中里老师地影响。排宿便，排浊水，就是肚子里的水，还有排废气，这三个排，都是看得见、摸得着的。后来我又学习了"拍"，我发现真是"六经为川，肠胃为海"，身体什么毒，都往肠胃里去。

我腿上有丹毒，有老寒腿，协和医院说不会好了，现在基本上也好了。

有的时候，我往胃的地方一摁，它就排气；一撮脚心，还排气；你掐手指头有时候也排气；你摁百会，还会排气；有时候摁摁这个地方，摁摁那个穴位，还排气，就是什么地方摁的时候，都发现有排气，或肚子里响的情况。

这说明什么？人的所有经络都可以通到肚子里去。

田　原：您的体会很丰富啊。可是哪里有这么多的气呀？

李　生：我现在是这个认识。只要能通过肠胃排毒，基本上可以把全身的毒都排出去。这还受谁的影响呢？一个台湾人，她父亲死于癌症，她丈夫30岁也死于癌症。她就发现父亲跟她丈夫死之前，打嗝、排气的现象都很明显。所以她就觉得：我这个家庭都死于癌症，那是上世纪50年代的事了，整个家庭都有阴影。

她就立志改学医了，自己学医、考医。考医以后，在治疗其他人疾病的过程之中，她总是先问"有没有排气"，因为她研究排气。所以在她的书里，最前边写了这样几句话，给我的印象很深，"无屁可排为上"，这样的人是健康的，"有屁可排为中，有屁不排为下"，废气不排，你就要得病。

田　原："无屁可排为上"，就是身体没有废气。你有气排了，说明体内的浊气多了，老百姓可能有个误区，认为人老了，屁多一点，是正常的事。

李　生：不正常，它是老化的表现。

中里巴人：所以哪儿的病，实际上都是肚子的病。头上的病，头上没出口，头胀头疼，其实都是肚子上的问题。肚子里的出去了，上边的才能下来；如果肚子都满着呢，你头上、腿上的想出去，它没有通道。

比如说肿胀，"肿多为水，胀多为气"。打个比方，脚肿了，一按一个坑，全都是水，就得排水；一摁没坑，但是还是肿了的，那是气，是气吹的，所以那时候你利水就没有用，就得排气。

但是有些病，它不容易排，因为它结得很深，比如像踝关节、膝关节这些地方。

这个"结得深"，它有两层含义，它既是藏污纳垢之所，也是储存新鲜血液的地方。

那些浊气、浊水，把本来应该储藏血液的空间占据了，当血液过来想储存在这块的时候，首先得把这些东西清理掉。但是腿上的脏东西，不能从腿上排出去，最终还是得回到肚子，从肚子出去，最终还得变成三浊。

李　生：所以没得病之前，你说这些我都不信，但现在我信，一摁太溪穴就排气，搓脚也排气，它都回到肚子里去。因为我有了这个实践。

3. 深层寒气——抑制潜能发挥的负能量

李　生：我刚开始理解呢，就是中里老师的"排三浊"，宿便、浊水、废气，后来根据我自己地体会，我又给添了两浊，一个"排体酸"，一个"排寒气"。

中里巴人："排体酸"是怎么个排法？

李　生：您看您那有排浊气、排宿便、排浊水，我重点也是攻这三样。后来呢，就又加了一个，因为血液不干净，这也是一个百病之源，现代人身体普遍都偏酸性，我就开始排体酸，少吃一些酸性食物，多吃一些弱碱性的食物。

第三个就是"排寒"，为什么排寒？您的一个讲座，说"体温决定生老病死"，您说您很赞成这句话，这观点本身没错，还有个日本人，也说寒对人体地影响很大。

我这段时间通过艾灸肚子，泡脚啊这些方法，结果对我的健康影响又很大，我就发现，我艾灸神阙、关元、气海的时候，一灸，肚子咕咕响，就要去厕所，腹泻；有时候是排气，突突突突，你觉得需要去解手，实际上没有什么东西，都是气出去。实际上就是我这个"排寒"，是排除三浊的一个最重要的手段。

所以中里老师，我现在把"排寒气"放在您这个三浊的前边，我现在第一位的，就是要把人身上的寒气排清。

中里巴人：您这个理解非常好。有时候"排三浊"，浊气、浊水、宿便，没有动力。没有动力的主要原因就是体内的阳气不足。为什么阳气不足？就是寒气在里边挡着呢。所以来讲，排寒气实际上就是给这个三浊以动力，所以这排寒气非常重要。

实际上寒气和"三浊"，是一个对等关系，就像天秤的两端，这半拉一个砝码，就是寒气；那半拉对应的就是三浊，三浊都包含在这个寒气里边，寒气又融化在三浊里边。

人体为什么会产生浊气？浊气就是污浊的气，不是清的，就会有瘀血在里边，浊气、浊水，还有宿便。宿便为什么不动活？不能动活的地方，就是那些缺少新鲜血液供应的地方。这些地方实际上也都是寒气的聚集之所，好血过不来，寒气必然在这占你空间。当你把这个寒气排出去，寒气能出去，就证明有热气来了，所以那三浊也才能动活。

田　原：我试吃董医生小药丸的时候，最初吃下去，会排东西，水啊、气啊，什么都有，但是它不影响小便。这种排，也是一种寒？

中里巴人：这个东西是这样，有些人有深层的积寒。你要治小病，排这三浊就够了。但是，你要想治疗类似癌症这样的疑难重病，想要脱胎换骨，这寒气是必排的毒，它常常躲在更深层的地方。

田　原：深层寒气？李先生说他小时候家里很困难，饿得很的时候，他就偷吃萝卜，萝卜在外边放的都冻了，一吃全是冰碴！从那以后，肚子就开始腹泻，一直影响到现在。

中里巴人：我跟您这么说，这寒气实际上都是小时候积的，积得特别深，而且它是包裹在里边的。其实一个人生病，常常最表层有寒，比如像后背有寒，后背有膀胱经嘛，最容易受寒进来；最深层有寒，等于是脏腑里头的深层，也是有寒的，这种寒，就是早年间一点一点存进去的，你自己的新鲜血液供应不足，鲜血到不了那，在深层，也是寒；而中间这层，反而是热的，热包着里边的寒，然后外边的寒又包着中间的热。

田　原：哎哟，三重门。

中里巴人：对。把外边的寒去掉以后，里边的热就散出来了，但是里边的热散出来之后，其实还没有触及到更深层的寒。

田　原：这个是您的感觉？

中里巴人：这些东西就看你的目的是什么了，咱们现在很多人的治疗目的如果只是去除症状，那做到第一步就足够了，把表寒去掉，里边的热散出来，一般的问题就都解决了。但是你要想脱胎换骨，找到你那种潜能的东西，那就要再挖，一挖，你才发现，实际上这深层挡住你潜能的东西，是包着的一层寒气。

田　原：有感觉？在您身上？

中里巴人：有。我说的东西都是，不能说是我完全地体会吧，就是那种或隐或现，隐隐约约地感觉。其实通过这些东西呢……

实际上，写书只是我的一个外延，大家老是接触我这个外延，我方法性的东西，常常不太接受我这里边出来的，这种好像有些唯心主义的理念。实际上正是因为有这种理念地阐发，才能有我这些外延的东西。但是大家都觉得我外延的方法好，用完了以后管点用。实际这些东西都属于修缺补漏的一种方法，延缓衰老的一种方法。实际上来讲，我的目标不在这，我的目标是在我 60 岁的时候，我把我 60 岁的病去掉，60 岁享受 40 岁的生活。

田　原：在北方，不知从何时开始，3 岁以内的孩子穿的都是开裆裤，冬天，男孩子往地上一坐，什么都在地上冰着，这古老地"传承"也许是陋习，伤了我们的身体？

中里巴人：伤而不自知啊。是有那个习俗，为了方便孩子大小便，人们已经适应了，觉得是正确的。但是你如果要想脱胎换骨，就得把这些遗留下来，会产生这种病态的基因去掉，那你得重新再来。

田　原：如何重新再来？脱胎换骨。

中里巴人：对。其实真正的力量来源，就在骨髓里边，不是外边的这些东西。所以，去除外边之后，你得层层剥茧，要不怎么叫脱胎换骨呢？等于是把能量重新注入到你的骨髓里边。咱们人本来就有生老病死的过程，就等于你体内骨髓的能量往体外宣发的过程，是往外走的，是一种不断耗费地过程；而我要做的，是把这个能量储存起来，重新回到骨髓里边去。

4. 天之气——比食物更环保的人体养料

中里巴人：所以李先生把这个寒气提出来，我觉得非常重要。排寒，是人脱胎换骨的一个必经过程。但有这么一点，不仅是寒性体质、怕冷的人，体内有寒气，就连热性体质，大冬天都要喝凉开水的人，体内也有寒气。

田　原：是深层的寒。

中里巴人：对。最核心的，还是寒，本质是寒。

田　原：看来《伤寒论》里面出现的"恶寒"，当多重解释。

中里巴人：这个"恶"是什么东西啊？"恶"就是不通达，凝聚在一起、阴沉的东西，就会恶，在阴暗里边待着的东西，就会恶。如果是流动地、阳光的，它想恶也恶不起来。恶等于是沉了下来，有了阴寒之气，恶的形象，就是这种东西。

其实就是人固有的遗传意义的阴沉之气，已经根深蒂固了。你看那些道家修炼的人，修炼的是什么境界？像吕洞宾，又叫吕纯阳。"纯阳"什么意思？它是天之气，是升起来的阳气，一股清气，人实际上就是一股清气，这是最根本的。所以你要是纯净的清灵之气，它是往上走的，而人体内重浊的气，是往下走的。

所以重浊之气形成"鬼"，为什么肛门又叫做"魄门"，它就是重浊之气的一个出口。清气形成"仙"，而人就是仙和鬼之间地融合，既有"阳"，又有"阴"，就是"人"了。

但是，人为什么能修炼？人修炼，就是把阴沉的东西去掉，全用先天的东西来滋养我，最后我就往上走；如果我把先天的东西都去掉，我用后天的这种浊气来滋养我，我就往下走。现在的人多是往下走的，就是生老病死。

有一句话叫"逆成仙"，其实就是使你的气往上走，实际上这才是"顺"，但是现在人觉得这就是"逆"了。

这些东西，在《黄帝内经》里已经讲了，说了这么一句话："天食人以五气"，就是天养人啊，用五气来养；"地食人以五味"，地养人，用五味，也就是酸、苦、甘、辛、咸来养。

这个五气，入心肺；五味，入的是脾胃。所以人如果接受的是天气，吸风饮露的这些东西，你得到的是先天的粮食，你还会化于先天，给你的是一个仙的体质，都是新鲜的气，你不需要这些重浊的东西。从地里来的东西，你还要回归地里，所以你多用地的东西来养你，你必然要变成地的东西，所以"地食人以五味"。

实际上《黄帝内经》想告诉你什么呢？它想告诉人们，人有两套营养系统，一个我可以用"气"，生成人体所需要的能量，另一个用"味"来生成。

用气，比如像有些人"辟谷"，就是我断绝谷物，我不要这一半"阴"的东西，我就用先天吸风饮露这种东西。因为这是老天给你的，它有两个功能，一个它直接入心肺，因为人的动力来源就是心肺。

心，产生欲望，肺，产生动力。等于一个"能"，一个"量"；也就是说一个"气"，一个"血"，是从这块来走的。

这个地食人以五味呢，等于是换了另一种供给能量的系统，也能够产生运动，但是这种不是清轻的东西了。这样出来的能源，就是地给咱们的这种能源，它是有代谢物的，天给的能源是没有代谢物的。

5.有意识地呼吸，将天之气为我所化

田　原：有代谢物，就要动用身体的能量推动它，并把它排出体外。

中里巴人：最后变成了什么？人的运作，全为了代谢物。

田　原：董草原写给我一段话：事多心不乱，食少无病侵，烟酒祛风邪，过量就伤阴。其实这里面也还透着一个环保的理念……

中里巴人：现在为什么大力发展高能源的产业，尤其是环保，完全是太阳能的，它没有废物，就是回归于天，这是全世界的趋势。人呢，何时能觉悟到这一点？现在汽车太阳能了，家电太阳能了，而在人自己身上，却入于地了。

田　原：人类要真想保持回归于天的话，就得把这个"吃喝拉撒"的功能慢慢减弱。多服食清新空气。

中里巴人：对。实际上人到了40岁以后，身体开始下降了，这种再吃、再拉的过程，人每天生成的血液，渐渐就为了拉，而不能产生新的能量，有时还拉不出去，结果越来越衰老。

人的新鲜血液，得先储存到了肝，然后再搁到骨髓里边，那才是你的东西。

而现在，这些血液干嘛用？都为了赶紧把脏东西排出去。所以每天人的工作就是为了吃，吃完了就是为了拉！而不是说吃完了去长气血，变成一个人，要干人的事！不是这个意义了。人的精力，精、气、神靠的是什么呀？靠的是储备在骨髓里的先天的能量，而现在这个过程却在耗费我原来的储备。

田　原：所以人必然在不断地衰老。更像汽车的磨损了。说到回归于天，的确需要"修道"，是人类群体中极少数人的觉悟。多数人还在吃与不吃、多吃还是少吃、吃粗粮还是细做……在纠结。认同并接受那个理念似乎更受时代地影响。集体无意识。其实回到中医这个现实层面，我观察了很多中医人的饮食，少吃，吃得简单的人也不多。董草原是个特例。所以我一直想找到"仙风道骨"的中医人。

中里巴人：人在不断地消耗，消耗地就是气和血。所以，如果能够在人生的过程当中，首先意识到这一点，然后才能逐渐地远离"地食人以五味"的东西，慢慢多吸收天的东西。

田　原：谈到呼吸这个话题，也是我们日用而不知。最依赖的也是最容易被忽略的。

中里巴人：现在来讲，人没有意识到呼吸的重要性，而重视吃得好，增强了吃的部分。但为什么瑜伽也好，打坐也罢，他们都强调呼吸。把吸进来的气，从上气——肺气，能够吸到下气——丹田里来，上下气贯穿起来。实际上那样的方法，就是把"天食人以五气"这种能量增强了。

但是最后来讲，因为肚子里、经络里的浊气太多，你天气和地气接续不了，到了中间的时候就下不去了。所以为什么好多人意守丹田，根本守不住，因为好多浊气在这挡着你呢。

"守丹田"，你的天气要能够到达丹田，而路上有浊气，想下它就下不来，一下来就产生一种冲撞，每一种浊气，蕴含着一种烦恼和忧虑，浊气就会泛上来。所以越打坐越烦恼，越打坐心里越乱，为什么？你把浊气激荡起来了，这就是强迫。

田　原：从这个角度来说，我们试着重新理解人类为何物。从物理的角度，人的阴浊之气是往下走的，它和大地的引力有关系。而我们看小孩，从小生下来到学会爬，坐起来，站着走，他做的所有动作，从小一点点长大，是一个逐渐挣脱、摆脱地心引力的过程。

然后这个人体的清灵气，就变得非常有意思了。天地的清灵之气你吸入得越多，你越是能够摆脱地心引力，人的智能就可能更加充沛一些。反之阴浊之气越多，越往下沉，就越拽着你回归大地，与牛马一样了。

中里巴人：对。所以牛和马，先天它就属于接地气的，它更多的是"地食人以五味"，而人能站起来，是因为有更多的"天气"。

田　原：中国传统文化中，人可以羽化成仙，西方文化中，上有天堂，这可能不完全是凭空想象出来的。我觉得中里老师谈的这个略显神秘的话题，很有意思，今天没有完全展开谈，给读者一个思路吧。咱们回到李先生的话题。

中里巴人：好。

6. 生活里——触发癌症的那些事儿

田　原：李先生，在您得癌症之前，是胖人还是瘦人？

李　生：180 斤，现在 120 斤。就是 2004 年得癌做了手术以后，慢慢瘦下来的。

田　原：180 斤的时候，身体状态怎么样？

李　生：不是特别好，血压高，血糖不高，血脂高。走路上楼什么的，腿疼。后来做了拍打操以后，我体力上了一个层次。

田　原：那时候头发都白了？

李　生：白了，最近黑头发好像开始比两年前要多了一些。我现在天天梳头，我觉得是不是这个起了点作用？

田　原：180 斤，这个体重是家传的，还是好吃、好喝？

李　生：饮食造成的。父亲和爷爷都不胖。我这个病，是从什么时候开始的病根呢？我瞎猜的啊，也不一定对。就是刚才说过的，1958 年、1959 年，生活困难的时候，学校叫我看夜，我就饿极了，就偷萝卜吃。冬天，萝卜在外边放得都冻了，一吃都是冰碴！从那以后肚子腹泻，一直到现在。在那之前，我的身体很好。那时候冬天里，人家都冻得厉害，说这么冷，你不穿衣服，不会冷？我很抗冻，就是冻再狠，淌点鼻涕水就完了。现在就很怕冻，我那时候就把脾吃坏了，吃坏以后，肺也坏，肾也坏。后来呢，参加工作，到1986年以后，那时候生活条件虽然也差，但有的时候请客了，吃肉啊，嗜肉如命。一个是好吃，再一个就是这个东西不吃可惜了，吃得很多，很快体重就起来了。

田 原：什么时候开始胖起来？

李 生：1986年。

田 原：出现癌症的前期是否有大的刺激？

李 生：有啊。一个是退休以后，因为我写点东西吧还行，所以一个报社把我叫走了，让我负责一个晚报的教育周刊。怎么个负责法？就是给你，他就不管了，一年你给报社交多少钱，人你聘，什么都得你自己管，太累了。

田 原：累着了？

李 生：再一个，就是给我找了一个助手，这个人很厉害。那时报社主任都斗不过他，所以有些问题，意见分歧很大。

田 原：家庭生活对您有影响吗？

李 生：我那时家里很穷，可我父亲响应党的号召，到处想着做好事，修路那时都不要公费，到了生产队，有时候人家猪跑出来，他就撵它走，有时候把猪打伤了，人家都找我……我的父亲啊，有些事情他做得真是不讲策略，所以我也很痛苦。

田 原：父亲受了委屈，经济受了损失，你还没话说。

李 生：嗯，后来单位上建房子，有个邻居，又发生了点争执。所以，一个是前边受寒，再一个吃这些东西，再加上之前这两次冲突。

田 原：您和他们有大争吵？

李 生：嗯，有大的争吵。我很气得慌。再一个我爱人在这个问题上，老是督着我，不理解我，比方说现在我做的这个东西，她刚开始不理解，有的人给我打电话，咨询我，我就花了一些电话费。我觉得我能够活下去，就比别人幸运，

163

虽然我那时因为病，也很穷，有钱这样，没钱也这样，我看钱比较淡。但是她不理解，老是想着这些事情。

田　原：得病前180斤，得病后120斤，您感觉自己有什么变化？

李　生：更加健康，比得癌症之前还好，也不那么容易生气了。

田　原：肝脏和肺脏，现在还有问题吗？

李　生：就是有一段时间，医生说你肝上的东西调理得没了，但肺上的东西没什么变化，说你得注意追随、追随。那时到现在已经三年了，这三年我都不管，不照了。照了也没什么好处，我现在生活美好，我就这样调理。

田　原：转移的时候有什么症状？咳嗽？

李　生：没有。就是一做B超，肝上有很多结节，有些小瘤子，最大的直径2.3cm，有好几个，肺上是7个结节。

田　原：当时感觉到不舒服吗？

李　生：不明显。中里老师，您看，我原来晚上不吃饭就饿得慌，晚上就喝两大碗汤，还得吃两个馍。现在我晚上不吃饭也不饿，人家不饿也没有劲，我也没那样。现在让我喝两碗，反而不行，不舒服。所以有的事情，到底是什么原因？我体会不到。

7. 中药的"气、味"能感召五脏

李　生：我现在就有一个想法，我晚上就喝液体。我就熬一些蔬菜啊，主要是根据我身体的需要，我体质偏寒，我就多弄点热性的红萝卜，如果寒性呢，就放点辣萝卜，或者再放点黑豆、白菜这些东西，我根据体质调整我的蔬菜汤，煮出来，晚上我就喝这个东西。

喝蔬菜水，我就是随便，有空就捡小白菜，或者买一些比较便宜的菜，只要不坏，也没事。买点白菜，切了，又加上一个白萝卜，放里两根胡萝卜。我头两天，连续三天，晚上我就不吃饭，就喝这个。热的。喝完了，就吃董医生给开的方子，排毒。这两天大便都是深绿色的，后来到了第三天，就不是这个颜色了。毒啊。人身上的毒可多了，我自己排浊、排毒排了那么多年，我现在身上还有毒。所谓排干净了，只是个相对的概念，某个时期你可能排干净了。

田　原：说得好啊，就像咱们住的房间，每天开门进进出出，如果你不向外拎垃圾，屋子里边慢慢就成垃圾场了。

李　生：所以我晚上只喝蔬菜汤，有什么好处啊？一个，晚上肠胃没有负担；另一个，省下来的吃饭时间，我可以学习。你想，如果你吃完饭学习，那肯定血液都到胃里边去了，所以这个时候学习影响我的消化。这样，我喝点东西，就可以在晚上增加一个小时的学习时间。

中里巴人：挺好，没问题。实际上我觉得，咱们的中药，其实主要就是取其味，这个气息能感召五脏。不同的气息能够让不同的脏腑敏感起来，运动起来，兴奋起来。它兴奋起来，功能就增强了。

比如有的人就愿意闻汽油的味道，有的人就不愿意闻这个味道，一闻就觉得恶心。这个是什么原因？实际上，比如像汽油，这个味道跟谁相通？比如跟五脏里的肝脏相通，可能说是肝气虚的时候，需要这个味道，肝有火的时候，它可能就不需要这种东西。

就是举个例子，具体是个什么东西，我没去勘查。还有人，喜欢吃某种味道，有的人就是喜欢喝醋，愿意尝那个东西。还有听觉，五音配五脏，比如出现了一个声音，这个声音你肝脏喜欢。为什么肝脏喜欢呢？比如当你暴躁的时候，你可能听了这个声音，就平静下来了，实际上这个音和你的肝脏是相通的。

所以这里边，药也是取气和味。比如说柴胡吧，柴胡这个味道，肝就喜欢，它和肝相通。为什么它就走肝呢？因为这个味道它会持续不断地刺激肝，所以只要一进去，它就会到肝那儿去。到那去有一个什么动能呢？它会把血液更多地引到肝那儿去。实际上不是柴胡起的作用，而是你自己的血液到那去修整了。但是你得有一个药引子，就因为柴胡这个味道，它就能把血液引到肝那去，肝在那吸收它：哎哟，这个味道适合我，我就吸，但得有一个载体。其实身体里，我要的不是柴胡，我要的是新鲜血液来修复我这块地方。

人有两个动能，一个是"能"，一个是"量"，其实就是一个"气"，一个"血"。你把"能"、"量"，或者"气"、"血"，当成概念去理解，就没什么意思了。

实际上它们是可以用的东西，"气"和"血"都是咱们可以随时用的，是一个很实用的东西。

这个"气"、"血"，"气"是"能"，"血"是"量"，这俩不是一个东西。我们说这人有能、有气，这个血就能动；如果没有能，没气了，这个血就停那了，就一死血。所以，经络是能的通道，血管是量的通道。当人体没有"能"的时候，即人死的时候，血管里边的血还有，而且还在流，你扎一下，还能流出来，但是他没有能的通道了，这人就完了。

所以人主要是靠"能"，也就是中医所说的"气"，这个东西来起作用。这就像是电，电主要是靠电压来产生作用的，电流是因为有了电压，才能够推动机器地运行。

从这个角度来讲，"血为气之母"，这就有点问题了，"气为血之帅"，这没问题。"血为气之母"，"血"和"气"这俩字等同了，实际上它并不是等同的。

8. 你有多大"欲望"，就能产生多大"气场"

中里巴人：所以对于五脏来讲，谁是能？谁是量？

实际上，能就是"心"。咱们说的心，不是肉体的这个心脏，是带有精神、意识和灵魂的东西，它能够产生"欲望"。"欲望"就是人的动力。没有欲望，就没有动力；有多大的欲望，就能吸收多大的气。这也很好举例，我端这个杯子，就不需要多少气。我要是端一个杠铃，我就得先吸一口气。有多大的欲望，就产生多大的功能。

田　原：心愿。

中里巴人：对。这在佛教里叫做"愿"，你得花多大的"愿"，才能有多大的"能"。

但是，按世俗来讲，觉得人应该无欲无求，恬淡虚无。实际上能做到这样的人，他往往是有"大欲"的人，而不要那些"小欲"。什么是"小欲"？打个比方，今天赚了钱了，明天赚了钱了，很高兴，这往往是一种"小欲"，这种"欲"没有多大力量，它的"能"是分散的。就为了仨瓜俩枣的，你就不可能有多大的能量，因为你欲就小。大欲，常常是一个大的愿，才会有一个大的能量。

所以在五脏当中，心想干嘛，其他四脏就配合你要干嘛。

田　原：这个角度说得好。理解一下，这个心愿其实也被这个时代"浮躁"了。落实到个人身上，比如失眠的人，是真的失眠吗，其实心里不愿睡，这个心理挺深的，是不甘心短暂的"死亡"。想长命百岁吗？没人不想，但是也还没有和那个心灵最深处应答，还有很多人病了，想好，但是就治不好，其实还是他自己不想好。这个愿力没有真正出来。所以什么人能真正驾驭自己的心呢？

中里巴人：对，实际上还是个昏君呢。

田　原：我觉得我们自己有时候极其分裂，咳，不如说常态就是分裂的。比如我自己，失眠的时候，就会和那个"我"沟通，不管她代表什么，你总得和她讲明白，睡觉的意义。她真的听见了，听懂了，就很快睡了，那还有什么失眠！心灵啊，没人说脾灵、肝灵什么的。

中里巴人：对。比如"天尊地卑"，为什么"脾"的旁边是一个"卑"字呢？因为它是代表地的。地卑，脾就代表地。

"肝"是干嘛的？它就是为了人体干事的，你要干大事的人，就得肝脏强，肝为将军之官。肾呢？是作强之官，上面一个"臣"字，过去的繁体字是一个"又"一个"臣"，它是一个对应君主之官的臣，它也能产生欲望。但是它的这个欲望，和心产生的欲望不一样，它是一种本能的欲望。这种欲望也很厉害，它能让人感觉到强壮。要在人世当中，你想体会强壮，肾不行，就体会不到一个人的强壮。

但是，如果真要想在宇宙中强壮，你心不强壮不行，因为心是最空灵的一种强壮。它这个强壮，本无所谓强和弱，就是一种空灵的状态。但要是落实到人上边，就一定要肾强，它是心的臣子，是"作强之官"。

中医里常说，"肾为先天之本"，都强调肾的功能，要补肾、要壮阳。实际上，肾为先天之本，其实是后来的明代医家李中梓他觉得的。而在《黄帝内经》里，它就是个作强之官，所以要想显得强壮，就得肾强壮一些。

田　原：先天之本应该是心。

中里巴人：没错。所以你得知道什么叫"能"，什么叫"量"，所以真正来讲，最先天的就是心。你到医院里，你看有的人，到医院去检查，气血也不足，但是他整天还是精神抖擞。那是靠什么呀？靠心，靠他的能，靠他的精神！有的血色素都只有 4g 了，还干活儿呢，那个血色素 15g，干不了活儿，整天睡觉，为什么呀？他没有能。

所以有的人"能"很多，但他缺点"血"了，只要往里补血就可以。但是有的人如果没"能"了，你再吃有营养的东西，到里边也是一潭死水，没了作用。

9. 养生，将负能量转化为正能量

田　原：老百姓说，瞧你那点儿能耐。这能耐就真是个人不同吗？还是其实有能耐，只是被遏制住了？比如一个懒人变勤奋了。

中里巴人：至于这个"能"要如何产生？从治疗的角度，已经积攒的好多脏东西又该如何处理？这个李先生说得对，先把寒气去掉，这非常重要。

寒气这个东西，寒凝血滞，寒一来了，血就流动缓慢了，这等于在无形之中每天在消耗你大量的热能。实际上如果是寒气散的人，这血自己就流畅了，也省了好多能，里边的就被解放开。但如果有寒气竖着，就不行。所以三层，寒气在最表层的，是表寒。在后背上寒气最多，所以为什么有人拔罐或者刮痧，就觉得舒服，出汗啊，就觉得挺舒服……表寒没了，可以起到一个延缓衰老的作用。但只有把里边真正的寒气去掉，你才能达到脱胎换骨的程度。我觉得，对于一个人来说，真谛在这儿，人就应该回归自己的本来面目。当我出生以后，在我死之前，要找到我的本来面目。人生就是一个回归和重生的过程。

田　原：精彩的人生就是一个回归和重生的过程。所以一些苦难或者疾病，才是重生的拐点。山重水复疑无路，柳暗花明又一村。只是有人得到升华，有人白白遭罪。

李先生是走在回归路上的人，他和寒气斗争的过程中，有了自己独特的体会与认识。

李　生：寒，这个东西是冻的，但不仅仅是冻着了，因为造成寒的东西太多了，受冻是一方面，再一个是吃的问题，还有一个，跟你的心情各方面都有关系。

田　原：只要导致运化不好，都能成为一种寒。

李　生：多数是。我本人原来受过寒，所以在治病过程当中，有一个深刻地体会。比如我用艾条去灸肚子，我灸了 20 多分钟，肚子里咕噜响。以后，夜里上了好几次厕所，有湿的，还有很硬的、蛋一样，一个、一个的。后来有时我会用电暖宝，结果也是腹泻很严重。还一个我泡脚，我觉得我这些措施很好啊，现在倒过头来想一想，都跟排寒有关系。

田　原：我看您穿得挺多。

李　生：我穿得多。不怕你们笑话，你看，我到现在还穿着肚兜呢。（笑）你看我这有什么东西？这是艾叶。

田　原：用艾叶做在里边。穿了多长时间？

李　生：有一年了吧。

田　原：热吗？

李　生：热倒不热。我觉得这个效果，是无形的。这个人吧，如果要长寿，后背要刮痧，要进行锻炼，再一个要暖腹。所有阴经都聚到小腹，小腹最怕的是寒，人要长寿，小腹必须要常暖。我从去年冬天开始，我就弄了一个宽的带子勒在腰的位置，再在后边立一个，把背容易受寒的这一块也护上，这是冬天；夏天呢，我就把后背的去了，光要前边的那个。我这是为防寒。后来我发现，它还有一个作用，什么作用？减肥！为什么能减肥呢？我原来这样做好了，用拉锁一摁，就摁上了，原来长度正好，后来越使越长了，我就发现肚子周围越来越小了，就想着它可能有减肥的作用。

中里巴人：李先生这个调养得很不错，实际上呢，下身啊，一定要注意保暖，这是最好的养生方法。因为什么？因为人的"火炉子"在心脏，这块儿不怕冷，能量最足。可是到了四肢，四肢是末梢，它这血液最容易过不去。血是热的，鲜血过不去，就瘀在那了。

它下不去，谁就会乘虚而来？寒气！它乘虚而来，你再不保护点，你再把寒气给引进来，就麻烦了。既然没有热气下来，那我就先不让寒气进来。

李　生：中里老师说得太对了。我排寒有一个很重要的，就是"泡脚"。我泡了两个月，发了一次高烧，我好几年都没发过高烧了。泡脚，我觉得是给身体增加能量了。

按照韩国一个专家的说法，泡脚，头一次，如果不是身体很差的话，一定要出汗。穿上个布衣服，出汗，出得多一点，你再看看衣服上是不是黏的。如果是黏的，就说明你没出透，再出大汗；一摸一看不黏了，再出的时候，要出微汗。听起来我觉得有些道理，这是一个。

再一个，是我当时复发以后，开始泡脚。那会儿我在大闺女那住着，吃完午饭，我就出去提上一点糖水，放点姜，就在太阳底下，5月份的太阳相当毒了，在那坐着，喝水。一喝水，身上哗哗地出很多汗。

田　原：汗出多了不会虚弱？

李　生：不会，就连拉肚子的时候也不会虚，拉完肚子之后，吃得更多，更舒服。所以我还专门写了一个"向腹泻道歉"，我说这个癌症，实际上就是"在排寒中康复，在排毒中康复，在腹泻中康复，在排气中康复，在出汗中康复"，就是这个过程。

中里巴人：我觉得是这样，人呢，有两个能量，一个是正能量，一个是负能量，都会趋向于让人更强。但一个是天使，一个是强盗。强盗它也是能量，但它只是一个负能量而已，只要能量能被利用，就有正、有负，而且都会有相对应的气血来供给它，给它持续不断的营养，让它壮大起来。所以为什么有人常问一个问题，老天为何不惩罚恶人？常常是那些"能"较弱的人，他越会这么问。实际上恶人，可能在天来看，他是个能量足的人。你要是一个能量足的人，你必然要吸收更多宇宙间的能量，老天就会给你供给能量，即便是强盗。强盗他为何强啊？因为有能量，他有他的气场，只要这个人在这占位了，旁边就有一个环境来滋养他。就像这里边有癌症，这癌症很厉害，那旁边就有好多血给它供养，可能就是这么回事。

这个养生养的是什么？从某方面来说，实际上就是用鲜血来替换供给癌症的瘀血，用清气来赶走浊气，用正能量来转化负能量。

田　原：转化，而不是赶走它。

中里巴人：对。你也很难将它赶走，它是能量，你给它转化，变得利索，接收过来，就成了正规军了。

田　原：你如果想要消灭它，反而有可能两败俱伤。

中里巴人：没错。实际修回来的是人体的一种能量，你只要把它的磁场给转换了，本来是不同的，你把它转换成跟你一条路线就行了。当然，这只是一个思路，如何去转化，那就是慢慢去悟的事了，但是首先得看到能转化，而不是说，你用你好不容易增长的体力，来跟体内的东西对抗，而且一旦它在体内形成气候了，你想跟它对抗，很难，你只能是转化它。

10. 滋养野桃花，用纯净水生？用自来水死！

李　生：田老师，我就想着，这个排体寒，实际上就是扶阳。这个扶阳对人体来说是很重要，是必要的，但不是惟一的。都认为是惟一的了，那就错了。

我院子里有两棵月季花，前边是两层半的小楼房，北边一棵，南边一棵，都是一样种，向阳的那棵长得很好，北边那一棵连一半也没有，差得多了。这就是阳气、温度的问题。但如果只靠这个阳，没有土地，没有水分，没有养料，那也不行。所以再重要的东西，也不是惟一的。

田　原：大约15天前，房山那边的山上有野桃树。当时在山上玩，看林的人就给我砍了两支，我就拿回了家。上边还有很多花苞，就要开花了，但是我要回城里一趟，得扔在房山家里半个月，我说这俩桃枝插在哪呢？后来有一个纯净水瓶，喝了一半，我就在里边插了一枝；另外一枝，我就找了个酒瓶子，接了点自来水，插进去。

结果前天我又回去，一看，纯净水这个活得挺好，所有的花瓣全开过，都落下来了，还有几瓣还开着，不仅如此，还抽芽了，刚拿回去的时候是没有芽的；但那个用酒瓶子装着的就枯死了。

它们俩是同时没见到阳光的，因为我走之后把窗帘全都拉上了，怕有灰尘。结果用纯净水瓶的开了花，抽了嫩绿芽，特别漂亮，每一个尖上都长出来了，那个自来水的完全枯萎了。这个时候，阳光不是最重要的了。

中里巴人：我觉得是"一方水土养一方人"嘛，这水土不行，养不了这花。

11. 胶着的湿气——打入身体内部的"卧底"

田　原：我们凡人，固然看不见身体内的环境，实际上它和我们的自然环境，人为环境是一样的。

中里巴人：实际上有些病啊，看似在这里边长的，其实这外边全是病。

这个病，实际上它有一个光环，光环里边都是这个病，周围的环境，你与同事的关系，实际上都是这个病，各个周边都滋养这个病。

田　原：多种因素都在滋长促进这个病的发展壮大。李先生癌症发病之前，单位里的各种不如意，对于父亲的无奈，妻子的不理解……好多事情都是这种负能量，压迫着他，他就对抗。当这种负能量和你的正能量发生了对抗之后，实际上你是用身体好的气血在对抗，最后你伤害了自己。

李　生：虽然不克，但好像也不相容，就是这样一种状态。

中里巴人：有时候是这样，如果是正面地对抗，这个问题好解决。就是它往往还不是一个正面对抗。这好像一个什么东西呢？比如说，我是正规军，这是敌人，我们俩人都是对垒的，好打。就怕什么？敌人也活捉了，可便衣在我这里边了，我想打也打不了，我打谁啊，都在里边了，又是敌、又是友，就这种很纠结的东西。

田　原：因为生活中根本就没有黑白分明、爱憎分明的事儿，有事、有人和你扯着骨头连着筋。

中里巴人：所以得病得在这里，真正是对抗呢，它内部的能量是顺着的，一致的。凡是一致性的，都好解决，凡是这种胶着状态的，那就解决不了。

还有呢，胶着在人体里的是什么？就是湿气。湿气是重浊，在里边黏稠在一起，遇点热就变成痰了，遇到上火就变成热痰，遇到风寒就变成寒痰，这就是胶着的东西。然后胶着的东西又会影响到什么呢？心理状态。心理就也是同样的胶着，有什么样的生理状态，就有什么样的心理状态。

人际关系也是啊，有时候觉得，他是在反对你，但是他是好意啊，我反对他又怕伤着了他，你说这个东西，真的很胶着。所以这个东西如果不解开，根源的病也就不好解决，容易复发，在某些环境下又感召起来了。

12.多一份"人为"，就多一份反作用力

田　原：上次和中里老师谈关于呼吸的问题，肺与大肠相表里，对于现代人来说，呼吸是个关键问题，可能慢慢地会有更多人提到，会引起大家地重视。还有一个与呼吸似乎也有些关系，那就是睡眠的问题。李先生的睡眠特别好，准点睡觉，9点、10点，早上5点就起来了，我觉得这种睡眠对身体地恢复至关重要。

中里巴人：我觉得，人为的东西少一点，逐渐地把人为的东西归于自然，起码是向自然的方向去发展，人就慢慢地走入到一种特别顺畅的感觉之中。

为什么呢？有一份人的添加力，就有一份反作用力。这份反作用力常常是人自己创造的，但人常常想不明白这个因果关系。实际上是你做了一件人为的事，大自然就会有一个相应的东西给你。

田　原：很多人要自由，想"无法无天"，或者说自己就是天。我觉得还是得慎重点。其实你可以不听祖宗的，父母的，不听领导的，但是还有自然的规矩。这个规矩是你出现在这个自然界的时候就在你的身体里了。

中里巴人：对。自然是一种惯性，你用人为的东西来打破自然的惯性，自然就会对你形成一种冲击，要把你打开。虽然表面上、局部上你可能压制了自然的这种惯性，改变了方向，实际上大方向没变。

人与人之间地交流、沟通，为什么会产生这样、那样的矛盾？比如我听人说话，先是听话、听音，他心底里发出的那个声音，而不是说听他现在跟我谈了几件事情。你要知道他想表达的深层意思，也许这个意思，在他语言表述当中并没有提到这个词，但是必须要感觉到他的言外之意，他要告诉我的是一个什么东西。这其实是一个视角转换的问题，学会看到别人说话的"原力"在哪，这也是一种有为源于无为的东西。

这种东西就像《道德经》，或者《易经》，"八卦"里说的，都是无极生太极，太极生两仪，两仪生四象，最后在这些有为的东西背后，找到无极阶段那些好像是无用的东西，无为的东西。只有这样，很多看似矛盾的东西，让人纠结的东西，自然而然也就化解了。

所以，不要过于重视那些暂时的效果，比如说吃一副药，或者弄几个穴位，好点了，这个可能管你一时，但是你会发现，今天揉这个穴位了，诶，效果不错，过两天再揉，也不怎么着了。因为这些暂时的东西，它不太可能影响你整个人生

的格局，常常只是暂时地欣喜，高兴两下，过两天一看不行，又回到沉沦之中。

田　原：您给大家提供一种一劳永逸的办法？

中里巴人：一劳永逸不是说我不干事，是因为有人替我干事。谁替你干事？老天。实际上这追求的是一种"不战而胜"、"不劳而获"的思想，但这种思想常常被一般人所排斥。一般人会想，你怎么的也得干点事，你不干点事能取得收获吗？

其实，这就像种一粒种子，我只需要把种子扔在适合它生长的土壤里，我只需干的就是这件事，而不是说我天天挖个土、施点肥，完了再弄个大棚之类的东西，不需要，只需要找到一块适合我这颗种子生长的地方。

这是什么呢？找到我在这个社会现实当中，恰到好处的一个位置。当把我放到这个位置上的时候，这块的水流正好顺流而下，这块的风向正好让我乘风而行。实际上这是老子《道德经》里说的一句话，就七个字，"为无为，则无不治"。

大家老给人讲这个，一讲这个就有问题了。他说"无为而治"，可老子说的是"为无为，则无不治"，这个"为无为"和"无为"，那是两码事了！

"无为"是什么呀？那是自然状态，你达到不了那种状态，你不可能从现在的"有为"直接蹦到"无为"的状态，你得有一条路通到"无为"，这就是"为无为"。所以实际上是要"为"，才能到达"无为"的境界。这就像什么，温水升华，变成水蒸气，不是看你水有多少，而是温度有没有达到。这个变，必须有一个契机，这个契机最重要。而不是说知识越多，最后我就开悟了，水积得多，你仍然开不了。所以，最重要的是找到顿悟的那个点，找出那个机缘。

但你对机缘心里得有感觉，你才能奔机缘那去，这就是"为无为"的"为"的状态，"无为"就是那个机缘，当你走到那了，自然就变成水蒸气了，因为那块温度太高了，但是你不往那走，你永远也变不成水蒸气。

这个观点，孔子在《论语》中就说过。在人们的印象里，觉得孔子就是个"敏而好学，不耻下问"，觉得他是一个勤学的状态。其实孔子问他的学生，说你们觉得我知道这个道理，知道那个道理，是"多学而识之"吗？是因为学得特别多，最后我明白这个道理了吗？

完了子路问，难道不是这样？非也，不是这样。孔子说，"吾道一以贯之"。是因为我先知道了那个道理"一"，然后我执行它就行了，这就是我要做的。而不是说我求了半天道，最后我才知道了这个"一"，不是这样。一定得先知道那个"一"，然后我再来印证这个"一"。

所以，为什么有些人总是停不下来，失眠？这样的人，常常心火过旺，不往下走，老是往上冲，收不回来，老是急躁，需要静下来，却静不下来。实际上这种人是有激情的人，但是存在一个问题，"有为"了，反而大自然给了你一个反作用力。这种人，往往"能"大于"量"。

但是呢，生活在这个尘世当中，你得接地气啊，你要不接地气，你天天在思想的世外桃源那儿生活，在尘世中就生活不了了。所以，还得有一个圆融，要不不好弄，就像一团火，自己就烧光了。其实我们这身火，需要变成一个炭的，慢慢地、一点点地烧。

田　原：所以有人就特别旺的火苗在烧……一下就烧光了。但是确实也有好多人，这一辈子也点不着，只是在那冒烟。

中里巴人：所以，凡是那种心气高的，"能"多的人，最容易连累的就是心脏。凡是"量"多的，累的是肝脏啊、肾脏啊、肠胃啊这些脏腑，"量"多，往下走。这个"能"多往上，常常是心脏出现问题。

田　原：这段话，中里老师讲得非常精彩，没错，天道即人道，懂天、懂地才能懂自己，懂得自己，识得自己真面目，不管在心灵层面还是肉体层面。方能实现安身立命，人生大义！

13. 外界的杂染，让人忘却了"生而知之"的本能

田　原：本质上大家都是凡人，为什么要把自己的身体交给机器，交给别人呢？因为专科和技术的至高无上？

中里巴人：所以我说，医学不是经验之学。经验也许最后经验出一个庸医来，因为他天天按错误的理念去做，最后积累了大量的错误经验，最后变成了庸医。当然名声可能越来越大，治十个，也许好俩，就能有名。真正是什么呀，我在开始就知道我的路线，然后我才去"贯之"？去走。

田　原：把周边所有的知识来融进我这个"道"，来为这个"道"所用，有用的拿过来，没有用的扔掉，我往前走，向一个对的方向追寻。

中里巴人：对，没错。比如像咱们说的"三浊"，不是说我先推三浊，然后才总结出三浊的理论，不是！是我先知道人体影响新鲜血液的就是三浊，我必须得把它排出去，那自然就推呗！方法就都有了。

如果你不知道这个原理，你就靠推，就跟咱们学《针灸学》的时候，有些人说这个针灸是怎么产生的？真的是因为张三，一块石头，把这儿弄破了，有点儿血，然后无形中把头疼这病给治好了？一会儿李四碰着膝盖了，无形中又把肚子病给治好了，好像扎着足三里了？然后过了无数年，这些点连成了经络？这不纯粹胡说嘛！哪能有这种事呢！而且张三和李四还得碰到一块了，张三和王五碰一块，再写出这些东西来，那可是玄了去了！所以这些东西，其实本来就知道有这个经络，我只是在它上面给它标了一个名字而已，经络本来就有，然后我就告诉人家这块就叫"足三里"吧，好识别，它只是一个标记。

田　原：等同人类对地球的探索与发现。

中里巴人：对，给它命名。实际上这没有"发明"，全是"发现"。

所以，大家都觉得所有东西必须学习才能获得，孔子在《论语》中说了这么一句话，"生而知之者上也"。很多人翻译成，上等人是生而知之的；次一等是"学而知之"，稍微次一级，然后"困而学之"，又次一点，我遇到了麻烦、困惑了，我才开始学，为了解决麻烦，这又次了一等；"困而不学，民斯为下也"，遇到了困难也不学，这样的人是下等人，是愚蠢的人。他既然说了四种人了，咱就觉得：哦，人原来有四种。其实人家不是这个意思。孔子是想告诉你，人的最高境界，或者人的本原、本能就是"生而知之"的。然后因为遇到了许多外界的杂染，忘了自己还有这种本能，这种本能就被外界的东西取代了，拿走了，等于歧路亡羊，不识大道，原来那个道忘了，都走到岔路上去了，后来才会越学越多。

其实你如果能静下心来，去感知本原的东西，那么本原的东西是无所不知的。这跟佛教也有关系，佛教说，人本来是佛，可是最后呢，由于外界的杂染变成了凡夫了，凡夫实际上也是佛。赤子就是佛，穿了好多厚厚的衣服就成了凡夫，把凡夫的衣服脱掉，里边的赤子，本心还是佛，实际上还是那个人。当我是佛的时候就"生而知之"，当我是凡夫的时候就得四处寻找，就这么个意思，实际上里边全有答案，但我们还向外去寻找。看庄子的《养生主》也说"吾生也有涯，而学也无涯"，知识这东西你永远也学不完的，但实际上你本来就知道。

14. 得癌症，又好了，我不能叫它白得！

田　原：李先生，我对您的耳朵挺感兴趣。

李　生：我这耳朵是拽的，原来我的耳朵短。（大家笑）

田　原：怎么拽的？

李　生：原来我耳朵是往上收的，没有耳朵垂。我没事就在那拽，往下拽。台湾的一个医生，现在退休了，90岁，他说过，一个是往上拽，让排气，然后是往下拽，再往两边拽，使劲搓，反正没事就拽。

田　原：按照易学的说法，您的耳垂长到这个长度，是一个长寿相。如果从这个角度来说，这人的命运是可以改变的？

李　生：我是这样想的，人的命运，是不可改变的，又是可以改变的。

你作为人，一旦定下来了以后，你就是长这个圆耳朵，长这个鼻子，一些特征很难改变，它是确定的，你的命就定了。金、木、水、火、土，你哪一个方面有缺陷，你到了哪一年的秋天，正好你的缺陷和天的缺陷合并在一块了，天人合一，那么你生命的最低点和天然界的最低点，它形成了一个交汇，那个地方就是你生命的最低点。如果你是寒性体质，可能那一年最冷，你这关就难过了。但是话又说回来，如果你能改变其中之一，那你可能就进入到了一个新的轮回。你可能又活了，就不是一年的问题，就可能再多活好几年，这是我个人的观点。所以，你要相信这个命运，但还要不相信这个命运！

田　原：错过了，最少多活十年，最多可以多活二十年，六十年。您谈的是"五运六气"，十年一个小周期，六十年一个甲子年。

李　生：这我是看了曾仕强的《易经》讲座。对我也有一定地影响。他说孔子，这一辈子当官当不成，四处碰壁。他50岁的时候给自己算了个命，"有圣知而无位"，他什么都不干了，官也不当了，就研究学习了，最终成了万师之表。

我就按他的思路给自己算了算，我觉得我的命吧，就是为了癌症患者而生，老天叫我给他们提供一个思路。这种巧，不仅仅是一方面的原因。

比方说，我爱人是1985年得的肿瘤，可能不是那种很严重的肿瘤，这对我来说，是一个前沿准备，要不是我从那个时候就开始看书，否则后来我忽然得了癌症，我可能就跟别人一样，也就走了，所以这对我来说，是个铺垫。

再一个，我姥爷吧，他扎针，我那个时候学了点中医，也算是我跟中医早期的缘分。再一个，你看，我是2004年查出了的贲门癌，得了这个病以后，我当时就在想，家属得了这个病，都活那么长时间了，我就说，我可以死，但是第一个我不能被吓死，第二个不能叫医生给治死！我是抱着这两条观念。

结果呢，做完了手术，到了2006年又复发了，这个时候，西医如果说能看好，我也就不会走到这条路上了。那时候西医没有办法，同时，我前面见了几个，复发了以后再做化疗，都死了，所以在现代医学方面，堵了我那条路。

那时候，废除中医的声音很大，突然一个反弹，出了很多中医方面的书，所以那条路堵死了，这条路却机缘巧合地开了，有些人说这个路可以走，我又接着走下去。

还一个呢，我又没钱了。我后来到处记账，但是我觉得不愿再借了。再说，我觉得借了也不一定行，也不愿意再拖累孩子了。所以在这种情况下，我就觉得……我又爱写东西，爱看书，家里又受过罪。

所以，我具备这些条件，让我来探讨癌症的这些东西，不管从经历上，从我的思想上，还是从我写作上，我都有一个比较好的条件。我这个性格同样不善于交往，也不是当官的料。你看，孩子们身体又发现有亚健康，我觉得这都很难说。

我就在想，这是我天然的责任，不管从我家，从社会，还是从各种条件，我都给自己算个命，你就是走这个路了，能有点成绩，你走其他路，你不但救不了自己，救不了孩子，还帮不上社会什么忙。所以我觉得，我俩夫妻都得了癌症，又好了，我不能叫它白得！

田　原：领命了。领了命运之命。

李　生：对，命运地安排。所以我重新学电脑这东西，我就是这样做了。

（未完待续）

中医的哲学困境

主　办　中国哲学史学会中医哲学专业委员会

　　　　中国针灸学会腹针专业委员会

协　办　广东省中医院

时　间　2011 年 6 月 19 日

地　点　北京德胜饭店

召集人　薄智云（中国针灸学会腹针专业委员会主任委员，薄氏腹针发明人）

主持人　赵中月（中国医药科技出版社，中医文化策划人，作家）

　　赵中月：我们发起这个中医哲学沙龙有一个缘起。我先介绍一下薄氏腹针，以及它带给我本人的一些观感和启发。2009 年在柳州，薄智云老师在那里搞现场临床教学，我们在宾馆做了一次小谈，又观摩了临床过程。当时我凭直觉就意识到，这已经不仅仅是形而下的医术问题了，他的理论还折射着后面很深厚的背景，也含有东西方文化地比较与融和，这一点引起了我的兴趣。

　　后来他告诉我：人体腹部有一个先天经络，肚脐（神阙）就是一个生命的原点，这里隐含着人体的一个"全息图"，为了更有效地调动这个原点，他在中医的藏象思维基础上，应用了西方科学的信息论和系统论，从而达到对疾病、对生命体的重新解读和应对，也就是说薄老师的思维方式引起了我的注意，而思维方式问题又与哲学背景相关，因此，我们去年在吉林大厦，与社科院哲学所的张南教授、科技部的张超中博士，做了一次小范围地聚谈，感到中医哲学问题已不仅仅是一个学术问题，对于当下的中医学发展、对于中医临床、乃至对于人们的生命和生活观念，都有其不可或缺的指导意义。

　　薄智云老师通过他的腹针理论给我们提供了一个新鲜的视角，今天到会的有哲学界、文化界、中医界的专家学者，各位不妨从这一视角出发，从不同的专业背景来观照、来阐释这一问题，提供一些有价值的思想资讯，对中医哲学的发展有所促进。

下面先请薄老师做一个主题发言。

薄智云：我把自己的一些想法给大家做一个汇报吧！

中国文化对生命的认识，生、老、病、死是一切生物的基本规律；我们把生、老、病、死，贯穿生命中的现象进行一个剖析。生、老、死这是一个自然规律，病并不一定是一个规律。所以病它是一个外因，由于病的影响，你的轴线可以拉长也可以缩短，如果病得越早，那么寿命就短了；如果得病晚一点，轴线就拉长了。我们说生、老、病、死，病其实它是一个影响生命的可变因素，其实医学要解决的就是这个问题。

我们说生命本身是复杂因素影响与不断变化的系统。

简单地说，人体的功能是随着生命发生不同阶段不断变化的系统。人的变化受生理功能影响，可以把人分成四个阶段：未来人（孕期发育阶段）、自然人（出生、生长、发育、学习基本生存知识与技能阶段）、社会人（成年、服务社会、婚配、生育、教子、赡养老人、衰变阶段）、家庭人（退休、养天年、蜗居阶段）。所以在不同的年龄阶段里边，在家庭与社会承担的角色不同，考虑的问题不一样，它的疾病谱会有很大的差异。

第二个方面：中医是整体医学，前面是我对人的认识和对疾病的认识，在这个基础之上，再谈谈我们腹针疗法对人体生理学的认识。腹针疗法发现了先天经络系统，完善了脏腑经络理论。中医的生理学是什么？我们人就是一个动态的系统，有发育期、成熟期、衰老期，在不同阶段有不同的生命特点。这就是给中医学引申进来一个新的理念。我利用西方科学方法使中医的知识清晰化，提出了处方标准化、操作规范化、辨证条理化。其实在形成这个标准化、规范化、条理化过程中间，受中医中药学的影响。大家一说标准化就以为是西方的东西，其实不对。我们中医的标准化已经有两千年的历史了，中药是药材，但是中成药是药品。

我们有很多丸、散、膏、丹的药品，既然形成产品就有标准。每个丸药的重量是多少，有几味中药组成，每味药的剂量，炮制方法都有严格的规定，那些就是标准化。所以我们说中医的标准化比西方要早好多年。针灸的穴位标准，宋代的铜人就是考试使用的标准化模型，已经用了好几百年了。所以我做的系统是把这个还原到原生态的中医系统。

什么是医学？医学是滞后于临床需要的学科。它就是这么一个特点。所以我们必须建立在了解西方医学水平基础上，寻找西方医学薄弱环节进行研究。这就是我的一些研究思想和方法。

在 13 世纪的印度宗教学家商竭罗，他讲"理论的目的是为了实践，一个成功理论的首要任务，便是实践的切实奉行"。中医理论所在就是临床指导。能指导临床的就对它肯定，不能指导临床的就给悬疑了。这样慢慢地才能使经过确认的理论对临床指导意义更明确。所以研究过程中间注重对中医理论地完善和对临床地指导。文明冲突论是在 1993 年的时候，美国哈佛大学的亨廷顿教授提出的，认为：未来世界的冲突主要是文明的冲突。其实现在的文明是西方文明和伊斯兰文明冲突。下一步，如果他们化解以后，可能东方文明和西方文明引起冲突。但是怎么样化解？这不是我想的事，应该是中国哲学家做的工作。但是面对疾病对人类的危害，中西医可以在思想方法上优势互补。文化上会发生碰撞，但是在医学上可以互补。不同的文明形成的医学有文化差异，但不存在差距。整体观、恒动观、时空观是中国哲学的思想方法。因此，人们也把中医称为整体医学，在中医理论中强调的阴阳平衡是指人体内在的动态平衡，是处于不断运动与变化之间的非平衡适度稳态。时空观是把中医对生命现象的观察置于自然的空间中，使人体的复杂系统得到全面地了解。多视角、多层次、多中心是西方可互补的哲学手段。

怎么样开始我对哲学感兴趣？就是在 1991 年的时候，我在腹针疗法研究完了以后写了一篇文章。当时投过稿，后来被退回来，文稿首页上写了一个"标新立异，离经叛道"。我非常感谢当时老专家对我有如此高地评价。说我标新立异是肯定的，因为别人没有做过腹针，我发明的。但是离经叛道，我觉得讲得有点过分了。从那个时候开始研究《易经》，中国哲学、西方哲学等等，慢慢走进了东西方哲学地比较。

我们腹针疗法得益于中国古老哲学知识与近代西方哲学知识地积淀。其中不仅有中医哲学的思想方法，而且信息论、系统论、控制论等旧三论及模糊理论、结构耗散理论等即使现在依旧比较新的西方理论，已经出现在我 1999 年出版的书中。是否"离经叛道"已经不重要了，就是怎么样才能把中医的理论做好，其实我很感谢当时给我审稿的专家，把我一下点醒了。人家批评我，批评得有道理。为什么呢？我不知道什么叫"离经"，不知道什么叫"叛道"，所以就要搞明白。

我们中医现在欠缺的是什么呢？没有不断更新知识的欲望。中医是什么样的系统？有万世不变之理，而无百世不变之法。在临床上永远不能"以不变应万变"，必须把中医构建成不断发展与创新，不断补充与完善的知识系统，才能推动中医的进步。这便是我 40 年研究腹针的体会和一点哲学思考。谢谢大家！

赵中月：薄老师这个主题发言，以他发明腹针的切身体会，提出了中医实践中哲学思想指导的匮乏问题，这个困扰，相信很多中医人都有这个同感。下面请中国社科院的张南教授谈谈他的观点。张教授近些年在做"中医药国情"的调查研究，请大家欢迎！

张　南：（中国社会科学研究院中医药国情调研组执行副组长，研究员）

我们对中医研究的事情，应该从社科院一个专家罗希文教授说起。他在 30 年前就开始着手从文化传播角度研究中医。因为他家里边是中医世家，有这个背景，加上他对中国传统文化的热爱，在上世纪 70 年代尼克松访华时，他看到了由此引发地美国针灸热，当时就有一种使命感，要把中医文化向世界传播。他做了一项重大工作，把完成中医典籍的全英译本视为终身事业。他的第一本《伤寒论》全英译本于 1985 年出版，英国著名科学家李约瑟专门为全世界第一部全英译本的中医典籍作序。李约瑟在序中写到："我认为，在此之前，还没有一部以任何欧洲语言译出的在中国医学史上占有重要地位的经典著作的译本。毫无疑问，这部著作的问世，将为全世界对中国文化史的中国医学部分有兴趣的学者提供极大的帮助。"我跟罗希文老师是从 1990 年开始合作的，最初仅仅是作为一个朋友，或者是帮助他解除一种寂寞，与他对话，我并不懂中医和中国哲学。因为当时他做这个工作，在中国社会科学院搞中医英文翻译，处在一种自生自灭状态。而我的学科背景是历史，同时在中国社会科学院学位办公室工作，对科学的社会功能和科学技术哲学有点兴趣，因此对罗希文的工作的社会功能，有自己的想法，我比较注重科学的社会功能这方面的观察。我们和罗老师所做的工作，多年来处在自生自灭的状态。2004 年，罗希文完成了《伤寒论》、《金匮要略》、《本草纲目》等多部中医典籍的（全英译本）工作后，得到了中央领导同志的关注和支持，把罗希文的工作纳入到了哲学社会科学规划之中。也就是说这个时候，罗希文的团队多年的工作这时才修成正果，给了正名。国家社科基金 2005 年批准了罗希文为首席专家的"中医典籍研究与英译工程"立项。也在这个时候，张超中老师找到我们，一起商议研究中医药的社会发展问题。张超中是从中国社会科学院研究生院毕业的博士，罗老师是他的博士论文答辩委员。张超中后来到科技部跟贾谦老师做博士后，所做的课题就是搞一个中医药现代化的发展模式，按照美国 FDA 标准，怎么把中药打入国际市场，这跟我们改革开放、加入 WTO 的主旋律是一致的。后来贾老师他们发现不对，回过头来他们变成了拯救中医，论证中医科学与西方科学之间的不同，中医药是中华民族和全人类的宝贵资源，不存在用所谓现代化来改造中医药。因为贾老师本身是学物理的，他做了反思中医药发展的工作，正好我们承接国家社科基金课题任务，跟他们的工作衔接起来了，这就变成两方面的力量合在一起。在探索中医药在21世纪如何发展的过程中，首先大家觉得，在哲学前提下，你如果没有解决好，后面的科学假设很难说明它能有成功之处。怎么办呢？回头看一看，整个近百年来，我们对自己的传统是一个失去记忆的过程。而我认为失去记忆的是整体的中华民族。因为上世纪50年代我们接受的学说构建，从小学开始，就充斥着地中海文明的内容。怎样发展21世纪的中医药事业？从哪里开始入手？

最后我提议，先从哲学入手。正好张超中就是学习中国哲学史专业的。我们讨论，那就是大家先要把哲学前提搞清楚，再谈后面的发展。我们研究中医药是从社会科学角度考虑，主要考虑社会的运行机制。经中国社会科学院批准，然后在民政部登记注册了中国哲学史学会中医哲学专业委员会，这是2007年7月26日的事情。2007年下半年，出现了张功耀、方舟子、何祚庥等"告别中医"的事件，在社会引起巨大反响。当时中国社会科学院学部委员、中国哲学史学会会长方克立先生，力促中国哲学中医哲学专业委员会成立大会尽早召开，要大家高度地重视这件事。

中医哲学专业委员会成立大会召开后，邢东田老师将任继愈、方克立、楼宇烈、罗希文等4位学者的发言，刊载在《中国社会科学院院报》。后来又召开了几次会议，大家感觉社科院和高校的专家等发言都讲得不错，就汇编小册子——《中医哲学时代使命》。它不算经典著作，不是学说具体构架和构成，只是对中医哲学或者中医学从人类发展上找一个方向。我们开始想从中医理论和哲学研究做起，正好赶上了2007年社会上"告别中医"的思潮，2008年全国面临医疗体制改革，之前，贾谦老师他们已经做了13年中医药状况的调查工作，大声疾呼中医路径走得不对了。同时医学也是国计民生的问题，也属于社会科学关注的范畴，中国社会科学院把中医药事业发展国情调研的这个任务交给我们了。本来我们想从中医药基础理论研究的工作做起，但这个工作还没有来得及做，我们接受了国情调研的工作，一下就从形而上掉到形而下。所以我们目前对中医哲学等重大理论问题，实际上还没有更多的发言权，只是就这几年的工作谈一些体会。

从哲学角度来看，我们对当代所有的学科都要进行反思、认识，这是一个必要的过程。中国现在提倡搞自主创新。这样说到中医，我们如果说创新，所谓往前走，那你必须回到文化原点。看看欧洲文艺复兴的现代化，它也是回到地中海古典主义，因此才有这么一个过程。因此大家说中医文化振兴，包括中医发展，不管是什么，大家对中国文化地渴望、回归，你必须回到原点去重新认识。因为只有在原点认识、分析的基础上，才可能谈到传承。哲学它本身是一个精神层面上的事情，但是有具体指导人的行为功能，与社会价值取向、你的目标选择、你的路径选择都是有关联的。

我们今天只是来学习，是受益者。

邢东田：（中国社会科学研究院办公厅，研究员）

我想说的第一句话就是，在当前形势下，中医承担着巨大的历史使命，但其自身地发展与此很不适应，差距太大。这是近代以来多种因素造成的，但是正如一些老师提出的，我们主要要从自身来找原因。

去年我参加中医影响世界论坛第一次会议，水平很高，都是业内高水平专家，受益匪浅。但当时也有一点感觉，恕我直言，那就是自话自说。大家都知道中医好，有优势，但社会上知道吗？我们在宣传推广方面做了多少工作呢？

会后我给刘长林老师和李俊峰先生写了一封信，后来形成一个发言稿。标题为《振兴中医首先要走出中医——为中医药的科学原创性"正名"》。这个稿子后来没有机会讲，也就束之高阁了。但昨天会后回家一看，其中一些说法还没有过时。还有再说说的必要。

我当时大概的意思："中医影响世界"这个思路很好。既符合文化多样性的世界潮流，又符合我国文化发展的需要。但只在中医界搞，怎么影响世界？

从目前掌握的情况看，中央对中医药问题是了解的，医药界更是了解的。但问题为什么总解决不了？除了利益问题外，更为关键的就是要为中医药的科学原创性"正名"。"五四"以来，随着中国文化"合法性"危机的出现，中医也变得名不正，言不顺，屡屡遭受打击。如果不解决中国文化"合法性"问题，中医问题就无法从根本上得到解决。近年来，在联合国倡导文化多样性的大背景下，中国文化的"合法性"已经从理论上得到解决。许多所谓"落后"民俗、"封建迷信"都作为非物质文化遗产发扬光大，变成了国宝。但由于涉及到"科学"，中医的问题仍然是问题。中医在目前西方话语体系中，仍处于"非法"地位。科学原创上的"合法性"问题得不到解决，中医问题就无法从根本上得到解决，解决了也只是技术层面上的，不会有大的改观。有些中医界的朋友提出中医要影响世界，这是我们发展的目标。但在目前情况下，中医药在中国的影响都越来越弱，又如何影响世界？如果能在科学性上得到"正名"，中医药就会"名正言顺"，就有可能成为我国经济文化发展的主流，甚至影响世界文化的发展方向。给中医药的科学原创性"正名"，作为中医药问题当前的切入点，我认为是非常合适的。

　　要为中医药的科学原创性"正名"，根据上面提到的原因，中医药界说不了话。那么自然科学界呢？我看也不行，科学主义占绝对优势，自己还没有整明白，如何为中医药界说话？前些年，通过刘长林教授地努力，中医药的科学原创性问题，在理论上得到解决，又成立了中医哲学专业委员会。可他的观点，即使在社会科学界，也只是少数人认同，遑论其他。问题在于如何推而广之。

　　振兴中医，当务之急是走出中医药界。可以先在中国哲学界打开局面，接着在人文社会科学界打开局面，使其成为学术界下一阶段热点议题，然后在社会上造成声势。

　　目前中华文化，除了佛教、道教外——当然还有一些非物质文化遗产的项目——真正具有活力的生命体征还比较好的就是中医。是在世俗化、技术化的当代社会，复兴中华文化的惟一希望。"如何将中医文化发扬光大"，不仅是我们中华民族生存发展的需要，也是全人类生存发展的需要。工业革命二三百年，已经将人类推向死亡的边缘。目前世界四大问题，是无解之方程：一是环境污染，二是资源枯竭，三是人口爆炸，四是贫富分化。这样下去，人类没有希望。西方文化以犹太教为基础，其特征一是仇视人类其他文化，二是要绝对控制自然界。这和我们讲"天人合一"，讲"和而不同"，有着本质的区别。

　　目前社会发展到这个程度，人类走到一个需要反思，非常危险的时候了。因为近代以来发展速度太快了，这个速度已经超出了。在工业革命之前，它的每年增长速度很低的，可以忽略不计的，但是工业革命以后经济增长速度，现在没有百分之几的话，政府就很难待得住。人们已经把这个事情当作很正常的事情了。要从医学角度来说，像这种速度增长的话只有是小孩这样增长，而且也不可能，增长速度很快的话，有时候更像是癌症细胞这种速度增长。对环境和资源是没有持续性的。现在怎么回归到一个比较能够持续发展的情况，可能还是需要大家考虑的事情。目前我们已经破坏了自己生存的基础，像历史上一些文化，或者是其他不同的文化，基本上都是强调人和自然之间的协调。我们近代以来的文化，它还是强调对于自然的，所谓"宰制"，强烈地攫取，一个就是控制。现在基本上还是这个思路，就是对转基因的问题或者其他，从最近关注食品安全问题，化学的东西比较多。它就像医学上的癌症，自己长得特别快，长得特别好，旁边的资源都大量地吸取，最后到一定程度就有可能出现问题，就要出现崩溃。

　　从这种角度来说，我觉得中医哲学还是很有道理的，就是传统文化中的一部分，首先讲任何自然界的关系都需要一个协调，人的内部五脏六腑也是一个平衡的问题，不能太突出、太过了。现在西方发展的文化就是有点过了。

赵中月：回到中医哲学的话题，我记得是上世纪80年代初期，社科院刘长林先生写了一本《内经的哲学与中医学的方法》，其中一篇序言还是李泽厚先生写的。那时候就想知道中医以及隐在中医后边深处的到底是什么东西？"中医哲学"这个概念一出现，我觉得后面这些东西似乎有了抓手。我想很多人，中医的业内外人士，对中医哲学也是经历了由无意识到有意识，由不自觉到自觉——这样一个过程。但到目前，这个自觉地程度有多高？对这一点恐怕我们都难以持乐观态度。不从专业层面和学术范畴来看，从外围、从广大中医从业者来看，中医哲学现在非常匮乏，匮乏到什么程度呢？我认为连基本的认识和自觉都没有，如此，中医也就逐渐沦落成和西医相对的一种医术而已……

张　南：实际上是缺乏"文化自觉"，就是费孝通先生提出的那个"文化自觉"。

赵中月：由此，中医哲学可能对解决这个"自觉"问题起一些作用，否则中医也难以有多大出路。当然，薄老师这个"薄氏腹针"是否能够承载起这个中医哲学的自觉的问题，这一点先不去探究。但是薄老师在这一块做了前瞻性地积累和思考，这一点很让人感动。就说本次中医哲学沙龙，它不一定能够解决什么实际问题，也不一定能够得出什么结论，但是有些问题会在探讨中逐步得以明晰。比如，我们现在感觉到"中医"这个概念本身也有问题，各种说法不一，缺乏哲学思考。什么叫"中医"？是通常理解的所谓"中国传统医学"吗？概念比较含糊。它更可能是一种"中介"或"中和"医学，中医、中药，就是人与自然之间的一种中介，用以沟通二者达到平衡与和谐，以及其他方面，都需要哲学地梳理和界定。

前一段时间，我看到四川的程雅君博士出版了一部《中医哲学史》，这么年轻就能写出一部《中医哲学史》，不简单，里面提出了中医哲学的范畴，并剖析了各范畴之间的逻辑关系，信息量很大，我大概地读了一下，很感动。其实想来想去，不管反中医人怎么说，但是确实中医有一些本体性的东西没有建立起来。这里就不多说了。

张　南：程雅君是在我们社科院研究生院读的哲学博士后，写这部《中医哲学史》下了很大力气，得到了罗希文教授地支持。大家说，这部书出来给批评的人提供了一个靶子。勇气可嘉。

赵中月：我说我抛砖引玉，大概就是这个意思，是我们局外人对这个问题的一点感想而已。反正我抛完砖了，希望把玉引出来。那么，玉在哪里呢？广东省中医院在业内口碑甚佳，道术兼功，是很有影响的，今天该院的杨副院长等专家也专程从广州赶来参加这次哲学沙龙，我想杨院长最有发言权……

杨志敏：（广东省中医院副院长，博士生导师）

见到各位老师非常高兴。我们以前在中医学习里面，可能注重它的理论源头，它怎么去看病、学术流派，解决这些问题。它最原本的东西到底是什么，为什么它能够从传统文化到医学文化地对接上，或者说跟现代西方医学地碰撞上，它到底有什么区别，我们的优势在哪里，缺点在哪里……这一点思考其实还不足够。但是随着这几年薄老不断地在医院里面跟我们碰撞。确实这几年医院有不同的学科医生跟着薄老，腹针临床应用，我们都觉得它都能够发生疗效，为什么呢？就是说同样一种方法，在不同的疾病里面发生作用，而且局限在一个腹部里面。看上去方寸之间，但是能够调整人体的疾病，肯定要从系统论解释。更重要的是系统论调控了人体，很多可能被我们忽视的东西激发了出来。所以可以说人自我调整系统的能力，是非常强大的，只是我们可能没有找到它。我们有的时候什么病用什么药物，而不激发我们系统自我修复能力。这一点是我们在现代医学跟中医学里面很大的区别。中医是在更高层次上看待人与自然问题，人的整体性问题，还有人的心身的问题。这两年我也在做一个国家"十一五"的支撑项目。我们重点在做亚健康地辨识与分类。最后发现太多人的躯体障碍，许多是源于心理障碍才导致了躯体的表现。但是现在的医生只关注躯体器官地改变、组织地改变所导致的症状。没有真正从心理入手，研究人与社会之间、人与家庭之间哪里出了问题，最后才导致疾病问题。

假如说跟传统文化结合，我昨天也刚好看了世纪大讲堂关于中国传统文化与审美这方面的内容，我发现，我们现在对传统文化的审美越来越缺失，现在都是一种现实主义的，以倡导消费主义为主体的，许多东西缺失标准，没有约束。其实我觉得人的心身问题，应该从中国传统文化来说，儒、释、道是解决精神层面的问题，医学是解决躯体问题，必须是这几点结合起来才让我们心身健康。所以我在治疗很多疾病里面，发现人的心理出现问题的话，你怎么给他吃药，他还是很难调回来；当解决了他的心灵问题，同时进行药物治疗，肯定心身是同步改善。这就是中医里面宏观与微观地结合。中医更注重在宏观上、在整体上看待事物，跟西方的纵、微观为主体是有差别的。如何能够把微观跟宏观有机结合起来，才是现代中医必须要考虑的问题。

刚才张南老师说，为什么中医院那么受欢迎？因为我们把传统中医保留了，现代中医引进了。纵横交错都能够有好地把握，老百姓肯定会比较好地接受。这是我们在现实应用的体会。

另外我觉得在传统医学跟现代医学里面，我们在传统医学方面，很注重这种循环地变化，例如我们在一年四季的春、夏、秋、冬，一个是生发，一个是收藏，生发是为了收藏，收藏是为了生发，这是一个内循环的作用，而且它是一个绵绵不断地过程，而我们现代医学是注重短时间内解决问题，它可能带来的后果没有人会去注重和研究。由于这种理念的差异，也决定了我们的生活方式、生命的价值观发生根本改变。我现在在学习一些《易经》的东西，假如没有这种宏观的东西，就难以解决临床上的问题。所以我们走得越远，就越感觉到它很多东西是殊途同归的。所以我们要如何在中国的传统文化跟现代文化之间，找到一个契合点？我真诚地希望各位老师，你们真的是能够给我们提供一些思路和方法。有讲得不对的地方请各位老师指正！

老膺荣：（广东省中医院名医工作室主任，中医学博士）

前一段时间个别人提出"告别中医药"的事件引起很大地反响，可见中国的或者说中医哲学它的认可度非常值得我们担忧！具体就是说：中医哲学在部分群众中认可度不高、或者缺乏认知。刚才老师们也提到中医现在呼唤大医的产生，这在很大程度上说明相当部分中医的哲学基础是堪忧的。要改变这种现象，就要回到文化原点上。由此可见，强调中国哲学、中医哲学的重要性是不言而喻的。

我们是一个医疗服务单位，我们对这些年的工作进行了总结，发现：其实我们医生本身哲学基础也是很薄弱的，所以医院就已经着手在解决这个问题。我们现在已经对全院副高以上人员补这个课，就请中山大学还有其他院校的老师给我们上课——重点补上中国哲学的课，开办系列课程。希望通过这样一种方法，能够夯实这个基础。同时一般来说副高以上都是带学生的，希望这种传承能够使下面学生的哲学基础和思维能力有所提升。

第二，不管怎么样，总是有一个当局者迷，旁观者清的局面出现。所以，我们非常希望有这样一个机会，能够让中医界以外的，让各位老师从不同的角度、不同的方向给我们业界也好，从业人员也好，单位也好，为这个事情进行把脉，给我们提出更多的反馈意见。让我们目前遇到的问题能够解决得更好。谢谢！

赵中月：科技部的张超中老师，近年来从事中医药发展战略研究以及"中医药国情调研"工作。前年主编了《中医哲学的时代使命》论著，产生了一定影响。下面请张超中博士发表精彩见解。

张超中：（中国社会科学研究院中医药国情调研组执行副组长，研究员）

中医哲学专业委员会于 2006 年成立的时候，当时的社会气氛比较凝重，讨论中医哲学有一种使命感。当时社会上有很多反对中医的声音，中医理论也不被多数人理解，很多人对中医的信心也不大。我们学会在老一辈学者地支持下成立了，成立以后社会反响还不错。我们编写了这本《中医哲学的时代使命》，有幸得到王部长的认同，其中很重要的一点就是把中医哲学放在原创性的层面来思考，并在国家的政策层面、战略层面和现实层面考虑中医哲学的价值。包括去年和杨院长一起申请国家"973 计划"课题，有关中医原创思维模式地研究，基本上是我们学会承担和支持的，即便有竞争也是学会内部地竞争，属于"文明内"而不是"文明间"的"冲突"，大体上看冲突不大。

为什么我们学会一开始成立的时候气氛很凝重呢？因为中医药的发展问题存在了很多年，中医一直受到压抑。中医哲学为中医讲理、辩理，因此不免影响情绪。这几年国家大力扶持中医药，虽然现实中仍然存在很多问题，但是我想我们现在谈中医哲学，是不是气氛可以宽松一点，或者说在心态上变一变。今天举办的是中医哲学沙龙，沙龙是大家随便讲，有什么讲什么，不一定非得像报告似的，或者宣言似的很郑重其事。我国历朝历代学《易经》，很多人到了境界以后不是学易，而是玩易，其中的王阳明恰恰是在人生低谷时通过"玩易"而悟道的。所以做什么事到玩的程度，最后可能就自由了。中国社会科学院原来有一个副院长于光远先生，他以前是马克思主义经济学的理论专家，参与了邓小平 1978 年关于解放思想的报告起草，晚年时他变了，很关注休闲产业，并提出"人之初，性本玩"的高论。中医现在按道理来讲，国家给予了非常大地支持，我们不应该整天愁眉皱脸，苦大仇深似的。我想我们是不是也变一变，从以前大家所惯常的一种愤怒的状态，进入到一种享受中医的状态。我觉得这是一种有信心的表现，而这种信心地提升，可能对我们中医药下一步地发展，比给多少钱都重要。

今天既然大家坐在一起，以沙龙的方式讨论中医哲学，我想我们需要开创一种在全国享受中医的氛围或者方式。这种方式实际上是一种雅俗共赏的方式，也是中医哲学走向社会、走入民间的方式。我们提倡民间谈医，就像四川的"龙门阵"一样，要摆一摆，这样才能促进中医药地普及、扎根和发展。如果每一位中医都能够开这样一个"聊天室"，那么社会病自然就少了，中医的文化和社会功能就会不知不觉间显示出来了。昨天在社科院听了杨志勋老师的高论，他的发言对我启发很大。他说我们以前中国大规模扫的是文盲，但是现在时代变了，文盲虽然还有，但是更多的人是医盲，政府和社会应该把扫医盲作为当前的重点工作来抓。不识字叫文盲，不知医叫医盲，这是另一种文盲，也可称为"高级文盲"。我想我们学会可在将来的工作里边多做一些扫医盲的事情，"中医哲学沙龙"可以作为扫医盲的一种手段。这样的话就把我们的专业，我们自己地领悟和整个社会需求，并且确实和中医精神，包括这个精神在当代地转换与发展结合起来。中国文化讲求言传身教，我相信"享受中医"是有很强感染力的。今天受中医哲学沙龙启发，想到也许"享受中医"是支持中医的最好方式，也是体会哲理的最好方式，不知是否合乎时宜？因此暂且提出，供大家批评。谢谢！

颜　芳：（广东省中医院中医经典科主任，教授）

我是第一次参加比较高端的沙龙。我目前所在的基地是特别需要这一块东西，也正处在思考很模糊的状态。我现在在中医经典临床应用基地，这个基地是完全临床的，不太切入到理论，就是有 40 张病床，收很多病人，收很多集中病症，可以说接近纯中医在做的。这一年多来给我地触动是非常大的，真正回归到中医经典的理论，指导临床的时候发现，其中疗效是超出我们自己意料的。老百姓理解中医是慢郎中，我们发现在很多医疗点并不慢。

我们之前为什么一直没有这么一个基地地诞生？为什么做了之后发现疗效超出预期。刚刚很多教授的发言给我很多兴奋点。

刚才张教授就讲了中国文化的惟一创新就是中医。我作为中医人来讲很自豪了，以前没有把自己想到这么一个高度，是其中一分子。目前国内的现状，包括我坐飞机过来，看到飞机上的杂志也在提中医，就是整个社会都关注了，唯利益、唯速度、唯金钱等等人文缺失的状态，引起了从下到上的高度关注。社会都在关注，然后回归。中医怎么回归？回归到哪里去？回归到原点。我们现在正在做的东西和社会关注的东西不期然地在呼应。

原来出去开会也是觉得有点抬不起头，被西医看不起。自己在理念上还是存在很多模糊状态。我做了这一年多体会非常多，中医还是很管用的。后来发现一个很有意思的现象。发现中医其实跟生活完全离不开，息息相关的。我们发现，现在某一个表象，比如说晚上加班，我们说耗散阳气，这个人为什么经常感冒，其实是生活当中你的言行举止、生活状态等等错误导致了疾病。其实中医确实跟西医不一样，我们跟西医碰撞发现，西医把病和人体完全分割开了。中医哲学和生活息息相关，和我们中医也是息息相关。

第三点体会，我们几个都是科班出身，其实现在实践体会，发现科班的知识体系有很大地缺陷和不足，其实就包含了我们建立的知识传播体系，我们这一年多的体会。我们最核心点就是知识体系有问题，而知识体系有问题就缺少了中医哲学的概念，要站在很高点看待这个知识体系，才能回归中医为人类健康造福的原点。

薄智云： 在上个月末，我从广东省中医院回来以前做了一个健康讲座。针对一个企业里边的处级以上的领导，有几十个。我去的时候说大家是有知识、没文化。每个人都是学历挺高的，处级以上领导，硕士、博士一大堆。但是中国传统文化缺失得太多。我就说为什么大家都是一帮智商很高的人，能够被什么都不懂的人忽悠呢？就是对中国文化地理解太浅薄。

回归到中国哲学的理念进行思考。我们说的"预防、保健"，临床靠谱、概念错误。应当是"保健、预防"，对于"保健"是人们可以自身选择的一种生活习惯和方法，这是属于"保健"；"预防"和中医"治未病"是相对应的。治未病前面有一个前缀，什么前缀？"中医"，是中医才能做的，不是不懂中医的人可以做的。什么样的中医可以做的？上工"治未病"。就是水平很高的专家，有水平的人才可以做。"治未病"它应该做什么工作？我给它一个定义，中医"治未病"是对重大疾病地提前防御。我们说预防脑血管病、预防心血管病，怎么样预防？截断它的诱因，这是需要专家才能搞的。搞心脏病的专家才知道怎么样预防心血管病。为什么一到了中医圈子里边，好多事被别人弄混了？就是概念不清楚，所以要理清概念。

改变观念才能身心健康。我对保健养生提 12 个字：呵护脏腑，顺其自然，恬淡虚无。我们中医讲，把内脏调好了没有大病，顺其自然，顺势养生，该收的时候收，该发的时候发。恬淡虚无，就是千万不要把自己太当回事，要用中国文化来理解，我们重新回归到中国传统文化的原点上，大家就活得不累了。

张红林：（北京中医药大学，副教授）

其实我觉得中医在国家发展上，从上层来讲缺少一个大的结构观。中医更重要的是产业化。我们现在可能忽略了产业化，更多地考虑科学化。你比如说豆腐，豆腐可能没什么技术含量，但是能卖钱，能走向世界。中医也是这样的，我们中国跟国际交往，最能够赚钱的，最有知识含量的就是中药和针灸。可是现在从大的框架来说，针灸便宜。现在物价局来说扎一次针是 3 块钱，要是高了可以告他。到现在为止针灸仍然是收 3 块钱。现在物价飞涨，这是一个国家战略的问题，我觉得好像轻视中医吧。这 3 块钱怎么得来的？一根针 1 毛钱，扎十根针 1 块钱的成本，还有 2 块钱的利润。对药的打压更厉害，我的体会，中药是能卖大钱的。所以来说对中药的发展，作为国家来说，作为经济来说更加要注意。医药的利润本身就很高，同仁堂十大名牌，那时候很少有创意产业的时候，同仁堂药店就能卖 1 亿。这么多年只要一提假医、假药，首先打压中医中药，这已经成"规范化"了。

于　今：（国家民委东西部发展研究院院长，教授）

我是非业内人士。我对中医的这种热爱，来自于对祖国文化的热爱，因为中医属于中国文化的一部分，一个元素。

今天主要想谈的有两点，第一点是中医的价值。

中医是中国传统文化中必须正确对待的文化资源。百年以来，中国人在如何对待中医问题上地争论，直到今天仍在进行，并未取得一致意见。更要紧的是，百年以来由于中国传统文化地位的降低，今天的中国人普遍对中国传统文化知之甚少。我们面临的第一大困难是对祖国医学严重缺乏认知，甚至最基本的传统文化知识都缺乏！作为传统文化精粹之一的中医，蕴含着中国人的传统人生哲学，是有独特理论体系的"学"，而不只是徒具应用价值的"术"，其价值早已超越了技术的范畴。古代的医者都以"悬壶济世"为己任，他们追求的不仅是救人，还包括"济世"。学习中医，研究中医，发扬中医，从中医中发现"济世"的方法和思路是不应忽略的一个课题。

2011 年 2 月 19 日，胡锦涛在部级主要领导干部社会管理及其创新专题研讨班上指出，中国的新一轮改革将向社会管理领域重点突破。我认为，给社会治病，恐怕也得学学中医给人治病的方法，"望、闻、问、切"——望百姓之气色，闻百姓之气息，问百姓之冷暖，切百姓之脉搏。善于观察民意，听取民意，用全局的、整体的观点，用辨证的思维，及时发现问题、解决问题，这样才有可能找准病根，对证下药。

几年来，我一直想写本《用中医来管理》，把中医哲学和其独特的思维方式运用在企业运行、经济社会地发展、民主政治建设，乃至治国理念上。我国正处于改革开放的关键期，经济体制深刻变革、社会结构深刻变动、利益格局深刻调整、思想观念深刻变化，社会矛盾急遽增多，以中医思维，疗社会痼疾，未尝不是一种好思路。

中国引入西医的历史不过百年，中医在几千年的中国历史中早形成了独特的知识体系和认识体系，成为中国传统文化不可分割的一部分，它有认识论，也有方法论，有理论，也有实践。治疗疾病，救死扶伤，是医学的价值所在，中医概莫能外，学习、研究、发扬中医，发挥中医的这一价值，是当今中国人的责任！

我认为，把中医发扬光大，应该从三个层面考虑。

第一个是国家战略的层面。结合国际的背景，必须以战略思维加大对中医理论体系地研究。中国的传统文化具有强大地适应性和包容性，在每一个重要的历史关头，总是能吸纳新的因素，自我调整，在即将断续的时候，转而迅速发展起来。否则，中华文明也不会源远流长几千年而不断，成为世界上持续时间最长的古老文明。用战略思维研究中医理论体系，要有宽广的眼界和世界视野，注重空间上的全局性和系统性，时间上的连续性和贯穿性，把握这些维度，着眼于这些立足点去看问题、做事情。

第二个是从科技政策层面。重视科学技术在中医理论研究中的作用。科技地发展，深刻地改变着科学门类之间的传统关系和研究方法。技术科学的革命给中医理论的研究提供了全新的研究方法。这些理论、工具与方法，有助于解决中医科学长于定性研究、短于定量研究的难题，增强理论的精确性、科学性、可操作性，极大地促进了社会科学的发展，它们对于中医理论的研究也必将产生积极的推动作用。

第三个是从学术层面。中医应该以开放的心态，宽容的学术精神，在更多的领域、更多的层次、更长的时间、更多的个体和群体之中加以检验；全面、深刻、系统、定量地进行多学科、多视角地综合研究，积极深入基层进行调研，培养出一批在教学、宣讲及科学研究上具有高水平、跨门类的青年骨干和学术带头人。

这三个层面都应该考虑到，而且也能做得到。

我认为30年以来，中医和中国电影一样，太着重于商业化，忽视了理论批评与实践。文化艺术是上层建筑，当今的中国文学、电影界忽视了艺术，所以没有产生艺术创作大家。包括最近的影视作品，少了对社会主流价值观的正确引导，对人民进行低俗、愚昧文化地诱导，使中国的人文精神与文化品位日渐丧失，通过文化西化、政治西化毁灭国家民族之上的信仰，这些都是只有破坏没有建设。

还有一点，中医通俗化我是认可的，但是不能被娱乐化。娱乐化的后果就是跟我刚才谈到的电影是一样的，中医真是严肃的一件事情。

这是我个人观点。谢谢！

孙　飞：（东西部区域发展和改革研究院副院长，教授）

今天我觉得"中医哲学沙龙"开了一个很好的头。实际上把中医和哲学连成一体了，这个提法很好。中医要上升到哲学的高度，就要用哲学的方法论，来指导和发展中医体系，发展中医体系确确实实就是说，比如说标本兼治、阴阳平衡、与时俱进等等，这是符合哲学的发展规律的。

当前实际上，整个中医局面是良莠不齐，是鱼龙混杂的。在座的各位知名教授、学者、研究机构、实践单位，应该花大力气研究和推广，要尽快地梳理咱们中医的国家战略。专家、学者从更高层面，国家战略的层面发表一些论著、课题、研究报告，反映到政治局、反映到国务院。首先树立国家的战略，国学地位。中医实际上是一个国学，中医就是中国优秀的医学，要树立它的国家战略，国学的地位，还要树立一种强势的地位。中医目前还不够强势，现在要通过业内人士和业外人士共同推动中医强势地位。我看薄老师的演讲很好，他不排斥西医，这很好。我们中医有一种，中学为体，中西合璧，把传统中医理念与现代西医文明理念结合的特点，与时俱进、科学发展，这是非常重要的。

在这个时候，我们一方面要正本清源，把中国的中医体系建立得更好，同时与时俱进，与国际上先进的、文明的西医结合，形成更与时俱进、更国际化的中医理论体系。中医几千年的历史，但是现在包括很多官员、老总，对国学很热衷。我就觉得我们要把握当前《易经》热、国学热，包括国际上的《易经》热潮与中医紧密结合起来，深度地传承与发扬光大。比如说今天简单谈个中医，可能来的人不多。如果说今天讲《易经》，还算两卦，那些官员、老板都来。因为中医跟易经、易学是不分割的，中医很多哲学思想是来自于易学，易学是万学之首。很多中医的理念、思想，方法论都是来自于易学。无论中医也好，还是易学也好，我都是外行。但我很喜欢天人合一、阴阳平衡的理念，中医一些养生方法我也在用。谢谢！

于　今：我们可以针对中医的发展做一个专刊。比如说怎么应对国外对我们的冲击，我们应该是居安思危的。适当的时候，我们专门在决策智囊刊物《国家智库》弄几期。我觉得应该有四种倾向，一定要注意，因为我兼任中国少数民族文物常务副会长，我认为文物和中医是一样的。我刚才提到了一个，中医的价值的经济化；第二就是中医工作活动的产业化，可以产业化，但是注意它的活动产业化，这势必会给中医造成一些负面影响；第三个就是中医管理的市场化，因为这可能跟西医有一些借鉴；第四个中医产权的国际化，我们一定要注意保护我的知识产权，这一点我们一直是没有知识产权意识的。

张　南：中医现在是这样的，作为21世纪生命科学时代，就是物理学、计算机那些21世纪以前的，这个科学两大分支，一个是分析还原论地中海的基因科学，一个是中国整体动态平衡和自主再生的中医，这是两大科学分支。在这里面，中国人当然不能放弃我们的科学理念。这两个科学，我们现在所做的工作，自然科学不管他们，你们也是属于社会科学范畴。就是说在五年课题组做的工作，从中医典籍翻译等有关中医调研情况，向国家社科基金汇报，现在形成一个新兴的学科专业，有五大稳定的方向，医藏经整理、中医人文社会科学的规划，规划刚才讲了一个医藏；第二个中医基础理论的研究与现代科学的关系；第三就是中医第一产业和第二产业、第三产业的经济研究，第一产业采集种植，第二产业炮制加工，第三产业公共医疗卫生服务和药品的流通，很少有一个学科能把三个产业串起来；第四，刚才说的困境，困境就是我们百年，因为我们被帝国主义打败了，这是一个特殊的历史，我并不否定，"五四运动"以来我们要民族自救，到了建国60年以后，包括改革开放30年，中国经济取得的影响，也就是说反思对中医的遏制发展，就是出现对它的认识偏差，其实说白了，让基督教的教义解决佛教，这完全是扼杀，而不是促进，因此这里面有价值观地重新确定和理解，对法规和体制改革地重新建设；第五个，大国际战略，中医国际交流同时伴随着中医的国际博弈。中医药，特别是在药的方面，其实说国际十大药业集团，十年前就瓜分了中国药材市场。让你中国人放弃你这个思想理念，他来掌握主导权。在两年前我们李世明院长就提出这个事情，把中医作为国家生命安全战略的考虑。中宣部当时点到，如何催生新兴学科，让我们总结。这么一说，他让我们总结就确定了，下一步怎么做我们也正在思考，正在考虑这个事情。我们还是从学科专业考虑……

孙　飞：已经上升到国家战略了，看来就是政治局地批示了。

张　南：因为现在还有一个重大问题，食品安全大家都特别重视，我们就发现转基因、食品安全、中医药，三个问题，一是中西方地对抗，是一个文明地对抗；第二个反映全人类，你到底是回归原生态，还是不断地掠夺、掠取，征服对抗真是……

从20世纪以前的追求生产力的发展，到21世纪生命力质量提高，这很可能是这个世纪地转型。对中医药，我们的看法，以华夏为代表的原创学说体系，和地中海分析还原论的学说体系，两个学科各有的学说和体系，目的就是从此岸到彼岸的认识过程，本来可以互补，什么时候出现？我们也不知道什么时候出现，谁是谁非、谁先谁后。我们用原创体系这样会更清晰一些。

孙　飞：中国现在全球第二大经济体，中国在 2020 年左右超越美国成为全球第一大经济体之后，中国中医自然就会成为全球的标准。未来中医的标准，中国不但是倡导者也是实践者。中国的地位，在世界上正在提升，等中国经济总量超越美国那一天开始，如果人民币完全自由兑换，上海会成为全球第一金融中心。我们现在要做好一些理论实践和铺垫，未来中医一定是领导者、推广者……

张　南：不一定。我现在就说，我们现在在中医方面，15% 不到的份额。你是原创大国，我们改变能占 30%，理想主义能占 50%……

葛　亮：（中国社会科学研究院中医药国情调研组，研究员）

前一段时间开了一个全国哲学暑期学校，我们做了一个调查，针对全国所有学哲学的博士调查。其中有一条写的，你的哲学观点是什么？没有观点的人大概占 30%，有中国哲学的人太少了。这个会是在请了北大楼宇列、刘长林，这些中国哲学大师讲完课以后做的调查。他们对这个，现在我觉得中国哲学在这些人脑中存在的概率比较低。我刚才听了广东省中医院可以做到很好一点，患者先去看中医再去看西医，如果在广东做调查，他们对中国哲学或者中医哲学可能优于别的省。各位说说自己的哲学是什么？哲学它必须体现出来才叫哲学。我看病第一反应我先去哪个医院。我先去中医院，我认可中医，可以把脑中的哲学体系划到中医。如果有可能的话，到广东做一个调查，中国人脑中，中国哲学还存在多少。

杨志敏：我们现在回到临床这一块来，为什么医生对中医信心不足、水平上不去？第一，他们没有看到疗效，这是很重要的；第二，他在这个体系里面没有真正找到原点。所以我觉得中医真正要发展，教育，必须从教材上，从我们所学习的课程设计上，必须要改革。但是这个改革，首先要把中国文化，先从幼儿时候就开始培育这种整体、自然的观念，然后他才比较容易接受传统文化。而现在那些高考以后，进入中医学习门户的，突然间要他从现代的科学观念转而接受中医，所以他们接受起来非常困难，甚至持怀疑的态度，是一个痛苦的过程。所以中国为什么这几年，被西方国家思想所统领？完全因为我们放弃了自己的传统文化阵地，把原本的东西摒弃了，人家才可以占领。

张超中： 最近出了一件事，佛山中医院弄了一个"八卦"。结果说它迷信，他说我这不叫迷信，我这叫中医文化。我们搞易学的这一块，多少次他们想开什么培训班，只要是在报纸上一露面，迷信地指责马上铺天盖地。

赵中月： 回到现实生活中吧，我提供点来自最基层的新鲜的信息。

刚才张博士提出"享受中医"，这个提法源于当下的"享受生活"，挺值得玩味的。我觉得现在不懂中医，不懂中医的生活观、生命观就不能很好地享受生活。可以说，要想享受生活，首先要学会享受中医。

我们有几个同道人，这几年一直在做一个"中医民间行动"，大家自愿做的。在全国范围内发现和遴选出一批大医级的优秀民间中医。我们是从临床疗效、理论源流、本土化原创等几个方面衡量，能够确认他是民间的大医。他们有极好的医德口碑，极强的临床疗效，还有自己的思想体系。

在广东兴宁发现了一个民间中医，一见面就跟我说：你在29岁得了一个儿子，男孩。一下子就把我打倒。是不是简单的面相？不是。后面有一个严密的体系，简单说，时间、空间交叉，年、月、日、时，再加上当时出生，或者此时、此地周边环境因素……也就是说特定的时间、空间因素交叉在一起，给人体及其疾病准确定位。相当于全球卫星定位系统。然后在望诊上达到什么程度？不用说你什么病，看你的外表，就能知道大半情况。望诊的时候，看整个面部形态，各器官所对应着的五脏六腑内的状况，可谓一目了然，望而知之，谓之神啊。然后触诊，触你不同体位的局部温度，他把温度强调到至关重要的程度。他读的书，我们在北京的这些人好像大部分都没读过。主流读书界读的东西他是看不到的，他研究的一些东西很多都是失传的，中医那些最古老而隐秘的东西都得到了再现，而且他应用到临床当中，取得很好的疗效。

还有广东在化州这个地方，一位民间中医，我们称他"民间中医大侠"，他的癌症临床治愈率是相当高的。他提出了"癌症生长靠阴阳"、"癌症不宜补，宜解泻"、"三分治、七分养"等等一系列的观点和理论。核心是他的"天道"生命观，也就是说只要太阳运行规律不变，人类生命地发生、发展和运行规律也不会变。

还有一个湖南武冈县的中医师，老人，80多岁，自己能扛一麻袋玉米上6楼，他的理论把人的体重，赋予了一种决定论的定位，他提出了"脾太极"的理论，他对脾的重视和先天地位达到了极致。他有优婚、优孕、优生、优育等等一系列"优体"的观点，我们把它命名为"何氏体质优化论"，具有极强地应用性和理论价值。

给我的感觉，中国老祖宗这些精华东西真的是在民间，中医在民间，根子很深，隐藏得很深。我们处于不断发现的惊喜当中，随后将推出一系列出版物，届时请大家分享。其实把这些人的理论观点囊括到一起来看，没有什么太惊人的东西，其中的一致性，也恰恰是反证出我们的现代生活方式问题。这方面需要警醒的东西、需要反思的东西太多了。面对当下生命的种种谬误，真正能够返本开新的，还是回到中医哲学这一块，现在我把这些信息提供给社科院的张老师、杨院长等各位专家，希望引起大家关注。民间中医这一块，这个工作做得还远不够深入，这个宝藏是挖掘不完的。说中医是中国文化的元素或组成部分，有点太小瞧中医了，我认为中医应该是中国文化的杰出代表。

杨志敏：赵老师讲的事例很精彩。人家说与南方地域特点有关，很多中原文化传到南方之后，岭南之后，往往是保留下来了。所以很多时候，很多中原文化的东西在香港、在广州、在客家还保留得比较好，所以可能是由于岭南这个文脉，某个角度说它封闭落后了，但是某个角度说它保留了一块土壤，让它生存下来。什么时候赵老师再去的话，可以与我们联合起来做。

赵中月：这么一些中医人，我把他们作为一个中医文化现象来看，我希望在座各位专家，尤其人类学家们到那儿做调研，做深入细致地"田野调查"，里边会呈现出很多东西。

张超中：其实你们所做的就是文化人类学的"田野调查"。当然，它更适合文学化的表达，我觉得这是一部很好的文学作品。

赵中月：是的，我们也是在做着这样一种文学准备。

于　今：刚才赵老师，包括杨院长说的一点，就是调查研究，我们中医也缺少调查研究。我觉得倒是可以掀起中医调查研究的活动，要上升到政府、学术这个层面一起参与。你像最近新浪的民间打拐，后来就上升到公安部、妇联一起行动。我觉得赵老师在做一件非常有意义的事。

张超中：我跟你说一个信息，我们现在搞哲学，不是在研究所里面，我们是到养殖场里搞哲学，到猪场。邢老师知道，现在我们在调研食品安全的问题，现在食品安全，添加剂仅仅是冰山一角，不是根本，最根本的是养殖模式，养殖模式都是从西方来的，现代化、集约化、规模化，让鸡、猪快长，就出问题了。现在中兽医药这块潜力很大。如果这一块不保障，你们治疾病就不彻底，这是延伸啊。所以养殖业现在也提出"治未病"，而且也提出用中医药治未病的理念去创造一个新的养殖模式，叫"人畜合一"。

薄智云：其实我就觉得，如果要看我们中医的思想构架，它的系统，离开中医你看不到中国哲学的完整性。我觉得它是一个非常好的载体，现在我们用中医简单地进行一个描述，就是四个字，理、法、方（穴）药。其实它的理论构建，在我们《内经》里边就讲，"源于远古，验于来今"。就是把古代经验，经过当时地验证，这就是一种很好的哲学思想方法，构建了这么一个系统。这个系统延续了两千年，它最基本的一个知识链，就是中医基础理论这部分，其实它是很稳定的知识体系。它是指导过去疾病、现在疾病、未来疾病很好的思想方法。

赵中月：时间不早了，楼下准备了晚餐，大家可以边吃边谈。召集人让我给这次谈话做一个小结，我就勉为其难地"结"一下吧。本次沙龙没有集中在一个问题点做以深入探讨，话题也比较散，但信息量还是够的。通过交流，其实大家已经感觉到，尽管各自专业背景不同，站位视角也不一样，但在中医哲学这个问题上，大家都有共识，而无论做什么事情，取得共识是最重要的。下一次沙龙的话题我建议谈"中医生活观"。当下人们的生活方式和观念有问题，而中医的生活观对于校正生活方式、对于解决现代性给人们带来的诸多生存悖谬，有纠偏与勘误的独到价值。就像刚才我谈到广东民间中医的癌症的临床治愈率很高，有人问：为什么说是临床治愈率？因为病人出院时所有指标显示已经痊愈，但是一回到原有的生存状态与生活习惯当中，很快就复发，甚至死亡。对于这位董医生来说，在他的医院里，病人的治疗、生活方式他可以控制，但一回到病人原有的生活状态当中，谁也无法控制。或者说，很多现代病，尤其是癌症，其实就是当下这种悖谬的生活方式的必然结晶。因此我们希望，中医哲学不仅仅是指导临床，如果能够干预和作用于人们的当下生活，那么，功莫大焉。

谢谢各位！

（编者注：本文根据现场速录稿整理，原文5万字，根据需要有所删节调整，未经发言者审阅。）

"书稿读到一半的时候，我还感觉是在空谈。可慢慢读下去，我被作者的描写说服了，我被主人公的精神感染了，犹如重读徐迟的报告文学《哥德巴赫猜想》。由此说明，该书的写作是成功的。其成功在于阐述了一种理念：癌症是可治的，癌症病人相当多的是被医生吓死的，用中医的整体观念治疗癌症是疗效确实的。现在不是没有能治好癌病的医生和药物，而是没有纠正治癌错误理念的大师。该书正是在观念方面填补了有关空白。"

——资深编审 张年顺

中国民间中医抗癌纪实（一）

「长篇纪实文学选载」连载文

编著记：

广东化州中医执业医师董草原，历经 40 余年艰苦探寻和实践，创建了"阴阳力致癌－治癌理论"，并取得了卓著疗效。

董氏认为：一切生命，不管高级、低级，都是以物质为基础，以阴阳力、即冷热力为动力。冷热力越大，物质和生命发展变化的范围越大，速度越快。"阴阳者，天地之道也，万物之纲纪，变化之父母，生杀之本始……"，阴阳力就是冷热力，它像纲纪一样地牵引和限制着物质的变化和生命的发展变化。人体内的正常细胞，之所以会质变成癌细胞，就是人体内部整体或局部的阴阳生命力，亢进增大的结果……同样，董氏以其"治癌先治热"、"癌症不宜攻补、宜解泻"、"一剂治整体"、"药物治、环境治、精神治三管齐下"等重要观点和方法，以其发明的中草药系列治癌药物，给众多癌症患者带来了福音。

——《中国中医药报》曾将其理论名之为"董氏中医学原理"。

为考察董草原治癌真相，本书作者三次奔赴岭南地区，对董草原其人、其治癌思想、产生和发展历程、临床治疗方法、及其治愈的数十名代表性患者，进行了较为全面、深入而细致的现场考察，前后持续二年，写成此书。考察结果完全可以证明：董草原的治癌思想是系统的，其理论见解是独到的，是行之有效的，也是完全能够立得住的。发前人所未见，想前人想不到，或不敢想，是他花费了几十年心血得出的结晶。

尤其是他对癌症的研究，对于"致癌－治癌"的观点和方法，对于中国文化原型的深刻体认，对生命科学规律的艰苦探寻和创建，独辟蹊径，有理有根，具有很高的学术价值和应用价值，同时，更具有建立人类新生命观的启蒙价值。

本书采用现场纪实的写作方式，对董草原其人、其思想、其中医药治癌行为进行了客观书写，杜绝虚构，时间、地点、人物完全真实，就是现实——当下时里的真人、真事，堪称百分之百纪实，具有一定的艺术感染力和思想穿透力。是目前国内外惟一一部针对癌症产生、治疗、校勘生活方式谬误、对人类命运充满忧思和关怀的前瞻性文学作品。

之一： 寻访癌症病人康复群体

1

2008 年 11 月 26 日。我第 3 次奔赴岭南广东。

此行的目的只有一个，就是对董草原所治愈的各类癌症病人进行面对面地实地调查。

调查的依据之一，是我上次在他家翻阅的近千份癌症患者病例，从中抽样和遴选出的个案，根据不同癌症病种、不同地域和不同时间治愈的病人……我也没有事先给董草原打电话询问，估计他们都健在，去世的也要问明去世的原因。

事关治癌的重要性，我必须一头扎到底，去探明事实的真相。

2

傍晚时分，汽车驶进了位于广州东南方向的江门市。

董草原一直说江门这个地方人性好，不知道这个"人性好"是什么含义？但就因为这一点，江门去的癌症病人他都收治，而其他地方——或许他认为"人性不好"的地方去的病人，他就不一定收。这已经成为他收治癌症病人的一个选择标准了。

我对他的这种说法很感兴趣，很想看看这地方"人性好"是怎么个"好"法？

因此，他治愈的江门一带的患者就比较多，从资料上得知，当年出庭作证的陈全义和谭淑敏两人就在这座城市里。

　　汽车在江湾大酒店门前停下，一位身穿雪白夹克、30岁左右、身形轻捷的青年人，跳过马路栏杆迎上前来，迎接董草原下车，很亲热地挽着他的胳膊往里走。董草原的两个儿子也都亲热地叫他"义叔"，与他拥抱。这位"义叔"已经办完了入住手续，一行人径直上了五楼，进房间里坐下，董草原才指着这位青年人对我说："这个，就是你要找的陈全义。"

　　我没想到他这么年轻、洒脱，如此精干而富有朝气，与我想象中的癌症患者完全对不上号。雪白的夹克式羽绒服，红衬衫，耐克旅游鞋，透着一股子干净利落劲儿，尤其那双乌黑闪亮的目光，很有感染力，能把温情和善意直接传到你的心头。

　　我问他："今年30几了？"

　　他回问我："您看呢？"

　　我说："应该是三十五六的样子。"

　　他笑着说："这您可看走眼了，应该再加上10岁。"

　　未及详谈，董草原催促大家动身。下楼，又上车，陈全义驾驶自己的一辆越野车在前面带路，快速驶出江门市区。

　　我问董草原，还去什么地方？

　　他说："去中山市，你不要见那位在诊所举办婚礼的何永林吗？他做好了晚饭在等呢！"

　　又经过近一个小时的行程，暮色中可以看出驶入了中山市一个叫小榄镇的地方。大概又到了一个需要选择的路口，两辆车靠边停下来，陈全义在打电话。这时就见马路对面一个带着红色头盔的人在冲这边摆手、喊叫，示意汽车到前方掉头。回车之后，一辆红色摩托车就紧追上来，与车里的董草原挥了下手，就冲到前面带路去了。

　　夕阳映照着那个红色头盔，愈发红得闪亮耀眼。

　　不用说，这就是那位何永林了。

　　可是看他弓着身形、全神贯注、驾着摩托飞驶的身影和势头，你怎么能想到这曾经又是一位50多岁的癌症病人？

　　此时我意识到，我开始接触的这些人都是有"特殊背景"的人，我正在进入一个前所未有的，也是迄今世人所未知的一个特殊群体，这个群体由康复后的癌症患者构成。世人对他们是陌生的，也是从来未得到过描述的。

　　按以前的想法，我们能见到一个被彻底治愈的癌症患者就不容易了，而陈全义与何永林带给我的几个直觉动感画面，让我深切意识到，接下来的事情可能都在我的想象之外，也不是我的经验所能预料和把握的，要真实准确地记录这一切。

作为见证人，自己负有一个把事情说明白、记清楚的责任。

何永林住在中山市小榄镇拱桥巷。

小巷幽深，需要步行才能进去。昏暗的街灯渲染出一片老房子的鳞状黑色屋脊，挑起来的檐角在夜空下勾起对往事地回忆。何永林的家是一栋陈旧的砖混结构的四层楼，是上个世纪80年代建起来的，他应该属于最先富裕起来的那一批人。后来得了肝癌，经年不愈，妻子实在承受不住了就离他而去，带走了孩子，也带走了全部家产，包括当初他已经有的几个工厂。后来打官司才判回了这栋房子。

何永林说，当时他已经绝望了，妻子的离去又加重了他的病情。剩下的有限时光里，他就去庙里烧烧香、拜拜佛，以此度过最后这段生命光阴。此时他的生心已绝，样子比乞丐还要悲惨，他说这辈子没做过什么丧良心的事，怎么就落得这个下场？也许是老天可怜他，好心的梁燕玲女士，不忍见这个男人的惨状，就照顾他，让他振奋起来，勇敢面对疾病，并自己出钱送他到化州董草原诊所。当时董草原看他十分可怜，就减免了一些费用，为他医治，梁女士陪护照顾。一年后病好了，一对患难的有情人就在诊所举办了婚礼。

现在他有时为别人做一点五金模具的活计，政府每个月发给他400元的困难补助。

那位梁女士正在厨房里忙着做饭。好心的陈全义不忍给他们增添困难，就提出到外面饭店去吃。梁女士坚辞不受，说："董医生来了，吃好吃坏也要表一点心意。"

老何更是忙里忙外，我看到，他刚从摩托车后架上取下来一小块猪肉。

老何现在是个居士，每天焚香礼佛，还敲木鱼，诵般若波罗蜜多心经。大堂正中供着观音像，侧面墙壁上有一幅印制简单的塑料字画，细看，名字叫"寒山问拾得"。

寒山问："世间有人谤我、欺我、辱我、笑我、轻我、贱我、恶我、骗我，如何处之乎？"

拾得云："只要忍他、让他、避他、由他、耐他、敬他、不要理他，再过几年你且看他。"

……

空旷的四层楼房因为四壁徒然而显得十分简陋，裸露的水泥墙壁被香火熏染得愈显陈旧，没有空调等取暖设施，因此室内觉得十分寒伧。我为之感到悲凉，心想人生受到这两次重创，而老何为什么反倒如此乐观？是劫后重生的喜悦？是因为重新获得了爱情的力量所致？第一次情感危机与癌魔一起给了他毁灭性地打击，而第二次爱情又帮助他战胜癌魔，使他获得了今日清贫但却充实的生活？

人生在因果之间究竟做着怎样地轮回传递？

梁女士从厨房端菜出来，细心的老何忙赶上去，从妻子手中接过来。从梁女士亮晶晶的目光和漾开的笑容里边，我体会到这对患难夫妇两心相印的幸福感。

从见面开始，我就见老何没有片刻的停歇，53 岁的年龄，却是 30 多岁的轻捷身手，只见他轻飘飘的身体在眼前飘来飘去，一句话在厨房里正说着，身体却已经到大堂的桌面上了。桌面上摆满了大盘小碗，没有酒，大家围坐一起开始吃饭。

身为医师的董草原，对着终于消停下来的老何询问身体状况，之后照例给他开药方。

"菜都是自己产的，绝对绿色！"老何指点着菜蔬热情地说，希望我多吃点。见我有点迷惑的样子，老何又跳起来说："你来看呀！"

说完转身几大步就奔上了二楼。

我只好追随上去，才见到他的二楼、三楼、四楼上的阳台全都是绿盈盈的菜畦和苗圃，算起来也是一片不小的面积。"这是番薯，"老何逐个介绍说，"是抗狂犬病毒的最好药物，狂犬病人发病了，吃番薯就好；这是薄荷，是祛风的；这个，是芋头，你们北方也有的，多吃芋头苗，可以预防肠癌；还有这仙人掌，专治皮肤病，湿疹什么的都治，涂上一点汁液就好了；还有这生姜……"

我问他："你这也是久病成医了？"

老何很开心地笑了："我哪里懂，都是跟董医生那里偷艺学来的，一点点，也真是灵，用董医生那些方法，到现在我连感冒都不生。"

已经夜里 9 点，陈全义起身主张告辞。我注意到，他先是往我这里看了一眼——我连连打着哈欠，确实有些疲倦了。老何夫妇再三挽留，董草原也站起来，用方言叮嘱着什么，见他那严肃的神情，我就猜到肯定是叮嘱关于癌症康复者要注意的问题。老何夫妇连连点头应诺着。

握手时，我感觉到梁女士那只手虽然瘦小，但是结实、有力。

走出老屋密布的小巷，另一边，是一幢幢新建的小洋楼住宅，抬头看去，每个楼层都有凉台花园伸展出来，绿荫之下，皎洁的灯光里，有围坐的人在喝酒，或者打牌，间或有叮咚悦耳的钢琴声传出，洋溢着一种"中产阶级式"的尊贵气氛。我想，这种气氛中的人们，肯定不知道邻居老何的故事，也许更不知在富裕安逸的生活里，如何防范生命的隐患……

老何与董草原在街道那边走，肩傍着肩，迈着大步，像是一对亲兄弟。外人绝看不出这是一个医生和一个患者，以及两人间发生的生存与死亡的传奇故事。

我想起老何家大门口的那幅对联：精神爽利，得心应手。我能感受到，老何是把他康复之后的每一天都当成他最新的一天来过的。

走出巷口，我回过头来，记住老何的地址，中山市小榄镇拱桥巷 48 号。

3

11 月 29 日。

吃完早茶之后，我们驱车来到江门市老区洗布里 1 巷。进了一间低矮的门房，穿过堆满杂物的狭窄过道，出现一个遍布苔痕的狭小庭院。院子里错落放置着大大小小的水槽子、水池子，难得一见的阳光透过树荫斜射下来，可以看见池底幽深的藓草摇曳，成群的金鱼幼苗在霉绿色的水中怡然游动。

一位身材很高、微显驼背的老者应当是主人，正站在过道上与董草原交谈。

经介绍得知，老者是陈全义的堂叔。看上去 60 岁左右，实际年龄已经 72 岁了。1998 年得了肝癌，在江门市中心医院确诊之后就回到家里，没有钱医治，也不想活路了。

陈老先生说："当时就想啊，活着也没什么意思，反正大半辈子就这样委委屈屈过来了。"

我问："都有哪些委屈？"

陈老先生说："1956 年在南海舰队当兵，在海上过了 7 年时间，表现很出色，也没得到提拔，转业分配到邮电局爬电线杆子，做电话线路维护，到'文革'又被迫辞掉工职回家了。回来总得找个生计做，就养金鱼苗出去卖。那个年代做这种生意免不了要经常挨整。反正一直是委屈的，就这么得的肝癌。"

"后来怎样了呢？"

老人拍着陈全义的肩膀说："我有个好侄子，是他联系了董医生，又开车送我到化州去看病、拿药。那时去化州很远呀，300 多公里，土路又不好走，一去就是 5、6 个钟头，拿药回来吃了就有效，于是他又开车送我去，然后就是第 3 次去、第 4 次去，一年后又去中心医院检查，肿瘤没有了。"

"一共去了 5 次，钱都是他出的。"老人家指着陈全义，感叹着说，"没有他，没有董医生，我这条老命早就没了。当时想，没了就没了，可现在来看，还是活着好！小儿子在北京读完大学，已经调到杭州工作。没什么牵挂了，自己就安心侍候着这些小东西。"他指着池子里的鱼苗说："日子也挺安逸的！"

"现在身体怎么样呢？"我问他。

陈老先生看我掩着皮外套的衣襟，又扯扯我穿的毛衣，然后笑着弯腰下去撩起自己的裤脚，说："你看看我穿什么？"

原来他赤腿穿一条单裤，里面连条衬裤都没穿。

这么阴冷的天气，这么大的年龄，有些不可思议。这两天我就担心自己要感冒。他又拍拍自己的身子说："10年多了，不吃药，连感冒都没得过，你再看我这里。"他的手指在头上比划着："50多岁时头发全白了，癌病医好后，就开始变黑，现在黑了快一半了。"

我注意看他的头发，中间是白的，外围一圈是黑的，看样子完全可能全部变黑。

"这是什么道理？"我问董草原。

董草原呵呵两声，说："这没什么奇怪，只要把癌医好了，病人体内的机能就得到一次彻底地新陈代谢，会焕发出新的生机。他这个不算什么，还有表现更好的，你往下看就知道了。"

如此说来，被医好的癌症病人，就等于获得了新的生命？就等于重新再活一次？这可是一个人类迄今为止的新发现，也是一个具有重大价值的科研问题。

尽管董草原几句话轻描淡写地就过去了，我却强烈地感觉到，自己正在进入的这个世界，有许多陌生而又崭新的事物，在等待着我来发现、来记载。尽管董草原以及他的患者已经是见怪不怪、司空见惯了。

带着这个疑问，我们告别了陈老先生，因为还有其他患者在等着。

也许是因为陈老先生年事已高，或者他癌病已医好10年，身体状况良好？反正我看见董草原破例没有给他开药方。

走出洗布里巷口，回头看去，陈老先生还站在小巷的深处，在目送我们。

4

中午11点，我们来到一个名叫"雅卓"的不锈钢生产企业，五层大楼的主厂房，还有另一处若干个颇具规模的生产车间。陈全义领着我们到会客室里坐定，吩咐泡茶。这时，一位像车间主任的人走到陈全义身边，毕恭毕敬地称他为陈总，之后呈上一份文件，请他签字。

我才弄明白，原来陈全义就是这家企业的法人，是一个很大的老板。

此前，我竟然一点也没看出来。

他的企业生产成套的不锈钢西餐餐具，专门出口德国。我看到，这些做好的餐具品质精良，拿在手里很是光滑可人，手感非常舒适。

陈全义说："光靠手感好也不行，像这里。"他从旁边拿起一个不锈钢勺，指出勺柄上一个细微的小米粒大的亮光稍显模糊处，说："这就是不合格产品，不能出厂，必须要返工重做，重新抛光。这一批就是5万件，属于很严重的质量事故。"

我问他："你这种严格的品质意识是怎么得来的？"

他说："从小就有了。小时候拿那种铁皮带网眼的暖水瓶，被上边的铁刺刮破过手指，因此那时就不明白，既然这暖水瓶是给人用的，为什么做这么粗糙？难道工人老大哥的手都没有感觉吗？"

"从暖水瓶到这些精美的不锈钢餐具，你完成了一个很完美地品格提升。"我夸赞他说。

陈全义听完我的话，笑了一下，便不再讲话了。这时，门口进来一个30多岁的精明男人，壮实、豪爽，眼睛不大但很有精神，一看见董草原，几大步跨过去，拉住双手热烈地摇动不停，说了一连串我听不懂的粤语……一看便知，这是生意场上的人，也是各方面都放得开的人，肯定也是一位被董草原医好的癌症病人。

这位叶先生是刚从珠海驱车赶来同我们会面的，还带着他年轻、文静的漂亮妻子。为了再一次检测我的眼力，我判断他应该是三十五六岁，不料他回答是40大多、快到50岁了。我的常规经验又一次失灵，引得他们一阵开心地大笑。

已经到了午饭时间，陈全义招呼大家上车，来到一个有亭榭假山、回廊曲折的大酒店，包间里，已经有一些人在等了。其中，一位保养良好的中年女性拉住董草原的手说："又见到救命恩人了！"然后就摘下眼镜，用纸巾擦拭泪水。

又一位身材微胖，30岁左右的女性也在拉着董草原的手，口中叫着好像是"老爸、老爸"的声音。

一旁的陈全义跟我说："这位就是谭淑敏，她一直想拜董医生为干爸。"

一帮子人围着董草原说个不停、笑个不停，说些什么我又听不懂，索性我就坐到一旁去吸烟，当个旁观者。听董小峰翻译的大意是，她们在争相倾诉着自己现在的状态，总体情况都很好。我忽然有种感觉，觉得像是一群孩子找到了家长、找到了主心骨。董草原被围在当中，显得十分开心。而且我也看出，只要和患者在一起，董草原就会有一种非常良好的自我感觉，目光炯炯闪亮，满脸的皱纹也放开了，表情、声调、动作都透出一种"人物感"，语言也变得机智、幽默、滔滔不绝，惹得众人一阵阵笑声不断。

整个午餐变成了癌症康复者与医生欢聚的"喜乐会"。

我一直被"冷落"在一旁。

不是他们有意冷落，是我根本就插不上嘴，我也不想破坏她（他）们像一大家子亲人团聚般的那种欢乐气氛。后来我发现，只要我一插话时，气氛就马上冷落下来，场面变得有些静穆。不是说我有什么震慑力，而是他们当中有听不懂普通话的人，而且要回答我的话，他们还要经历一个思维转换、语义翻译的"艰难"过程，找不到相应词汇的句子就"卡壳"，还要求助，等别人帮忙翻译，这一系列过程实在是有些繁琐，显得很别扭。

但是我必须要提出我关心的问题。

5

首先我针对谭淑敏，令我仍然好奇的是，她已经奔 50 岁的人了，可看起来只有 30 多岁。

"提得对，对，她是最具有标本性的！"董草原拍拍她的肩膀，赞许说。

谭淑敏则反对道："什么是标本性啊？我成了植物人啦？"

众人笑着说："不是标本，是标志性、代表性。"

谭淑敏转过头来问我："怎么看出来我不像 40 多岁的人？"

我说："你的气色，还有你的头发非常茂盛，是 20 多岁的人才有的！"

她捋了一下满头黑发，说："可是你想象不到，8 年前，我的头是光秃秃的，做放化疗全部掉光了，变成了鬼一样可怕的人。"

我确实想象不到她当初没有头发时是什么模样。

（以下是谭淑敏的个人叙述。根据记录稍加整理）

我是 1999 年 9 月份检查出卵巢癌的，又到广州大医院做进一步的确诊。之后也没别的办法，只能做化疗，化疗两次之后并没有控制住，一检查已经转移到肝上面去了，很大的一个肿瘤，而且出现了腹水。一开始的时候腹水还不算多，可化疗之后不知加了什么东西到里边，眼看腹水一天天增多，肚子一天比一天大，像个孕妇，就是孩子在里面长得也没那么快呀！没办法就同意医生抽腹水，结果越抽越多，头发也大把大把地往下掉，万般无奈，就只能听医院的采用常规做法：动手术。

手术时，肚子一杀开，腹水就大量涌出来，我当时全身麻醉，什么知觉都没有，也没有任何记忆。但是后来听医生说，腹水一出来，腹水的成分与血液是一样的，因此就等于大量血液流失，血压就急速下降到零，心电图上也没有曲线了，人已经死过去了。这下把医生们急坏了，赶紧采用电击急救，就像电视上演的那样，用东西扣住心脏部位，通电击打，"崩"地一下，"崩"地再一下，就这样击打了十几分钟之后，硬是给"崩"过来了，后脑给"崩"出一个鸡蛋大的泡。

（谭淑敏说到此时并没有笑，情绪反倒有些激烈。）

就这样，手术之后，肿瘤还是没有切掉，它长在肝区大动脉上边，切掉很容易引起大出血，所以白挨了一刀。

这还不算，手术后一个星期再检查，在肝和肾之间又出现一个6厘米大的肿瘤。医院也没有别的办法，只能继续做化疗，用的都是进口药水，就这样，手术后我又做了4次化疗。那种折磨就不说了，头发已经掉光，人是有了上气没有下气……我快要疯掉了，也知道自己的命快要到头了。

这时，医院建议做介入疗法，就是在肝的附近开一个洞，加上一个人造的泵，把药物输入到肝里面。那种药都是磷酸钾之类的药物，是有剧毒的，平常打点滴针头在手背上都不能碰，动一点药水出来，沾到哪里皮肤就要腐烂。介入疗法就是把这种剧毒药水用人力输入到癌血管里，把血管堵死，让它腐烂，杀死癌细胞。

于是我问医生："药水是经过肝再到下边的肿瘤吗？"

医生回答说，是这样。

"这样岂不是同时把正常细胞杀死？肝也要死掉的？"

医生点点头，表示无奈。

我决定不治了，要求出院。办完出院手续时，院方说，是你自己要走的，后果你自己负责。临别的时候，医生也看我可怜，就伸出两个手指，示意我最多还能活两个月，让家里人好好照顾我。

说到这里，谭淑敏的眼睛里有泪光在闪动，神情戚然。

停一会儿，她又说："可怜我们家里人呀！就这样在广州与江门之间跑了半年多，花了十几万元钱，快要倾家荡产了，可还是保不住我这条命。"

我问："怎么就花了这么多钱？"

谭淑敏说："你不知道，打进去一针管进口药水就是 2 万元，还不包括其他。住一天院，费用最少是两千元以上，一个手术加一次化疗又是 4 万多块，我是做了 6 次化疗的。每一次去广州前都要准备几万元，我老公简直要怕死了，可还是想方设法去筹措，因为没钱就救不了命。有一次到医院时差了不到一千元钱，说没想到需要这么多，回去现取也来不及——但医院就是拒绝不收。没办法，我老公只能连夜再赶回去，求亲告友，四处挪借……"

我问："后来，怎么找到董医生的？"

谭淑敏："认识了陈全义，他介绍去的。"

她用手指着陈全义说："江门有很多癌症病人，都是他介绍去董医生那里医好的。他积了大功德呀！"

陈全义坐在一旁，只是静静地听，脸上没有任何反应。显然这个过程他都清楚。

我问："到董医生那里治疗效果怎样？"

话一出口，我就认为自己这话问得很没有水平。果然，她又捋了捋头发，调侃我说："你近视眼呀，效果不是在这里摆着嘛？我今天能坐到这里来，就是最好的效果。"

谭淑敏继续说："真的很神，到化州吃了一副药就好转，2000 年 6 月 2 日住进去，到 8 月 20 号就康复出院。到现在 8 年多了，再没吃过药，没看过病，反倒觉得更有活力，更有光彩了。"

我问："包括头发都长出来啦？"

谭淑敏："不光是长出来了，比病前更黑、更密实，我还发现董医生的药排毒啊！我现在的皮肤，比正常人都要光滑。"

谭淑敏边说边抚摸着自己的手臂。当然是否比正常人光滑，我也不可能去验证。于是就转移话题问："去董医生那里住院治疗，全过程花了多少钱？"

谭淑敏说："总共不到 2 万元。"

6

此时我注意到，董草原的神情非常专注，可能谭淑敏所说的这些细节和感受让他也有所触动。听完了，他就侧过身来对谭淑敏说："我们照张相！"

我听完翻译之后，就举起照相机开始调焦。镜头里我看到，谭淑敏向后仰起头，像女儿依靠父亲一样将头靠在董草原的身上。而另一侧，一直默不做声的另外那位患者——黄女士（她本人姓李，丈夫姓黄，为后边的叙述方便，就以黄女士称呼她。40多岁的年龄，举止端庄，有很好的修养），也将身体靠过来，右手搭上董草原的左肩膀——显然，她希望能这样与董草原合个影。

坐在中间的董草原却显得有些不太自在，肯定是两位女性带有亲昵的举动令他一时有些"找不到自己"，不过随即他就挺直了腰板，调整了一下坐姿，目光灼灼地直视镜头，显出一副很自豪的神情来。

我还注意到，拍摄这个画面的同时，其他人也都往这边移动，都有想与董草原合影的意思。但时间紧张，我的注意力已转移到那位黄女士身上，一问，她的实际年龄已经快60岁了，一点都看不出。我急于听她的故事，就收起相机。

大家看罢，也就各回座位。

坐在黄女士身边的那位小伙子对我说："我妈妈说不好普通话，还是我替她说吧。"停了停，他又补充说，"我陪妈妈在化州住院的，情况我都清楚。"

小伙子举止干练，一口标准的普通话说得很得体、很有分寸感，情绪适中，透着成熟。身边是他温柔的妻子，怀里抱着一个白胖可爱的小男孩。

小黄先生："可能距现在时间最近的就是我母亲了，去年——2007年7月20号在北街医院检查出肺癌。查了几家大医院，看片子，确诊是肺癌第四期，晚期，最多还能活3个月。确诊之后，就在江门中心医院住院治疗，做化疗，化疗一个疗程是3针，打完第一针就开始掉头发，一个疗程做完，头发已经掉去了一大半。医生后来也说不用治了，让回家去，吃点好吃的，让我领着出去旅旅游，言外之意也就只能这样了。我们全家都接受不了这个现实。因为我母亲这一生太辛劳、太辛苦了，现在刚过上好日子，还没来得及享几天福，就要面临这样一个结局？

我们都不甘心。这时就听说了谭淑敏的事，就想法找到她。谭淑敏问了一下病情，也没说太多，把自己的生意放下，领着我们就去了化州。"

我插话："当时你们相信董医生能治愈癌症吗？"

小黄先生："说实话，也是半信半疑。信的是谭淑敏本人就是一个活生生的例子，疑的是这么一个世界性的生命难题，一个民间中医就能给攻克了？但即使治不好，用中医药疗法也不会使母亲太痛苦，我当时就是不想让我母亲太痛苦了。

到那里住下来，我和爸爸一起去照顾的。我后来也体会出，得这种病，亲人的照顾是非常重要，也是非常必要的。到了那里，头几天还是掉头发，我每天早上扫地，都要扫起一些头发。可是一个半月之后，有一天，我们惊奇地发现，我母亲的头顶部有新的头发长出来了，是黑色的！然后每天看我母亲的头发一点点地长出来，我们真是太高兴了。"

他指着黄女士的头发说："你看，上部的黑发全是新长出来的，下面还有一圈白发，是当初没掉光的。母亲以前是要染头发的，现在不用染了，大部分都是黑发。"

我说："现在看上去也就 40 多岁，不到 50 岁。"

黄女士不太好意思地笑了，理了一下头发对我说："去掉了癌肿块不容易，病后的保持更重要，我这一年完全是按董医生的话去做的，生活完全规律化，所以状态比较好。"

黄女士说话时中气很足。她尤其在意自己的头发，隔一会就要用手整理一下。

小黄先生："其实董医生医好了很多人，他的出院治愈率是很高的，但是很多病人不注意，以为出院就是好了，也忘掉了董医生的话，所以也有很多负面的例子。彻底战胜癌症真不是那么容易的，自己必须时时注意，3 年是，5 年也是，必须坚持。"

我说："就是说要改变自己以前的生活习惯和状态。"

小黄先生："必须要改变的。在化州住院时，我经常与病友们交流，探讨癌症的生活方式，给他们讲如何照顾病人。我年轻，也比较勤快，经常帮大家买菜什么的，所以感觉很融洽——"

黄女士说："大家都管他叫'楼长'呢。"

小黄先生："我和几位病友达成了共识，就是如何善待我们的日常生活，大家都自觉地养成一个好习惯，在作息、饮食及心情方面，如何尊重自然规律。结果呢，这几位病人出院后到现在都恢复得很好，我们经常通电话，他们都在坚持着那些好的做法、好的习惯……"

我问："先不说别人，你自己现在还坚持吗？"

小黄先生："不好意思，我坚持得很不好。在医院里可以每天 10 点睡觉，跟着那里的生活规律走，感觉精神很饱满，非常有热情，也瘦下去十几斤，比什么减肥方法都好使。结果一回到城市生活，还要做生意，就又胖起来了，体虚，精神也不足——都生活在这个潮流里，个人也是没办法的事。现在我很留恋董医生那里的状态。可是没办法！"

小黄先生感叹着，结束了自己的发言。

此时我注意到，在整个午宴期间，几位患者对满桌子的美味佳肴基本不动一箸，顶多尝上一两口就放下了。小黄很细致地将一只虾剥好，递给妻子怀里的胖儿子，儿子吃好还要时，他再也不给了。儿子伸手、啼哭，他也不给，示意妻子带他到外面回廊里去玩。

谭淑敏在与那位从珠海赶来的叶先生很热烈地谈着什么，我问董小峰后才知道，那位叶先生喜欢喝白水，谭就给他讲解如何煲粥，让他平时习惯多喝米汤，因为米汤是暖胃的。

我以为叶先生是那种很"生猛"的男人，但他只是拣蔬菜吃。而不是患者的另外几位则生冷不忌，专拣那些鲜肥之物在大块朵颐。

两种截然不同地生活选择，以后肯定将是两种不同的人生走向。

7

我问珠海那位叶先生："你是怎么知道董医生能治癌的？"

叶先生说："我是 2006 年 6 月发现患了肝癌，在我们珠海医院确诊之后，就到广州中山医院治疗，采用当时说是最科学的'介入法'化疗，就是一条管子插进去输入药物。这个介入疗法做一次就是 3 万多元，十多天后就出院了。过了一个月后再检查，又发现了一个肿瘤，于是又去中山医院做第二次介入化疗。这两次介入就花了 9 万多块钱，结果是更加严重。第三次去的时候，一些专家教授们对我进行会诊，研究出一个手术方案，就是把肿瘤切掉。

我当时表示不同意。因为切肿瘤同时也要把肝切除一部分，切 6 厘米大的肿瘤就要切掉 15 厘米大的肝脏。我看其他病人手术后，护士是端着整个的很大的一块肝脏出来的。这么大一块肝都切了，肿瘤到哪里就切到哪里，实在令人太恐惧了。而且切完之后，肝癌的复发率是 90%，再化疗也过不了复发这一关，一复发就没命了。所以我就没做手术。

然后，医生又建议我做放射疗法。我在医院里看到太多被放射疗法折磨的患者了，人不人鬼不鬼的，生不如死，而且费用又很昂贵。于是，我收拾起东西就走了，不医了，再医下去也是浪费钱，死了就死了吧，不能给家里人留下太重的负担了。

这时我已经彻底丧失了信心，回家就等死吧，过一天算一天。"

我问他的夫人林小姐："当时你是怎么想的？"

这位林小姐长得很像某电影演员，可是一说话就脸红，她说："当时我还没有完全失去信心，我始终不愿意相信，这么健康的一个大男人突然就走到人生绝路，说死就死了？我不相信，也劝他要有信心，继续医治。"

我问："是花钱太多，家里承受不起了？"

林小姐："也还承受得了。但他坚决不同意了，他就是说没必要再花钱了，留给家里过日子吧！

就这样在家里等着，过今天的时候不敢想明天。"

叶先生："也是该着我不死。有一天朋友给我打电话，说他看电视上介绍一位姓董的老中医能治癌症，也是广东的，具体在什么地方他没记住，建议我们去找。于是我们开始找，各处去打听，找了一个多月，终于找到了江门的陈总（陈全义）。"

我问："又是陈先生介绍过去的？这是什么时间的事？"

叶先生："2006 年 10 月份了，我们来到化州董医生的诊所。没想到，一见面董医生什么都不说，先给了我一个小本子，上面写着很多的规定，不许冲凉，不许吹风，不许吃荤菜等等，而且住进去就不许出来，连房间也不许出。只有答应这几条，才能收我住院。"

我问："有些接受不了这些'规矩'？"

叶先生："绝对接受不了。我原来是喝大酒、吃大肉、敢吃敢玩。我们的人生信条就是干时拼命地干，玩时拼命地玩，每天不玩到天亮不回家。老婆对我极其不满，但这种生活习性也改变不了，生意场上的人都是这样'打拼'呀！去化州住院，我还想白天住院治疗，晚上还可以开车出去消遣呢。没想到，一见面就来了个'三不主义'，把我以前的生活习惯一下子给连根儿掐住。

——没了这些，生活还有什么意思？记得当时我在董医生诊所门外坐了几个小时，犹疑不定，心想你中医就中医呗，干嘛弄这么多'规矩'控制人呀！所以当时我决定走，不在这里医了。可是我母亲哭了，不让我走。

就这样留下来。没想到第二天腹水就开始消，3 个月后出院检查，肿瘤没了，肝硬化也消了。"

我问他："你现在已经理解这些'规矩'了吧？"

"现在？"他回头看了一眼漂亮的妻子，笑着说："不光是理解，是照单全收，全盘照办。"停了一会儿，他又很真挚地对我说，"现在您能看得出，我的生活很幸福、很正常。其实我以前的那种生活是不正常的，可我却觉得那是正常的生活。可惜的是，还有许多人像我当初一样，对那种生活不警觉，得了病就晚了。不是谁都能遇到像董医生这样的人。

我是幸运的，我这条命是董医生给捡回来的。我现在更认识到，健康生活才是最重要的，而且现在做什么事情想法都跟以前不同，事前都要想好，对自己、对别人是不是有益的？有益的做，无益的绝不做，给多少钱都不做。"

林小姐说："现在他真是变了。董医生治好了他的病，也给了他一个新生活，所以我说董医生是积了大功德的，救活了一个癌症病人，其实是救活了一个家庭。"

我们是农历八月十五出的院，每年的这一天，我们都开车去化州看董医生，也不光是感恩，是希望他身体健康，能多救活几个癌症病人。"

林小姐还补充说："当时与隔壁的孙先生（就是我昨天在广州采访的交通厅的那位工程师孙先生）一起做了个'病友录'，大家一直保持联系。"

8

这次病友聚会竟然就这样交谈了 4 个多小时。

当然最紧张、最感劳累的是我了，手不停地记录，不停地提问题，脑子还要跟踪思考，直到后来连手中的笔都捏不住了。于是我提议：大家都到一起来，照一张相，合影留念。

有人搬了椅子过来，董草原正襟危坐，像个得胜的将军似的端坐正中，其他人都自觉地簇拥着，站在他的两旁。

此时我想到，这张照片是不同寻常的。这是我第一次进入，也是世间少有的一个癌症康复患者的群体。这个经过生离死别、危难重生的群体里边，有深刻的悲情之后所形成的挚爱的气氛，以及更端正的生活态度。这些，都深深感染了我。尤其他们在患难之后形成的那种道德共识令我赞叹。我要求加入进去合影以资纪念。等返身给他们再拍照时，我看到，别人着意提示过我的，这两天一直回避照相机镜头的陈全义，也悄悄地加入进来，站在最边缘。

我还看到，病友们都是他召集来的。这两天的费用，包括这顿价值不菲的午餐费都是他悄悄支付的。

分手时，一直没有说话的黄老先生拉着我的手说："您辛苦了！大老远地来关心我们这些患者——您更应该好好地采访董医生，他为了患者也是受了太多的委屈，我们都非常理解他，都从心里敬重他。现在江门这里他治好的就有几十个。大家经常见面聚会，交流病情，相互关爱，所以心情好，身体恢复得也好。"

我看到，席间，董草原照例逐个地询问患者，又开了几个药方。只要给患者看病时，董草原的神情一下子会变得十分庄重、严谨，甚至有几分严峻，目光炯炯地看着患者，一改他平时散漫、傲慢的样子。

他分外严肃的神情，更让我感觉到"癌症"的可怕及凶险。作为治癌医生的他，都不敢有半点掉以轻心，他在时刻面对凶险，我们哪里知道其中的分量！

而且，即使开出满意的药方时，也不见董草原怎么放松，只是点点头，好像自我嘉许了一下，然后依然皱着眉头，陷入沉思，之后，又摇摇头，自我解嘲似地"嗨"了一声，恢复常态。

此时，我隐约感觉到，他看的已经不单纯是病，不单纯是人，而是透过"病"和"人"这个载体，看到了后面左右着这个人生存方式和行为的观念痼疾，那个凶恶的"癌"，应该就是这一观念痼疾的同步结晶体，又反过来提醒人们已经步入的生命误区。可惜大多数人并不因此警醒，而唯有这些已经醒悟了的癌症康复者们，才能够理解他、爱戴他，并能唤起他的内心激情。

也可以说，唯有这些康复患者们才是他的知音。

我认识到，他对抗的是一个已经"病"了的社会观念体系。同时我也意识到，对于他来说，攻克癌症容易，但想攻克这一"观念"堡垒，已非他力所能及。

（未完待续）

参考文本：

台湾有鹿文化出版公司《发现治癌大药—中医攻克癌症实证》

上海人民出版社《中外书摘》杂志"直击民间中医药抗癌患者"

注：本文摘选自赵中月、田原所著《发现大药：中国民间中医药抗癌现场纪实》一书

温暖女人的「性命真经」

——《子宫好女人才好》一书编读往来

刊于《中国妇女》杂志 2011 年 12 月期的书评

养好子宫，养好自己

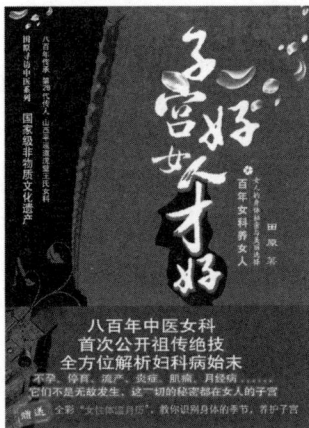

高速运转的现代生活让女性殚精竭虑，在同男人一样拼搏的同时，也在消耗比男人更大的心力。当各种女性疾病如影随形，才想起抱怨和伤心都已是徒劳。

田原追踪采访有着八百多年历史的晋中医学世家——山西平遥道虎壁中医女科名医王氏家族，写出了贴心养护女性的《子宫好女人才好》（中国医药科技出版社）。王氏祖上与明末清初中医女科大家傅青主交好，后代得其真传，博观约取，医技精进，专治各种妇女疾病。重要的是，他们提醒女性："现在最大的问题，不是这个社会不关心女人，而是女人根本不知道关心自己！"

"女人所有的美丽都深藏在子宫里。"子宫反馈给我们多方面信息，面色不好、生斑长痘、脾气暴躁、经期不准等等都不是无由的。在它们背后，可能是脾、肾、肝这个铁三角出了问题，也可能是长期饮食习惯不良导致，更可能会被假症状蒙蔽。比如不可随便为功能性子宫出血去止血，孕妇呕吐更利于保胎，子宫更害怕不当流产，炎症不是一味消炎就对症……太多的问题需要女性去正视。书中还有众多中医方法、方剂供参考，无异于一本让天下女人了解如何爱护自己的养护保健宝典。

1. 关于《子宫好女人才好》——编辑手记

2011 年底，一个寻常午间，一位女士辗转来电，自报家门：汪凌，《中国妇女》杂志"悦读"栏目编辑；请《子宫好女人才好》责编速递一本样书，书评急用。无需书评费用。

彼时《子宫好女人才好》已问世半年，编辑部全体同仁，都珍之为"女人的红宝书"，寄予了很深的感情和期许——此书如遇明眼人，足以掀起一场现代女性的身体革命——之前两年，作者田原多次踏访山西平遥、介休两地，道虎壁王氏女科，一个以"家族团队"名闻晋中 800 多年的中医世家，带回长篇对话和寻访手记，反复追问女性之根，厘清坊间纷繁的养生经，提出了爆炸性的观点：有个好子宫，才能做一个好女人！这是对阴阳现状的一次拨乱反正，对生命家园的一次彻底回归。

而早在 2010 年底的沙龙首期，我们已对子宫的话题做了先驱报道。大书又积淀半年才出版，在养生读品的外衣下，是温暖的女人性命真经。等待明眼人，又过半年——此间有不少读者来电来函，然而全是要奔山西瞧病去的。

汪凌，是第一个来接通感应的明眼人。也许是同为女性、同为编辑，她看得到作者字里行间的心念；更为可喜的是，她是一个有着"妇女组织"背景的人（《中国妇女》杂志由中华全国妇女联合会主管，是最具权威性的国家级女性刊物之一），这本书能得到肯定和推荐，应渠而行，让更多女同胞知晓"姑娘道"，重拾生命真相，抚平社会之恙，多好！

当即递去样书。很快，汪凌返回了杂志的书样。书评在编辑部迅速传阅，可说有些失望：书评家并没有读懂我们——这是篇仅见养生方法的书评，未解我们在书中寄放的那一片心。然书评不是汪凌自己写的，她看到的也不止这些。但不便多说了。

再出新书，有不错的，也给她寄去两次，不是为了图书推广，更多出于回报她当初对《子宫好女人才好》一书之珍重的感谢。平日里，她也偶尔问几个关于中医的问题，一来二去，随和了，话匣子也打开了。无意间留意到，两年了，她的 QQ 签名一直未变：春有百花秋有果，夏有凉风冬有雪，若无闲事挂心头，便是人间好时节。这首小禅诗，流露着对"平常"的体知和珍惜。后来听她说起，闲暇时在家自学《黄帝内经》，选了张志聪版本的，整整读了一年，还有《本草纲目》，与此同时，坚持了近一年的打坐，有很多欣喜的体验。

2012 年 8 月 10 日的午后，她的 QQ 头像闪烁起来：

"对你们的书还是感触深，写了篇书评，在《北京青年报》发了。请指正。有些话说的坦率，请别见怪，如果能帮到你们，我最高兴。有冒犯处请谅哦，我的发心也是好的。总是希望你们的书能有更多读者。你们的发心能让更多人看到。真的。其实这两本书（指《子宫好女人才好》和《脸上的真相》）已经看完很久了，但一直在心里搁着。

我做过记者，知道田原在寻访其中的辛苦。她有时因为太投入，就难以跳开一步旁观。而旁观，是很重要的。那些情调情怀，书里已经很充实了，我觉得是养育这样一位中医的地域环境，这些细致的东西，比较缺乏。

我因为喜欢看田野调查一类的书，比如最近三联出了美国人何伟两本书，寻路中国，江村。很有意思。他就写一个地方，但是这个小地方的人、物、风俗……都非常清晰，你知道，哦，这样的环境才能养出这样的人。就是一方水土养一方人的意思。"

心头的滞涩"哗"一下开了，汪凌之所以能读懂我们，并不在于她来自全国妇联的工作身份，更多来自于她个人的心中朝仰——田野调查、人类学、传统之道——而这些，可说是我们沙龙采编组的必修领域，对于中医在文化、社会学和人类学等更多层面上的思考，对于"本土化生活"的倡导，对于人类生态危机和困局的忧思，一直潜藏在沙龙里，追问、解答。

马上，给她推荐了我们的《中医人沙龙》系列读本。

这一年来，《中医人沙龙》走得更远，触通更多领域，很多幕后的故事也走到了台前。沙龙的行走初衷和发心，表露无遗，相信会有更多读者看到。本期特刊汪凌的这篇书评，共勉前行，也期待着，更多朋友的批评和建议。

2013 年 1 月 12 日

2. 书评：在"本乡本土"读中医

◎汪凌（《北京青年报》2012 年 8 月 10 日期）

几年来，对中医和中医文化的兴趣一直不减，拉杂读了不少。我手边有三个版本的《黄帝内经》，以我爱好者的身份，还是觉得清人张志聪校注本好。张是清代名医，他的注释除了释意，还有医家的心得和引申，那时古文化还没断流，离原旨也更贴近些，很适合有点古文修养的人读。我放在枕边，每天读几页，懵懂看了半年，也才过半。此外是中医行内人写的科普读物，倒是"哗哗"几天就能读完。过眼不少中医科普书，多如云烟，印象深的，除了中里巴人的《求医不如求己》，曲黎敏最初一两本书也颇新颖。

偶然发现田原，是她写的《子宫好女人才好》，书名很直白，封面设计也大众，读过后我便推荐给几乎所有女友。书中对女性生理和心理知识的实用性、科普性，大概从建国后，无论学校教育还是家庭教育，女性在自幼而壮的成长过程中"自觉"或"有意识"地认识与呵护自我，都少有涉及，这其中有教育体系的欠缺，也有主流意识形态对女性忽视其性别的提倡。尤其是，书以山西王氏女科为传主，串联起了传统中医女科对本土女性生命过程的认识与养护。这是此书最可贵的地方。

中医对女性有一套完整的生命养护体系，是基于本土文化、哲学、人种、风俗、地域、环境、气候、饮食、起居等，针对特定族群，历经千年探索、传承，而行之有效的医疗体系。只是进入 19 世纪后，由于中医针对的是个体，在现代社会族群越来越庞大的趋势下，败给面向群体的西医、并渐渐偏于一隅、甚至一段时间有式微之危机，也是很自然的事。然而，一个族群的生理结构、生活习俗等，与其所生长的自然环境有极密切的关系，这无法改变，也是现代社会女性以中国人的体质，习西方人的生活方式，出现种种身心不调疾病的原因所在。《子宫好女人才好》的立意，便是敦促女人了解自己生活在"本乡本土"的重要，才不至于在"拿来主义"盛行之际，遭受现代病的折磨，并保障整个族群健康地繁衍。

我非常认同田原的理念，因此读了她一两本书后，立刻在卓越买了她几乎所有编和写的书，并激赏她的发心可贵。但到后来，阅读起来就有些踌躇了。比如前一阵佳宝送我一本新书——《脸上的真相》，依然是田原访谈民间大医的文本，可是阅读过程却不顺利，后来就有些意识到为什么不顺利了。

田原的资源丰厚，所访谈的都是各地名医，以中国的幅员辽阔，东西南北地域差异巨大，实际上从已出版的书中，已能看出各地名医鲜明的地域特色。但田原没有在这方面多用力，而是依然因循旧有惯例，彷佛在写作中潜意识里面对着医界同行，写案例，开药方，说医理，操作层面的内容多于文化风俗层面的内容……在这样的阅读情境中，读者是越来越焦虑：先是不自觉地对号入座，身体这里那里都有问题；接下来便是苦恼，名医太遥远了，没法去求诊。那些个医案，在读者也是云里雾里。比如我，以我初步的中医知识，知道每个人体质不同，对症所下的药也各有区别，如果要答疑解惑、甚至处理一般的病症，书里的药方对我也没什么意义。而另一方面，中土文化、地理风俗等对医家的影响，书中并不多，让我有隔靴搔痒之感。结果是，我两方面都不得要领，难以深入，就这样，《脸上的真相》放了一段时间，再拿起来，也是为了完成一个阅读。

从我个人而言，我当然希望看到从"医学社会学"的角度——如果有这个概念的话，从民间大医生活于其中的各地自然环境、风俗、饮食、起居等，做类似田野调查的求证与探寻，以见出一方水土对民间中医的濡养，以及各地方药之所以如此的履迹。这样，对于中医爱好者是开蒙；即便对于当下的中医生，将方药放在一个丰盛的背景下牵引出其"出身"的前因后果，想来也是一个很好的对课堂教育的补充吧。

奇人·绝学·绝技·命运的真相
"田原寻访中医"十年品牌丛书

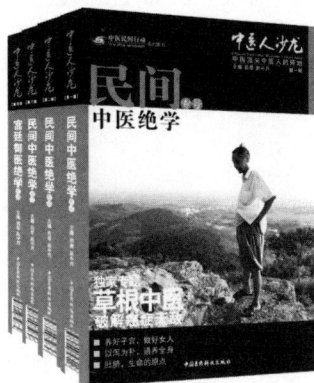

《中医人沙龙》系列

中医原来是这样！

我们遍访海内外有绝学、秘技的中医奇人，不论院府或民间，将他们毕生的经验精华、千百年的家学传承及对宇宙、生命的独到感悟，以通俗易懂的语言一一呈现，旨在多元化、大视角地挖掘和展现与人类文明共同"进化"的古老中医的真实面貌。

第一辑
广东草根中医董草原 **破解癌症天敌**

八百年古传王氏女科——养好子宫，做好女人
秘方中医董有本——以泻为补，通养全身
腹针创始人薄智云——肚脐，生命的原点

第三辑
广东本土中医陈胜征 **发现脸上真相**

农民医师姚建民——阳气就是正气 温阳才能健康
中国督灸第一人崇桂琴——打通人体 1 号线
气功按摩大师连佑宗——用"太极"品味生活
身心中医徐文兵——话说"神"与身体

第二辑
湖南儿科老中医何曙光 **揭开体重秘密**

台湾医师萧圣杨——来自海峡那边的中医新感悟
爱蜂之人姜德勇——养小蜜蜂，过慢生活
沙龙直播室——《求医不如求己》幕后一日游

第四辑
北京御医之后王兴治 **解秘宫廷竹罐**

御医传人刘辉——不健康的皮肤＝不健康的身体
满针传人王修身——破禁忌 见神奇
沙龙直播室——中里巴人的"药之道"

注：《中医人沙龙》5～9辑已上市，更多大医、奇人，更多绝学、绝技。

《中医传承与临床实战》系列

奇人·奇医·奇术
临床·案例·验方·秘方

高手在民间！本丛书为"田原寻访中医"拓展读本。本系列陆续将访谈中出现的民间奇医，其数十年珍藏的医案整理出版，怪病、杂病，验方、秘方一一独家呈现。目前已出版《陈胜征治疗疑难重症经验专辑》一、二；《符氏祖传中草药火灸治疗疑难重症经验专辑》（全彩图录）。

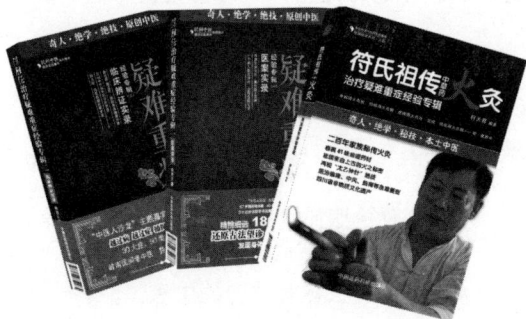

"田原寻访中医"系列读本

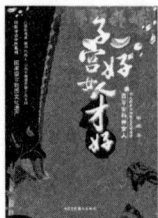

★ 子宫好女人才好：百年女科养女人

妇科病不是无故发生的，这一切的秘密，都在子宫里。

山西平遥道虎壁"王氏女科"专治妇女胎前产后、崩漏带下、月经不调、不孕不育等女人病，传承800余年。第8代传人，与明末清初医家傅青主交好，深得其女科精华。本书寻访到"王氏女科"第28代其中一脉传人，四兄弟首次公开祖传绝技、秘方，全方位解析妇科病始末。

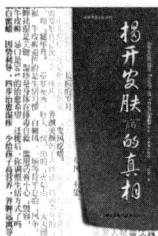

★ 揭开皮肤"病"的真相

不健康的皮肤 ＝ 不健康的身体

与御医后人、中医皮肤病专家刘辉一起，揭开湿疹、青春痘、荨麻疹、银屑病（牛皮癣）、白癜风和带状疱疹等皮肤病的致病真相。

★ 脸上的真相：民间中医解"毒"现代身体

鼻梁发青、发黄，意味着什么？

大肠藏有浊毒，在眼皮和嘴唇上如何表现？

多动的孩子为何嘴唇都偏红？

红鼻头象征着脾和大肠正处于怎样的危机之中？

伟人都长了一个大鼻子吗？

哪种长相的人吃肉也不胖？

舌头的颜色、胖瘦，透露了哪些健康的重要情报？

……

您仔细观察过自己的脸吗？脸上的种种异常，意味着身体发生了哪些变化？你的五官形态，构造出了怎样的命运格局？寻访岭南奇医，解析脸上的健康秘密。

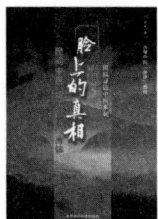

· 其他 ·

中医名家的中国智慧（新生态生命文化丛书合订本） 人体阳气与疾病

深入腹地：掌握腹部治病密码　　　　　　　　　　生活处处有中医

破解重大疾病的迹象　　　　　　　　　　　　　　你的眼睛还好吗

解密中国人的九种体质　　　　　　　　　　　　　现在女人那些事

中里巴人健康私房话　　　　　　　　　　　　　　拿什么拯救你我的中医

祛湿一身轻　　　　　　　　　　　　　　　　　　21世纪中医现场（2005～2008四卷本）

中国男人书

田原主编丛书一

"九种体质人生攻略"系列读本

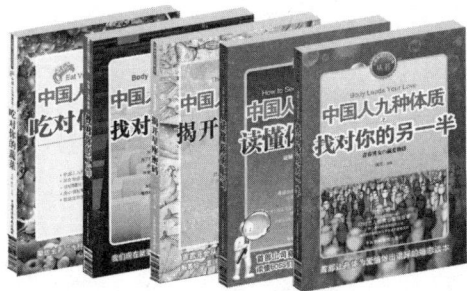

"你是谁？"

"你什么样？"

"你能做些什么？"

……

本丛书为《解密中国人的九种体质》拓展读本，以获得国家科技奖项的"中医体质学说"为基础，首次以中医视角，全方位解答关于爱情、事业、健康、生命的困惑。

中国人九种体质之 **吃对你的蔬菜**

你是哪种体质？易得哪些疾病？千百种蔬菜，哪些是适合你的，常吃能够帮助调整体质，预防疾病发生？哪些蔬菜不宜多吃，易导致体质的进一步偏颇？……

中国人九种体质之 **找对你的另一半**

爱情向左，身体向右。体质决定了你的情感特质，这样的你，与哪种体质的伴侣结合更容易获得幸福？你的Ta是哪种体质？你们是命定的一对吗？为什么如此相爱，却矛盾重重，冲突不断？你和Ta容易生下什么体质的孩子？孩子将来的健康倾向是什么？……

中国人九种体质之 **揭开星座密码**

星座决定命运，还是体质决定命运？你是双子，为什么既不外向，也不乐观？你是金牛，怎么没了沉稳，多了暴躁？你是白羊，居然胆小如鼠，常怀忧郁……

中国人九种体质之 **找对你的工作**

体质决定了你是哪种性格？选择什么样的工作，更符合你身体和内心的 需求，能轻松胜任并大有前途？哪些工作是不适合你的，勉强为之可能事倍功半？……

中国人九种体质之 **读懂你的上司**

你知道吗？不同的上司因为体质不同，才有了不同的性格和喜恶，从他们的外形和性格特点能够轻易辨认你的上司是什么体质？什么样的下属易得青睐？你的体质与哪类上司更合拍，更容易获得赏识？哪类上司是你的"体质天敌"，与其彼此纠结，不如另谋出路……

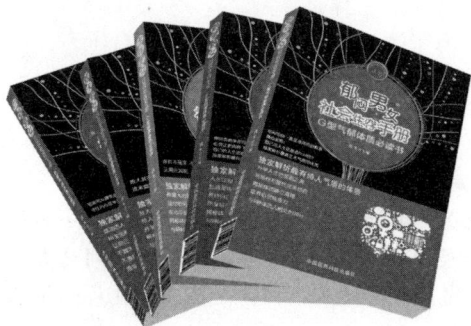

B型气虚体质 白弱男女 社会生存手册

C型阳虚体质 虚胖男女 社会生存手册

D型阴虚体质 败犬男女 社会生存手册

E型痰湿体质 熟男熟女 社会生存手册

G型气郁体质 郁闷男女 社会生存手册

田原主编丛书二

"新生态生命文化" 系列读本

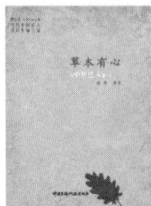

★ 草本有心

每一夜 每一页 侧耳倾听 草生叶长

本书根据田原访谈中里巴人的《中里巴人健康私房话》部分内容编写而成，给我们的日常生活一个"心"的认识：跟大自然学习智慧，感悟世界的万般现象，守住真心，实现心灵的健康与自由。

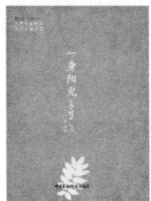

★ 一身阳光

在光里 在尘里 来于此 归于此

本书根据田原访谈李可的《人体阳气与疾病》部分内容编写而成，让名老中医李可告诉你，"阳气"到底是怎么回事儿，对每个人为什么那么重要？愿"阳光"每时每刻照在你的心里。

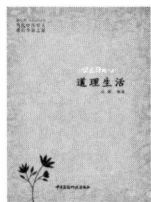

★ 道理生活

一起看天地间最有趣的秘密

本书根据田原访谈樊正伦的《生活处处有中医》部分内容编写而成，不谈道理，只谈如何用"道"来理顺生活中的万般细节，如何用中医思维打开我们脑袋里不曾打开的窗子。

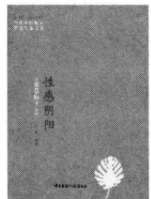

★ 性感阴阳

生命的力量来自冷热相宜

本书根据田原访谈董草原的《破解重大疾病的迹象》部分内容编写而成。世界躁扰？不妨将阴阳视作放大镜，从容窥得山水风物、身体和健康的诸多奥妙。

· 单行本 ·

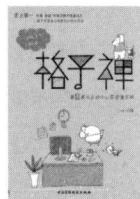

★ 格子禅

在格子间里打坐？——最囧最欢乐的办公室健康宝典

扶正"树干"，修整"树杈"，灵活四肢，疏通能量循环通道……整天为琐事郁闷的格子间白领猴小欢，遇到了"格子禅"传人河马大叔之后，会发生怎样的故事？星云大师曾说：禅，是在衣食住行的生活里扎的根！